Oposiciones a
Técnico de Laboratorio
2.600 preguntas
de examen tipo test

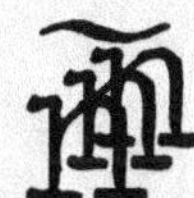

Triple Eñe Ediciones / TapaBlanda

ISBN: 978-8412019650

Foto de portada: **Steve Cross** [Pixabay]
Crewe/Cheshire - Reino Unido

Diseño y maquetación: **Daniel García**
[www.daninet.net]

Última modificación:
16 de marzo de 2026

Foto: P. D. Pictures

Yo también pasé por ello...

Estimado/a opositor/a; este volumen pretende ayudarte en tu tarea de estudio.
Recopila convocatorias de exámenes reales como repaso

El formato DinA4 busca facilitar la legibilidad y permitirte realizar anotaciones

Puedes hacernos llegar cualquier sugerencia de mejora que estimes oportuna

Yo también recorrí el duro camino del opositor y ahora sólo espero
humildemente haber podido facilitarte el tuyo

AGUSTÍN ODRIOZOLA KENT

TAMBIÉN PUEDEN INTERESARTE:

Técnico de Laboratorio

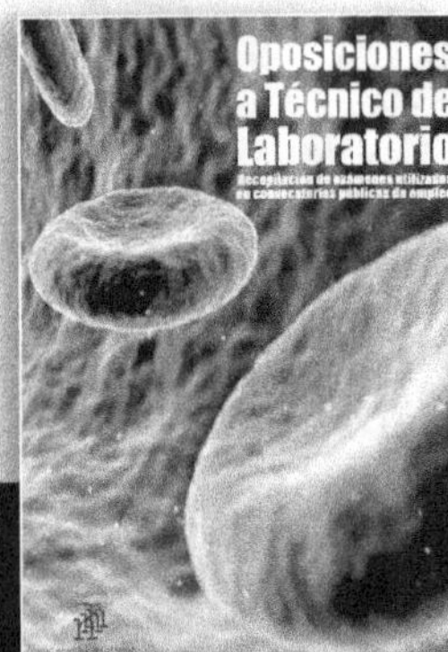

Otras 2.800
preguntas diferentes

Enfermería

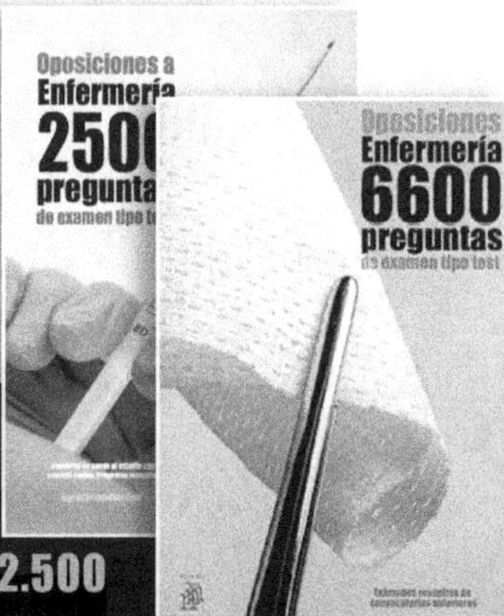

2.500

6.600 preguntas

Auxiliar de Farmacia

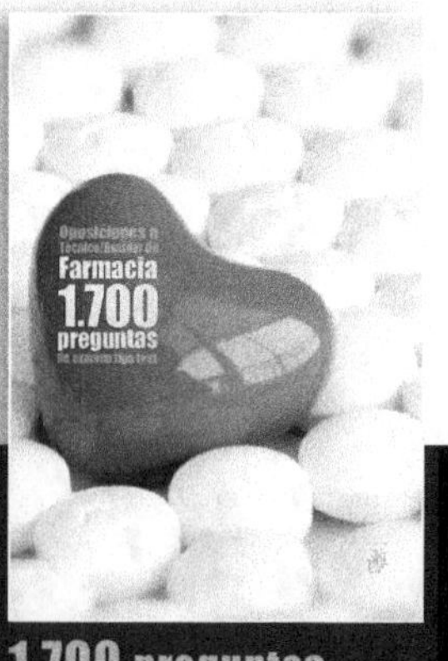

1.700 preguntas

Medicamentos

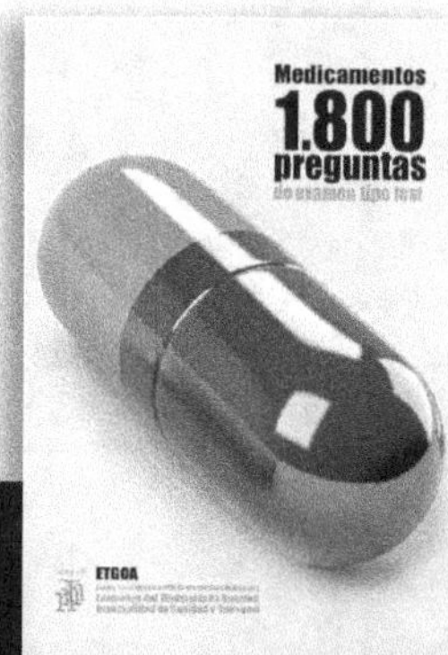

1.800 preguntas

Otros libros
de esta colección

Técnico de Laboratorio

2.600

preguntas

de examen tipo test

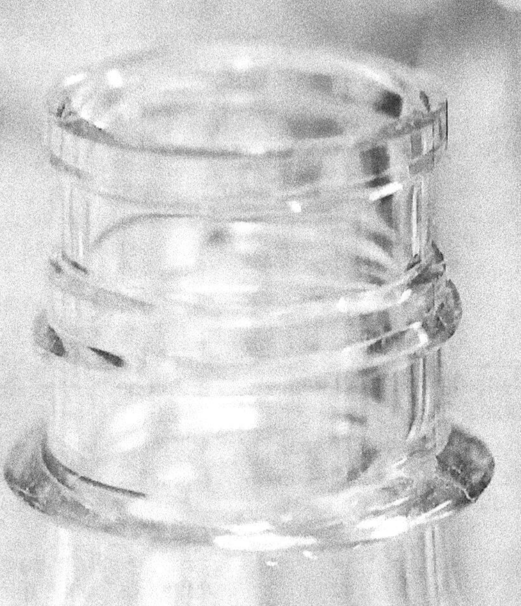

Proporción de respuestas correctas

A	577	22,2%
B	677	26,0%
C	**717**	**27,6%**
D	629	24,2%

Total: **2.600**

1 A	26 B	51 B	76 B
2 A	27 C	52 B	77 C
3 D	28 C	53 B	78 D
4 D	29 D	54 D	79 C
5 C	30 D	55 D	80 B
6 D	31 B	56 D	81 C
7 D	32 D	57 B	82 A
8 D	33 C	58 C	83 B
9 C	34 C	59 B	84 D
10 C	35 B	60 C	85 B
11 C	36 A	61 B	86 C
12 C	37 B	62 C	87 C
13 D	38 B	63 A	88 A
14 B	39 A	64 C	89 A
15 B	40 B	65 D	90 A
16 A	41 A	66 A	91 B
17 D	42 B	67 C	92 C
18 D	43 C	68 B	93 A
19 C	44 D	69 C	94 D
20 B	45 B	70 B	95 D
21 C	46 D	71 D	96 B
22 D	47 D	72 A	97 C
23 D	48 C	73 D	98 B
24 A	49 B	74 B	99 A
25 D	50 B	75 D	100 A

FALLOS:

1. Si un virus se transmite de la madre al feto durante el embarazo se trata de transmisión:

a. vertical
b. horizontal
c. oblicua
d. Ninguna de las tres

2. Para compensar una acidosis metabólica se produce:

a. Hiperventilación pulmonar
b. Hipoventilación pulmonar
c. Aumento en la eliminación de bases
d. Aumento en la retención de ácidos

3. Cuál de estas muestras remitidas para estudio microbiológico habría que sembrar en primer lugar:

a. Orina
b. Heces
c. Exudado faríngeo
d. Líquido cefalorraquídeo

4. Niveles plasmáticos normales de sodio:

a. 74 mEq/Kg   b. 274 mEq/Kg
c. 4 mEq/Kg   d. 140 mEq/Kg

5. La sangre del grupo AB puede ser transfundida a receptores del grupo:

a. B   b. A   c. AB   d. O

6. Cuál de estos componentes NO se utiliza en un microscopio óptico:

a. Platina   b. Condensador
c. Objetivo   d. Campos magnéticos

7. El componente metabólico del equilibrio ácido-base se representa por:

a. PCO2   b. PO2   c. Ph   d. Bicarbonato

8. Marcador asociado al seguimiento del cáncer de mama:

a. PSA
b. Alfafetoproteína
c. B-HCG total
d. Ca 15.3

9. El cromosoma Filadelfia (Ph) es característico de:

a. Leucemia linfática crónica
b. Leucemia aguda mieloblástica
c. Leucemia mieloide crónica
d. Leucemia aguda monolítica

10. Los niveles de alarma del CAE se sitúan entre:

a. 2-4 ng/ml
b. 1-2 ng/ml
c. 10-12 ng/ml
d. Que aparezcan ya es señal de alarma

11. La determinación de hidroxiprolina en carne y productos cárnicos se hace mediante:

a. Cromatografía gaseosa
b. Volumetría
c. Colorimetría
d. Iodometría

12. Ante una FALSA aglutinación al determinar el grupo hemático y el grupo sérico en tubo con resultados dudosos, conocida como 'discrepancia de grupo', para confirmarlo, como primera medida:

a. Cambiar los reactivos
b. Solicitar nuevas muestras
c. Lavar los hematíes
d. Informar tanto el grupo como lo observado en la prueba hemática

13. El Agar sangre se utiliza para investigar qué microorganismos:

a. Los Gram. negativos
b. Los Gram. positivos
c. Los anaerobios
d. Los hemolíticos

14. En la mitosis, en qué fase el centrómero de separa en dos y cada cromática hermana se dirige a un polo opuesto:

a. Telofase
b. Anafase
c. Profase
d. Metafase

15. Los anticuerpos:

a. Son fosfolípidos presentes en el suero
b. Son producidos en grandes cantidades por las células plasmáticas
c. Son proteínas exclusivas de la membrana de los linfocitos T
d. No se encuentran en los líquidos orgánicos

16. Las espiroquetas son bacilos con forma helicoidal. Todas son móviles; Una de las siguientes NO es espiroqueta:

a. Clostridium   b. Leptospira
c. Borrelia   d. Treponema

17. Para realizar un recuento de reticulocitos con el microscopio teñiremos la muestra con azul de cresil brillante, que se fijará:

a. A la membrana del reticulocito
b. Al núcleo del reticulocito
c. Al citoplasma del reticulocito
d. A los restos de ARN del reticulocito

18. Si obtenemos una muestra de líquido sinovial turbio pensaremos en:

a. Artritis por Haemóphilus
b. Tumor articular
c. Artritis reumatoide crónica
d. Presencia de leucocitos

19. La inmunoglobulina de vida media más larga es:

a. IgM   b. IgD   c. IgG   d. IgA

20. La globulina es una:

a. Cromoproteína
b. Holoproteína
c. Fosfoproteína
d. Nucleoproteína

21. El control por el laboratorio de la terapéutica con anticoagulantes orales se realiza con:

a. Tiempo de coagulación
b. Tiempo de hemorragia
c. Tiempo de protrombina
d. Tiempo de trombina

22. Qué son sustancias comburentes:

a. Aquellas que reaccionan a temperaturas bajas produciendo llamas
b. Sustancias que por contacto con tejidos vivos pueden ejercer una acción destructora
c. Sustancias que pueden explosionar a temperaturas altas
d. Sustancias que en contacto con otras originan reacciones con desprendimiento de calor

23. El color amarillo-verdoso característico de los sueros ictéricos se debe a la presencia de:

a. Triglicéridos
b. Ácido úrico
c. Hierro
d. Bilirrubina

24. Para el estudio de la vitalidad de los espermatozoides, tras la tinción de eosina-nigrosina, los espermatozoides vivos se observarán:

a. Sin teñir sobre un fondo negro
b. Teñidos de rosa sobre un fondo negro
c. Negros sobre un fondo rosado
d. Se observan sólo los muertos

25. La anisocitosis es la aparición de:

a. Hematíes de un tamaño inferior al normal
b. Hematíes sin núcleo
c. Hematíes con citoplasma acidófilo
d. Hematíes de diferente tamaño en la misma muestra

26. El alcohol aumenta los niveles de:

a. ALP   b. GGT   c. GOT   d. TPTA

27. Ante una sospecha de Brucella, en qué medio cultivaremos una muestra de sangre:

a. Medio Löwenstein-Jensen
b. Medio agar verde brillante
c. Medio Castañeda
d. Medio Saboureaud

28. La nefelometría se utiliza fundamentalmente para cuantificar:

a. Hemoglobina Glicosilada
b. Catecolaminas
c. Inmunoglobulinas
d. Electrolitos

29. Gérmenes que más frecuentemente aparecen como contaminantes de los hemocultivos:

a. E. Coli
b. Enterococos
c. Pseudomonas aeruginosa
d. Staphylococcus epidermidis

30. Material destinado a la transferencia de volúmenes exactos de líquidos:

a. Probeta
b. Matraz
c. Tubo de ensayo
d. Bureta

31. La prueba de Waaler-Rose se aplica para la detección de:

a. Salmonelosis
b. Factores reumatoides
c. Proteína C reactiva
d. Brucelosis

32. Qué determinación utilizarías para identificar una muestra como orina en caso de duda:

a. Sodio y potasio
b. Tira reactiva
c. Fosfato
d. Urea y creatinina

33. Consideraremos un recuento normal de células sinoviales en el líquido sinovial de:

a. 70%   b. 8%   c. 4%   d. 10%

34. Qué aumenta la GGT, aunque no exista una lesión hepática:

a. Las grasas
b. El sedentarismo
c. El alcoholismo crónico
d. El alcoholismo agudo

35. Medio bifásico que se utiliza para hemocultivo:

a. Levine   b. Castañeda
c. Telurito   d. Suero de caballo

36. El helminto intestinal Ascaris lumbricoides pertenece al grupo de:

a. Los nematodos
b. Los cestodos
c. Los trematodos

37. La TSH estimula la secreción de:

a. hormonas sexuales
b. hormonas tiroideas
c. hormonas paratifoideas
d. hormonas suprarrenales

38. El recuento de Addis es un método:

a. ...de numeración cualitativo de los hematíes, leucocitos y cilindros en una muestra de orina
b. ...de enumeración cuantitativo de los hematíes, leucocitos y cilindros en una muestra de orina
c. ...cualitativo para detectar cilindros
d. ...para determinar cualitativamente hematuria

39. La sensibilidad a la optoquina es característica de:

a. Streptococcus pneumoniae
b. Streptococos grupo viridans
c. Enterococcus faecalis
d. Streptococcus pyogenes

40. Los esferocitos son:

a. Hematíes con forma de rueda de bicicleta
b. Hematíes esféricos
c. Leucocitos alterados genéticamente
d. Hematíes con forma de hoz

41. El agua peptona alcalina es un medio indicado para:

a. crecimiento de bacterias no muy exigentes
b. crecimiento de bacterias muy exigentes como Legionella
c. estudio de muestras estériles
d. realización del antibiograma por dilución en caldo

42. Grado de concordancia entre los resultados de sucesivas mediciones del mismo mesurando y las realizadas en las mismas condiciones:

a. Reproducibilidad
b. Repetibilidad
c. Especificidad
d. Precisión

43. Qué determinación NO se realiza en un laboratorio de bioquímica:

a. Glucosa
b. Urea
c. Ferritina
d. Ácido úrico

44. Qué NO debe esperarse en una ß-talasemia:

a. Aumento de la Hb A2
b. Aumento de la Hb F
c. Anemia
d. VCM aumentado

45. Para estudiar la agregación plaquetaria usaremos:

a. El método de IVY combinado
b. El procedimiento fotométrico de Born
c. Métodos inmunológicos
d. Métodos de sangría provocada

46. El carbunco es producido por:

a. Haemophilus influenzae
b. Clostridium perfringens
c. Fusobacterium
d. Bacillus anthracis

47. Cuál de estas células interviene en la maduración de los linfocitos B:

a. Las células basales
b. Las células pro – T
c. Las células Bo
d. Las células estromales

48. Cuál de estos marcadores tumorales NO es una enzima:

a. PAP   b. NSE   c. ß-Hcg   d. PHI

49. Las anemias hemolíticas dan lugar a una ictericia:

a. Hepática
b. Prehepática
c. No dan lugar a ictericia
d. Posthepática

50. Para la determinación de sustancias reductoras en heces, la muestra:

a. Debe recogerse en medio de conservación
b. Debe ser una muestra fresca
c. Puede guardarse en nevera hasta el día siguiente
d. Puede analizarse al día siguiente pero nunca refrigerarse

51. En la manipulación de muestras biológicas para estudios microbiológicos deben tenerse en cuenta estas recomendaciones, EXCEPTO:

a. Las que generen aerosoles se deben procesar en una cabina de bioseguridad ya que los aerosoles pueden producir infecciones respiratorias adquiridas en el laboratorio
b. Las muestras deben inocularse en recipientes limpios, con tapón a presión, herméticos que eviten posibles fugas
c. Procesar todas lo antes posible para mantener la viabilidad de los patógenos
d. Seleccionar la porción más purulenta o más sanguinolenta de la muestra cuando se trate de muestras de esputo y de heces

52. Cuál de estos iones NO es catión:

a. Sodio
b. Cloro
c. Potasio
d. Magnesio

53. La recomendación general del número de hemocultivos es de:

a. Uno en 12 horas
b. Dos en 24 horas
c. Uno cada 24 horas
d. Tres en 24 horas, si existe endocarditis infecciosa

54. El Agar Sabouraud es adecuado para el crecimiento de

a. Cocos Gram Positivos
b. Enterobacterias
c. Parásitos intracelulares
d. Levaduras

55. Relación entre la calidad obtenida y los recursos y costes empleados:

a. Garantía de calidad
b. Eficacia
c. Efectividad
d. Eficiencia

56. La replicación del ADN se produce en la fase:

a. G2   b. G1   c. M   d. S

57. Al realizar el fenotipo rh completo de un paciente:

a. Investigamos los anticuerpos de este sistema que tiene el paciente
b. Determinamos los antígenos de este sistema que se expresan en la membrana de los hematíes
c. Enfrentamos los hematíes del paciente con suero anti-AB
d. Debemos incluir una prueba con suero anti-Kell

58. El marcador tumoral 15-3 se utiliza en el seguimiento de los tumores de

a. Hígado
c. Mama
b. Pulmón
d. Testículo

59. Tanto la técnica RIA como ELISA se basan en un análisis inmunológico, pero mientras el RIA emplea un isótopo marcado radiactivamente, en ELISA este isótopo es sustituido por qué marcador:

a. Un agente aglutinante
b. Una enzima
c. Una hemaglutinina
d. Una fracción del complemento

60. El número de aumentos de un microscopio se obtiene:

a. Observando el ocular, donde está marcado
b. Observando el objetivo, donde está marcado
c. Multiplicando el número del ocular por el del objetivo
d. Multiplicando la distancia del objetivo al ocular por una constante

61. 'Un leucocito es un fagocito' si lo estamos clasificando según su:

a. Origen
c. Morfología
b. Función
d. Método de tinción

62. NO es ocasionada por un virus:

a. viruela
b. rabia
c. tosferina
d. poliomielitis

63. El núcleo de los linfocitos:

a. Es redondeado
b. Presenta lobulaciones
c. Siempre aparece en un número par
d. Las tres son correctas

64. 'Presencia de grasas en heces':

a. Creatorrea
c. Esteatorrea
b. Diarrea
d. Amilorrea

65. Esteriliza por agentes químicos:

a. Calor húmedo
b. Radiación en frío
c. Calor seco
d. Óxido de etileno

66. El cultivo de orina sigue siendo la técnica para el diagnóstico de la infección del tracto urinario, para ello:

a. La orina debe ser inoculada en placas para obtener un recuento semicuantitativo, para ello debe ser bien homogeneizada
b. La técnica de diseminación usada para la inoculación de las placas para recuentos semicuantitativos, emplea torundas de algodón para facilitar la siembra
c. Los cultivos de orina obtenida por micción media espontánea, deben ser incubados a 35-37ºC en atmósfera anaeróbica antes de ser interpretados
d. Para el cultivo de micobacterias es suficiente un volumen de 1 ml. de orina, siendo necesarios 100 ml. para el cultivo de hongos

67. Símbolos e indicaciones de peligro que han de figurar en las etiquetas de las sustancias y preparados:

a. Frases R
b. Frases S
c. Pictogramas
d. Etiquetas

68. La tinción de Ziehl Neelsen se utiliza para identificar

a. Enterobacterias
b. Mycobacterium
c. Estreptococos
d. Candidas

69. La vida media del hematíe es aproximadamente de:

a. 4 días
b. 4 semanas
c. 4 meses
d. 4 años

70. Si existe un derrame quiloso el líquido pericárdico presentará una tonalidad:

a. Verdosa
c. Hemorrágica
b. Lechosa
d. Azulada

71. La normalidad de una disolución se define como:

a. El número de moles de soluto contenidos en 1 l de disolución
b. El número de moles de soluto contenidos en 1 kg de disolución
c. El número de moles de soluto contenidos en 1 kg de disolvente
d. El número de equivalentes-gramo contenidos en 1 l de disolución

72. En qué tipo de muestra suele realizarse el test rápido para la detección de virus respiratorio sincitial VRS:

a. Aspirado nasofaríngeo
b. Suero
c. Lavado broncoalveolar
d. Líquido pleural

73. El reactivo de Kunkel zinc provoca la precipitación de las

a. Albúminas
b. Alfa-globulinas
c. Beta-globulinas
d. Y-globulinas

74. NO es una bacteria patógena del tracto genital:

a. N. gonorrhoeae
b. Candida albicans
c. C. trachomatis
d. Gardnerella vaginalis

75. Una de estas fuentes de energía radiante NO utiliza el espectrofotómetro:

a. Lámpara de hidrógeno
b. Lámpara de descarga de xenón
c. Lámpara de mercurio
d. Lámpara de holmio y didimio

76. Qué hormona estimula la liberación de LH:

a. Hormona liberadora de tirotropina (TRH)
b. Hormona liberadora de gonadotropinas
c. Hormona liberadora de corticotropina
d. Hormona liberadora de GH

77. Para realizar el diagnóstico clínico del paludismo, de qué muestra partirías:

a. Saliva y esputo   b. Líquido sinovial
c. Sangre periférica   d. Heces

78. Principal apoproteína de las LDL:

a. Apo C
b. Apo E
c. Apo A
d. Apo B

79. 'Muestra dirimente' es aquella que:

a. Queda en depósito a cargo del fabricante
b. Deberá ensayarse en un laboratorio privado e imparcial
c. Se utiliza en caso de que exista desacuerdo
d. Ninguna de las anteriores es una muestra dirimente

80. Un analizador monocanal:

a. Dispone de un compartimento para cada reacción de la muestra
b. Realiza cada vez una sola determinación sobre una muestra
c. Posee varios canales de determinación, de manera que cada muestra es sometido a un proceso de análisis múltiple
d. Emplea el calor para mezclar el reactivo con la muestra

81. Una pipeta de cristal se considera un residuo sanitario de clase:

a. II
b. III grupo 3
c. III grupo 5
d. IV

82. Qué tipo de microorganismo es Criptococcus neoformans:

a. Una levadura   b. Una espiroqueta
c. Un coco   d. Un bacilo

83. Ante un pinchazo accidental del personal de enfermería, realizaremos test rápido para la detección de VIH:

a. ...en la persona que ha sufrido el pinchazo
b. ...en el paciente fuente
c. Ambos
d. Ninguno de los dos

84. A qué clase pertenecen los gusanos planos, carnosos y con forma de hoja, a veces provistos de dos ventosas musculares: una oral (sistema digestivo incompleto) y otra ventral (órgano de fijación):

a. Cestodos
b. Protozoos
c. Ciliados
d. Trematodos

85. NO es una función específica del hígado en el metabolismo de los lípidos:

a. Formación de cantidades considerables de colesterol
b. Concentración de sustratos
c. Conversión de grandes cantidades de carbohidratos
d. Formación de la mayor parte de las lipoproteínas

86. Los anticoagulantes empleados en la obtención de plasma basan su acción en la combinación con el calcio, EXCEPTO:

a. El fluoruro sódico, que además inhibe la glucólisis
b. El oxalato potásico
c. La heparina, que inhibe la protrombina, trombina y agregación plaquetar
d. Iodoacetato, que además de inhibir la glucólisis evita la ligera hemólisis que produce el fluoruro sódico

87. Medios que incorporan componentes que inhiben el desarrollo de todos los microorganismos excepto el buscado:

a. Medios de enriquecimiento
b. Medios diferenciales
c. Medios selectivos
d. Medios de crecimiento

88. La evaluación de riesgos laborales es el proceso dirigido a estimar...

a. ...la magnitud de aquellos riesgos que no hayan podido evitarse
b. ...los accidentes de trabajo en el lugar de trabajo
c. ...la magnitud de los riesgos del centro de trabajo
d. ...las enfermedades del trabajo en el lugar de trabajo

89. Las células más abundantes de la sangre son:

a. Los hematíes
b. Los leucocitos
c. Los linfocitos
d. Las plaquetas

90. Qué medios son utilizados para la diferenciación de enterobacterias, en donde se determinan las fermentaciones de los hidratos de carbono, la producción de gas y de sulfhídrico:

a. Los que utilizan el Agar Hierro de Kliger y Agar Triple Azúcar de Hierro
b. Los medios de tiras reactivas
c. Los medios bifásicos
d. Los medios del Voges-Proskauer

91. Es una unidad de densidad:

a. m3
b. kg/m3
c. Hertz
d. Kat

92. Organización, realización y evaluación de ensayos por dos o más Laboratorios:

a. Ensayos de aptitud
b. Laboratorios de ensayo
c. Ensayos interlaboratorios
d. Informe de ensayo

93. 'Esterilización' es el procedimiento que permite...

a. Destruir todas las formas vivas
b. Destruir la mayoría de los agentes patógenos
c. Destruir esporas pero permite la supervivencia de los elementos no patógenos
d. Ninguna es cierta

94. Por norma general el antígeno es:

a. Un anticuerpo
b. Un complejo antígeno-anticuerpo
c. Una sustancia producida por los linfocitos
d. Una sustancia extraña al organismo

95. Ante un pinchazo con una aguja de una gasometría de un recién nacido. Qué hay que hacer:

a. Dejar correr abundante agua fría encima de la herida
b. Poner inmediatamente los guantes
c. Nada, ya que es un paciente sin riesgo
d. Promover el sangrado y lavar con agua y jabón

96. Los residuos sanitarios asimilables a urbanos son los de Clase:

a. I   b. II   c. III   d. IV

97. La fórmula química CO3HNa corresponde al producto:

a. Carbonato sódico
b. Dicarbonato de sodio
c. Carbonato ácido de sodio
d. Ninguna de las indicadas

98. Cuál es la isoenzima de la CPK más específica del miocardio:

a. CPK-MM
b. CPK-MB
c. CPK-BB
d. CPK-MD

99. El RPR:

a. Es una prueba que utiliza antígeno no específico de Treponema pallidum
b. Es una prueba laboriosa que requiere instrumentación compleja
c. Es una prueba que utiliza antígeno específico del Treponema pallidum
d. Son correctas B y C

100. Para la obtención de suero se deja coagular la sangre treinta minutos a temperatura ambiente para:

a. Evitar la formación latente de fibrina
b. Evitar la formación de fibrinógeno
c. Evitar que se hemolice
d. Evitar que se formen cristales

101 B	126 C	151 D	176 D
102 D	127 B	152 C	177 C
103 D	128 C	153 A	178 C
104 C	129 A	154 B	179 D
105 B	130 B	155 C	180 C
106 B	131 A	156 A	181 C
107 B	132 D	157 D	182 A
108 A	133 D	158 B	183 D
109 C	134 B	159 D	184 A
110 D	135 A	160 C	185 C
111 B	136 B	161 B	186 A
112 A	137 A	162 C	187 A
113 C	138 C	163 D	188 A
114 C	139 A	164 C	189 D
115 D	140 B	165 A	190 C
116 C	141 C	166 D	191 A
117 B	142 B	167 C	192 B
118 C	143 D	168 B	193 B
119 D	144 C	169 B	194 C
120 C	145 D	170 A	195 D
121 B	146 C	171 A	196 B
122 B	147 A	172 B	197 C
123 B	148 B	173 B	198 D
124 A	149 A	174 B	199 D
125 D	150 B	175 D	200 C

FALLOS:

101. 'Molalidad' es:

a. Número de moles de soluto que se encuentran disueltos en un litro de disolución
b. Número de moles de solutos disueltos en un kg de disolvente
c. Número de equivalentes-gramo de soluto presente en un litro de disolución
d. Ninguna es cierta

102. Agente causal de la sífilis:

a. Una micobacteria
b. Bordetella
c. Legionella
d. Treponema

103. Valores normales de la densidad urinaria en una muestra de primera hora de la mañana:

a. 100-200
b. 500-600
c. 700-800
d. 1.010-1.030

104. El mieloma múltiple es una proliferación clonal de:

a. Neutrófilos
b. Linfocitos T
c. Células plasmáticas
d. Mielocitos

105. La tinción de naranja de acridina permite visualizar:

a. Glóbulos rojos
b. Bacterias mediante microscopio de fluorescente
c. Todas las células formes mediante microscopio óptico
d. Leucocitos

106. La tinción de Ziehl-Neelsen se utiliza para identificar:

a. Enterobacteria
b. Mycobacteria
c. Estreptococo
d. Candida

107. La turbidez en la orina puede deberse a:

a. Precipitación de fosfatos en orinas ácidas
b. Precipitación de fosfatos en orinas alcalinas
c. Precipitación de uratos en orinas alcalinas
d. La presencia de cristales no origina turbidez

108. Hablamos de una monocitosis cuando el recuento de monocitos en sangre periférica es de:

a. 3.500 /mm3
b. 500 /mm3
c. 900 /mm3
d. 1.000 /mm3

109. Como ayuda en el diagnóstico de la espondiloartritis anquilosante está indicado el estudio de la presencia de:

a. Marcadores de superficie
b. HLA B8
c. HLA B27
d. Complejo mayor de histocompatibilidad

110. El pH de la carne se utiliza en las industrias cárnicas:

a. Como predictor de la calidad tecnológica
b. Como predictor de la calidad organoléptica
c. Para conocer los ácidos grasos contenida en ella
d. Son correctas A y B

111. Para el aislamiento de Campylobacter sp, qué condiciones de incubación son las más adecuadas:

a. 42°C y atmósfera aeróbica
b. 42°C y atmósfera microaeróbica
c. 42°C y atmósfera anaeróbica
d. 42°C y atmósfera aero-anaeróbica

112. La carga viral del virus de la hepatitis C se determina mediante:

a. Reacción en cadena de la polimerasa (PCR)
b. Espectrofotometría
c. Nefelometría
d. Aglutinación

113. La detección de títulos elevados de anticuerpos contra antígenos microsomales es característica de:

a. Hipotiroidismo primario
b. Enfermedad de Graves
c. Tiroiditis de Hashimoto
d. Anemia perniciosa

114. Usamos el medio Hektoen:

a. El aislamiento de Pseudomonas
b. La determinación de Vibrios patógenos intestinales
c. El aislamiento de Salmonella y Shigella
d. La identificación de levaduras y hongos

115. Qué tinción se utiliza para la detección de bacterias ácido-alcohol resistentes:

a. Gram
b. Tinta china
c. Azul de metileno
d. Ziehl-Neelsen

116. En el estudio del cáncer de hígado se emplean:

a. AFP y PSA
b. CEA y NSE
c. AFP y CEA
d. NSE y PSA

117. Cuál de estos parámetros tiene más interés en el estudio del sudor:

a. Potasio
b. Cloro
c. Bicarbonato
d. Sodio

118. Qué parásito puede observarse en un sedimento de orina:

a. Giardias
b. Entamoebas
c. Tricomonas
d. Ninguno de los tres

119. La principal función de las alfa 1 antitripsina es:

a. Formación de otras proteínas
b. Transporte de fármacos
c. Agregación plaquetaria
d. Inhibición de la tripsina

120. Los Anillos de Cabot son:

a. Restos nucleares
b. Precipitaciones de hemoglobina
c. Restos de membrana nuclear
d. Acúmulos de hemosiderina

121. La plaqueta procede del:

a. Megaloblasto   b. Megacariocito
c. Trombocito   d. Mieloblasto

122. La mononucleosis infecciosa está producida por:

a. Citomegalovirus
b. Epstein-Barr
c. Togavirus
d. Ninguna de las tres

123. Qué medios de cultivo facilitan el crecimiento de microorganismos patógenos, que, en medio normal crecerían poco por ser más exigentes en sus necesidades nutritivas:

a. Los selectivos
b. Los enriquecidos
c. Los electivos
d. Los diferenciales

124. Presión y temperatura durante 15/30 min para esterilizar con autoclave material de laboratorio:

a. 1,054 kg/cm2 a 121°C
b. 0,520 kg/cm2 a 110°C
c. 3,090 kg/cm2 a 121°C
d. 2,321 kg/cm2 a 118°C

125. Señal rectangular o cuadrada con pictograma blanco sobre fondo verde:

a. De advertencia
b. De prohibición
c. De obligación
d. De salvamento o socorro

126. Para el estudio de parásitos intestinales usaría como conservante:

a. Formol 40%
b. Alcohol 96 grados
c. Alcohol polivinílico
d. Tampón fosfato

127. La reacción de Paul-Bunnel es positiva en la:

a. Leucemia mieloide crónica
b. Mononucleosis infecciosa
c. Anemia hemolítica enzimopática
d. Anemia ferropénica

128. En el test de O'Sullivan se realizan las siguientes extracciones para determinación de glucosa:

a. Basal y 120 minutos
b. Basal, 60, 120, 180 minutos
c. Basal y 60 minutos
d. 60 minutos y 120 minutos

129. El lavado de hematíes:

a. Se efectúa mezclando en un tubo de hemólisis, la sangre a analizar con suero salino fisiológico, centrifugar y decantan el sobrenadante
b. La OMS recomienda su aplicación en muestras procedentes de pacientes con enfermedades infecciosas
c. Se efectúa añadiendo a la sangre a analizar una gota de ácido diluido para eliminar posibles contaminantes de la muestra

130. NO es una de las pruebas funcionales que se realizan en el hígado:

a. Mac-Lagan
b. rosa de Bengala
c. Schales-Schales
d. Hanger

131. Qué inmunoglobulina se sintetiza de forma rápida y masiva en la respuesta inmune secundaria:

a. IgG   b. IgD   c. IgA   d. IgM

132. Sobre el método de Kjeldahl:

a. Es el método de referencia
b. Es un método para la determinación de proteínas
c. Determina el contenido de nitrógeno
d. Las tres son correctas

133. Técnica utilizada para la determinación de anticuerpos antinucleares:

a. Reacción enzimática directa
b. Aglutinación con látex
c. Hemaglutinación
d. Inmunofluorescencia

134. Conjunto de operaciones que se realizan a un instrumento analítico o equipo de medida para garantizar la exactitud de sus especificaciones:

a. Control de calidad
b. Calibración
c. Verificación
d. Mantenimiento

135. El cambio en la secuencia del ADN puede deberse al proceso propio de replicación o a la presencia de agentes mutágenos, y se llama:

a. Mutación
b. Lesión
c. Degeneración
d. Traducción

136. Un antígeno es:

a. Molécula de bajo peso molecular capaz de reaccionar con un Ac determinado
b. Molécula capaz de generar una respuesta del sistema inmunológico cuando penetra en el organismo
c. Conformación molecular de la superficie del Ag capaz de combinarse específicamente con una zona complementaria que existe en el Ac
d. Ninguna es cierta

137. Célula más abundante en el hígado:

a. Hepatocito
b. Lobulillo
c. Acino
d. Islote de Langerhans

138. Correspondencia verdadera:

a. 1 µl = 0,01 ml
b. 10 µl = 1 ml
c. 10 µl = 0,01 ml
d. 10 µl = 0,1 ml

139. Enzima que cataliza la conversión de peróxido de hidrogeno en agua y oxigeno:

a. Catalasa   b. Coagulasa
c. Hexoquinasa   d. Lipasa

140. Una de estas conservaciones de la muestra para la realización del análisis NO es adecuada:

a. LCR sembrado en agar-chocolate, guardado en estufa para realizar cultivo
b. Semen guardado en nevera 3 horas para estudio de fertilidad
c. Suero guardado en nevera hasta el día siguiente para determinar calcio
d. Todas son adecuadas

141. Prueba usada para el diagnóstico de la sífilis:

a. Prueba de Waler-Rose
b. Prueba de Ham
c. FTA-ABS
d. Prueba de Reptilase

142. Defensa principal contra los organismos intracelulares:

a. La inmunidad humoral
b. La respuesta inmune celular
c. Las células nulas
d. La opsonización

143. Principal función de los neutrófilos:

a. La vigilancia inmunitaria
b. El control de las infecciones parasitarias
c. El control de las reacciones anafilácticas
d. La fagocitosis

144. Cuál de estos antígenos y/o anticuerpos de la hepatitis B NO pueden ser detectados en sangre:

a. Antígeno de superficie (HBsAg)
b. Anticuerpo frente al antígeno de superficie (anti-HBs)
c. Antígeno del 'core' (HBcAg)
d. Antígeno 'e' (HBeAg)

145. El método de Anthony se utiliza para la tinción de:

a. Espiroquetas
b. Micoplasmas
c. Flagelos
d. Cápsulas

146. En la regulación pulmonar, un aumento de concentración de CO2 supone un aumento de:

a. pH
b. Hipoventilación
c. La presión parcial de CO2
d. La presión total de CO2

147. Una dilución con razón 1:4 significa:*

a. 1 ml de soluto más 4 ml de disolvente
b. 1 ml de soluto más 3 ml de disolvente
c. 1 ml de soluto más 5 ml de disolvente
d. Otra cantidad

148. Qué líquido NO es seroso:

a. Pleural
b. Sinovial
c. Peritoneal
d. Pericárdico

149. Qué medio es selectivo para el cultivo de hongos:

a. Sabouraud
b. M.Conkey
c. Cleb
d. S.S

150. Reactivo adecuado para detectar la presencia de almidón en las heces:

a. Sudan III
b. Lugol
c. Ácido acético
d. Bencidina

151. Podemos definir al suero como:

a. Es lo mismo que el plasma
b. Plasma al que se le ha añadido factor de la coagulación
c. Parte forme de la sangre
d. Es plasma al que se le ha eliminado el fibrinógeno

152. Qué determinación NO mide propiamente la funcionalidad placentaria:

a. HCG
b. Estriol
c. AFP
d. Lactógeno Placentario humano (HLP)

153. Si observamos una muestra de heces con tonalidades negras pensaremos:

a. Que el paciente está tomando hierro
b. Que el paciente es vegetariano
c. Que el paciente presenta una infección bacteriana
d. No se pueden encontrar heces de esta tonalidad

154. Si se derrama sangre en el suelo, limpiarla con una solución de

a. Alcohol
b. Hipoclorito Sódico
c. Yodo
d. Solución Salina

155. La 'otitis del nadador' se relaciona etiológicamente con:

a. S. aureus
b. S. pyogenes
c. P. aeruginosa
d. B. pertussis

156. La sífilis es una infección sistémica con posibilidad de transmisión vertical, se recomienda cribado serológico en la primera consulta prenatal:

a. Mediante la determinación cualitativa de anticuerpos no treponémicos o reagínicos y/o treponémicos
b. Cultivo de Treponema pallidum en medio específico o inoculación en conejos
c. Visualización de treponema mediante campo oscuro en una muestra tomada de una lesión compatible
d. Detección de antígenos específicos treponémicos mediante técnicas rápidas de inmunocromatografía

157. Para obtener una muestra de líquido pleural, someteremos al paciente a una

a. Pleurectomia
b. Punción medular
c. Punción suprapúbica
d. Toracocentesis

158. Las gráficas de control estadístico o gráficas de Levy-Jenning para los resultados analíticos son imprescindibles en el laboratorio clínico para conocer:

a. La exactitud y precisión entre pruebas de los resultados analíticos obtenidos con un mismo suero control
b. La exactitud y precisión día a día de los resultados analíticos obtenidos con un mismo suero control
c. La precisión día a día de los resultados analíticos obtenidos con un mismo suero control
d. La exactitud día a día de los resultados analíticos obtenidos con un mismo suero control

159. Tenemos que realizar una dilución al 1/20 en una muestra de orina para cuantificación de creatinina Cómo:

a. Con volúmenes iguales de orina y agua
b. Con un volumen de orina más veinte volúmenes de agua destilada
c. Con diecinueve volúmenes de orina más un volumen de agua destilada
d. Con un volumen de orina más diecinueve volúmenes de agua destilada

160. El principal tinte ácido es:

a. Azul de metileno
b. Verde Jano
c. Eosina
d. Sudán

161. El ADN del espermatozoide se encuentra en:

a. La cola
b. La cabeza
c. El cuello
d. Ninguna es cierta

162. Proceso mediante el que se destruyen los gérmenes patógenos y cualquier otra forma de vida elemental o saprofita, incluidas las formas de resistencia (esporas, hongos, fermentos…)

a. Desinfección
b. Eliminación
c. Esterilización
d. Gestión de los residuos sanitarios

163. Los triglicéridos ingeridos con la dieta son absorbidos a nivel intestinal y transportados en circulación sanguínea por:

a. Lipoproteínas de alta densidad
b. Lipoproteínas de baja densidad
c. Lipoproteínas de muy baja densidad
d. Quilomicrones

164. Un material de escaso riesgo que esté manchado de colorante se debe limpiar con:

a. Agua y jabón
b. Acetona
c. Alcohol clorhídrico al 10%
d. Ninguna es cierta

165. El profesional que con incumplimiento de su obligación de sigilo o reserva divulga secretos de otra persona incurre en delito castigado con:

a. Pena de prisión de 1 a 4 años
b. Multa de 16 a 24 meses
c. Multa de 24 a 36 meses
d. Inhabilitación especial para la profesión de 12 a 16 años

166. Para determinar la actividad proteolítica de una bacteria utilizaríamos:

a. Agar nutritivo
b. Agar Sangre
c. Agar chocolate
d. Agar gelatina

167. Según el sistema ABO cuál es el receptor universal:

a. A
b. B
c. AB
d. O

168. Cuál de estas bases nucleótidas NO forma parte del ADN:

a. Adenina
b. Uracilo
c. Guanina
d. Timina

169. Cuál es el mejor método para esterilizar asas de siembra:

a. Autoclave
b. Flameado
c. Horno Pasteur
d. Rayos Gamma

170. En la enfermedad de Addison hay una carencia de:

a. Cortisol
b. ACTH
c. T3
d. GH

171. Los datos de carácter personal recogidos o elaborados por las administraciones públicas podrán ser transmitidos a:

a. No podrán ser transmitidos a otra administración pública para el ejercicio de competencias diferentes o sobre competencias que versen sobre materias distintas
b. a otros entes sin personalidad jurídica
c. a los familiares de segundo grado
d. a los familiares de tercer grado

172. Los medios conservados en refrigeración deberán, antes de emplear:

a. Ser sometidos a esterilización
b. Ser atemperados
c. Ser guardados a menos de 0 °C
d. No necesitan ningún tratamiento antes de su utilización

173. Echinococcus granuloso produce:

a. La cisticercosis
b. El quiste hidatídico
c. La toxocariosis
d. Una pandemia

174. Marcador cardíaco más precoz:

a. LDH
b. Mioglobina
c. Troponina I
d. CK-MB actividad

175. Cuál de estos procedimientos NO es un método de destilación de agua:

a. Desmineralización
b. Desionización
c. Filtración
d. Decantación

176. Cuánto tiempo debe transcurrir desde la recogida de la orina hasta la siembra del urocultivo:

a. Es indiferente
b. Aproximadamente 3 horas
c. 24 horas
d. El mínimo imprescindible, o mantener la orina en nevera hasta 24 h, como máximo

177. Cuál es el hematocrito aproximado de una unidad o concentrado de hematíes:

a. 30%
b. 45%
c. 70-80%
d. 10-15%

178. Cuál es la radiación ionizante utilizada en el laboratorio de RIA:

a. Radiación UV
b. Rayos X
c. Rayos Gamma
d. Radiación láser

179. Cuál de estas pruebas de laboratorio NO se utiliza para el diagnóstico básico de una anemia:

a. Observación morfológica de los hematíes en un frotis teñido por método Wright
b. Dosificación de hemoglobina
c. Determinación del VCM
d. Tinción de PAS

180. Los objetos punzantes o cortantes ya utilizados:

a. Se doblarán para inutilizarlos previo a su depósito en contenedores de residuos
b. Se deberán enfundar en el capuchón protector inmediatamente tras su uso
c. Se depositarán en contenedores de residuos
d. Se deberán separar de las jeringas para eliminarse en contenedores independientes

181. En un microscopio el condensador es:

a. Una lente que amplía la imagen de una manera constante
b. El objetivo seco más comúnmente utilizado
c. La lente encargada de concentrar un haz luminoso en cada punto del portaobjetos
d. El objetivo de inmersión más utilizado

182. El Enterobius vermicularis, parásito investigado en heces es:

a. Un gusano perteneciente a la clase nematodes
b. Un gusano perteneciente a la clase cestodes
c. Un gusano perteneciente a la clase trematodes
d. Una ameba

183. Un círculo de calidad es:

a. Cuando es rojo, indica que el producto o servicio es de calidad
b. Una serie de procedimientos que, ordenados en círculo, son muy útiles para la mejora de los procesos
c. El ciclo de la calidad
d. Un grupo de trabajadores constituido específicamente para mejorar algún aspecto de calidad

184. En la electroforesis libre:

a. Las partículas se mueven de forma libre en el medio en el que se encuentran dispersas
b. El movimiento de las diferentes partículas presentes en el medio está acotado para poder realizar una buena diferenciación de la separación y seguimiento de las partículas
c. La elección del soporte es personalizada
d. Ninguna es cierta

185. Virus causante de la mononucleosis infecciosa:

a. Citomegalovirus
b. Varicela Zoster
c. Epstein-Barr
d. Rinovirus

186. En el diagnóstico 'infección por VIH' hemos de tener en cuenta que:

a. La técnica de confirmación de anticuerpos frente al VIH más empleada es el Western Blot (WB)
b. La muestra adecuada para la determinación de marcadores de infección por el VIH es la saliva
c. La muestra adecuada para la determinación de marcadores de infección por el VIH es la orina
d. El diagnóstico de infección por VIH se realiza mediante la cuantificación de la carga viral

187. El 80% de las inmunoglobulinas corresponde al tipo:

a. IgG
b. IgA
c. IgM
d. IgD

188. Los granulocitos basófilos presentan un diámetro de:

a. 12-14 micras
b. 10-12 metros
c. 5-6 mm
d. 3-8 micras

189. El espectrofotómetro es un equipo instrumental de laboratorio que se utiliza para:

a. Detectar Anticuerpos marcados con sustancias fluorescentes
b. Separar componentes por la acción de un campo eléctrico
c. Determinar diferencias entre reactivos según sus bandas de precipitación
d. Valorar la aparición de productos finales coloreados en ciertas reacciones químicas

190. El semen transparente denota:

a. Larga abstinencia, abundantes leucocitos o medicamentos
b. Ausencia de vesículas
c. Azoospermia o corta abstinencia
d. Presencia de hematíes

191. La extracción de sangre para un hemocultivo debe hacerse:

a. Antes de la toma de antibiótico
b. Después de la toma de antibióticos
c. En cualquier momento

192. Los cestodos corresponden a:

a. Protozoos parásitos
b. Platelmintos
c. Artrópodos
d. Bacterias

193. Es una cadena ligera de las inmunoglobulinas:

a. Alfa
b. Lambda
c. Delta
d. Epsilon

194. Cifras elevadas de adenosín deaminasa ADA en líquidos pleurales son sugerentes de un líquido de carácter:

a. Neoplásico
b. Quiloso
c. Tuberculoso
d. Paraneumónico

195. Para monoritorizar el tratamiento con fenitoína, extraer la muestra:

a. A cualquier hora del día
b. Siempre a primera hora del día
c. Inmediatamente después de administrar la dosis
d. Ninguna de las tres

196. Un psicrómetro es un aparato...

a. para medir la velocidad del aire
b. para medir la humedad relativa del aire
c. para medir la presión barométrica
d. para medir precipitaciones de agua

197. Cuál de estas fracciones electroforéticas NO se encuentra disminuida en las hepatopatías:

a. Alfa-1-globulinas
b. Albúmina
c. Gammaglobulinas
d. Betaglobulinas

198. Qué célula es de mayor tamaño:

a. Linfocitos
b. Eosinófilos
c. Neutrófilos
d. Monocitos

199. Medio de elección para pruebas de sensibilidad antimicrobianos:

a. Agar sabouraud
b. Agar Mac Conkey
c. Caldo selenito
d. Agar Muller-Hinton

200. Sustancias que impiden la multiplicación bacteriana:

a. Bactericidas
b. Desinfectantes
c. Bacteriostáticos
d. Descontaminantes

201 B	226 C	251 D	276 C
202 B	227 B	252 B	277 D
203 C	228 B	253 B	278 C
204 D	229 C	254 B	279 A
205 B	230 D	255 A	280 C
206 A	231 D	256 C	281 A
207 A	232 B	257 B	282 C
208 A	233 D	258 A	283 A
209 D	234 A	259 A	284 B
210 A	235 B	260 A	285 A
211 C	236 D	261 D	286 D
212 B	237 A	262 A	287 B
213 B	238 B	263 B	288 A
214 B	239 C	264 A	289 B
215 B	240 D	265 C	290 C
216 B	241 B	266 C	291 A
217 A	242 B	267 D	292 A
218 B	243 D	268 A	293 C
219 D	244 C	269 D	294 A
220 B	245 B	270 C	295 C
221 B	246 A	271 C	296 A
222 D	247 D	272 B	297 C
223 A	248 C	273 A	298 A
224 D	249 D	274 A	299 A
225 D	250 A	275 C	300 A

FALLOS:

201. Un cromatógrafo iónico puede determinar concentraciones de:

a. Azúcares y materia orgánica
b. Cationes y aniones
c. Micotoxinas en productos secos
d. Puede determinar todas las anteriores

202. Según su morfología y solubilidad las proteínas fibrosas son:

a. Solubles en agua
b. Insolubles en agua
c. Están plegadas en forma más o menos esféricas
d. Su estructura es compacta casi esférica

203. Consideramos que los niveles de glucosa en el líquido sinovial son bajos si

a. Son similares a la glucosa del paciente
b. Son inferiores a 50 mg/dl
c. Presentan una diferencia con la glucemia del paciente superior a 10 mg/dl
d. El líquido sinovial no debe de tener glucosa

204. En laboratorio la expresión anión gap (vacío aniónico) se refiere a:

a. Una hipocloremia severa
b. Una incapacidad de la mucosa gástrica para producir clorhídrico
c. Una pérdida severa de bicarbonato
d. El conjunto de aniones no medido habitualmente en el laboratorio clínico (sulfatos, fosfatos, etc.)

205. El esputo herrumbroso se debe a:

a. Gran cantidad de células epiteliales
b. La hemoglobina descompuesta
c. Un golpe de tos fuerte
d. Hemorragia reciente

206. Los patrones de referencia:

a. Sólo se utilizarán para la calibración de los equipos de medida
b. Serán calibrados por el laboratorio
c. Deben asegurar la trazabilidad con referencia a la medida a ensayar
d. Deben estar acreditados por laboratorios de ensayo

207. No es una función de los lípidos:

a. Formación de anticuerpos
b. Protección de órganos vitales
c. Aislante
d. Reserva energética

208. En relación con las transfusiones de plaquetas, es FALSO:

a. Las plaquetas no tienen antígenos ABO en su superficie
b. Las plaquetas obtenidas por plaquetoaféresis proceden de un solo donante
c. Las plaquetas no tienen antígenos del sistema Rh en su superficie
d. Las tres son correctas

209. Para la técnica de Westergren el anticoagulante utilizado es:

a. Oxalato amónico
b. EDTA
c. Heparina
d. Citrato sódico

210. Qué mide el sistema electrónico del citómetro de flujo:

a. Cuantificación de la luz dispersada
b. Cuantificación pH venoso
c. Cuantificación de hemoglobina
d. Cuantificación de Tiempo de Reptilase

211. La citometría de flujo es una técnica de análisis celular que mide:

a. Dispersión de gases
b. Dispersión de moléculas
c. Dispersión de la luz
d. Dispersión de células

212. Qué morfología presentan las enterobacterias:

a. Cocos
b. Bacilos
c. Espiroquetas
d. Espirilos

213. Sustrato cromogénico usado en el estudio de la ATIII:

a. A-523
b. S - 223822
c. L-43652514
d. Ninguna de las tres

214. Cuál es el aspecto principal de la calidad en el sistema sanitario:

a. Los estándares establecidos
b. La satisfacción del cliente
c. Los recursos humanos de la empresa
d. La calidad de los métodos utilizados

215. En qué tipo de hábitat puede encontrarse una bacteria halófila:

a. En el aíre
b. En el mar
c. En el agua
d. En el polvo

216. Qué agente etiológico produce la tiña versicolor o la pitiriasis versicolor:

a. Micetoma
b. Malasezzia furfur
c. Exophiala werneckii
d. C neoformans

217. Los linfocitos basófilos aparecen en pacientes con:

a. Infecciones víricas
b. LMA
c. Infecciones bacterianas
d. LLC

218. En qué prueba utilizarías para su revelado el reactivo de Kovacs:

a. En la prueba de amoníaco
b. En la prueba del Indol
c. En la hidrólisis de la gelatina
d. En todas ellas

219. Vía de entrada más común de las distintas especies del género Brucella patógenas al ser humano:

a. Piel
b. Vía respiratoria
c. Vía genital
d. Vía oral

220. Un isótopo es:

a. Un elemento de igual peso molecular a otro
b. Un elemento con igual número atómico pero diferente número másico
c. Un elemento que tiene los mismos electrones que otro
d. Un elemento que tiene carbono

221. La automatización del proceso preanalítico dentro del laboratorio supone:

a. La tendencia en los laboratorios modernos y unificados es eliminar la automatización de este proceso
b. Agilizar esta fase, reduce la posibilidad de accidentes biológicos para el personal que trabaja en esta tarea y minimiza los errores humanos
c. Está todavía en fase experimental y por tanto no es aplicable en la práctica
d. Sólo es aplicable a los laboratorios de los grandes hospitales, pero no a los comarcales

222. La incompatibilidad del sistema Rh aparece:

a. Entre un padre rh y un feto Rh
b. Un feto rh y una madre rh
c. Una madre Rh y un feto rh
d. Una madre rh y un feto Rh

223. Sobre los cilindros que se pueden observar en el sedimento de orina, es FALSO:

a. Son moldes interiores de uréter
b. Son de naturaleza proteica
c. Los hemáticos son típicos de la glomerulonefritis
d. Las tres son correctas

224. La deficiencia de vitamina B12 (cianocobalamina) produce:

a. Pelagra
b. Escorbuto
c. Raquitismo
d. Anemia perniciosa

225. Se define la transmitancia como:

a. Relación o cociente entre la intensidad incidente y la intensidad transmitida
b. Intensidad
c. El logaritmo de la transmisión
d. Relación o cociente entre la intensidad transmitida y la intensidad incidente

226. Qué es potencial Z:

a. Las fuerzas iónicas que atraen a los leucocitos entre sí
b. El valor inicial que debe tener la VSG si se realiza correctamente
c. La carga eléctrica negativa que rodea a los eritrocitos

227. Qué célula sanguínea presenta una función inmunitaria:

a. Eritrocitos
b. Leucocitos
c. Plaquetas
d. Las tres son correctas

228. Para formar proteínas los aminoácidos se unen mediante enlaces:

a. Hidrófilos
b. Pectídicos
c. Hidrofóbicos
d. Básicos

229. El poise (P) es una unidad de:

a. Presión
b. Densidad
c. Viscosidad
d. Refracción

230. Sobre la prueba del Rosa de Bengala utilizada en el diagnóstico serológico es FALSO:

a. Es una técnica de aglutinación en porta para la obtención de anticuerpos anti-Brucella
b. El antígeno Rosa de Bengala aglutina en presencia de anticuerpos específicos tanto IgG como IgM
c. En el campo veterinario se utiliza como prueba diagnóstica en brucelosis animal
d. Una aglutinación visible macroscópicamente indica una reacción negativa

231. Para llegar al diagnóstico de una anemia hemolítica autoinmune una de estas pruebas es imprescindible:

a. Crioglobulinas
b. Pruebas cruzadas
c. Coombs indirecto
d. Coombs directo

232. Muestra más adecuada para diagnósticar P. carinii en el laboratorio:

a. Esputo
b. Exudado bronquial obtenido por lavado bronquial
c. Sangre
d. Orina

233. Principal causa de mortalidad en España:

a. El cáncer
b. El SIDA
c. Los accidentes
d. Las enfermedades cardiovasculares

234. Para el control de pacientes diabéticos se emplea:

a. Hemoglobina glicada
b. Test de tolerancia oral a la glucosa (TTGO)
c. Test de O'Sullivan
d. Los tres

235. En los procesos alérgicos encontramos inmunoglobulinas del tipo:

a. IgA
b. IgE
c. IgD
d. IgM

236. Anticoagulante de elección para la determinación de lactato:

a. EDTA
b. Citrato
c. Heparina sódica
d. Fluoruro

237. Los analizadores discretos:

a. Disponen de un compartimento para cada reacción de la muestra. La mezcla del reactivo y la muestra se produce en una cubeta individual
b. Bombean continuamente reactivos a través de tuberías y serpentines para formar una corriente de flujo, bombeando después la muestra a esta corriente de flujo de reactivo
c. Emplean la fuerza centrífuga para mezclar la muestra y reactivos
d. Poseen varios canales de determinación, de manera que cada muestra es sometida a un proceso de análisis múltiple

238. Isoenzima de la CPK más específica del miocardio:

a. CK-MM
b. CK-MB
c. CK-BB
d. CK-SS

239. En todas las técnicas de ELISA es necesario

a. Sólo sustrato
b. Sólo conjugado
c. Un conjugado y un sustrato
d. Solución de lavado

240. El test de Coombs indirecto en una madre cuyo hijo presenta una anemia hemolítica se emplea para:

a. Detectar anticuerpos IgM
b. Detectar hematíes maternos recubiertos de anticuerpos
c. Detectar hematíes fetales recubiertos de anticuerpos
d. Detectar anticuerpos inmunes contra antígenos fetales

241. En la agregación plaquetaria las plaquetas segregan:

a. Globulina
b. Serotonina
c. Insulina
d. Renina

242. Como líquido diluyente en el recuento de espermatozoides utilizaremos:

a. Líquido diluyente de Turk
b. Solución de Macomber y Saunders
c. Solución de Hayen
d. No debemos diluir la muestra

243. La tinción de la gota gruesa se usa principalmente para visualizar...

a. la membrana del leucocito
b. las plaquetas más perfiladas
c. los cuerpos de Holly
d. los parásitos del paludismo

244. Las heces en forma de agua de arroz, son características de:

a. Tifus
b. Brucelosis
c. Cólera
d. Diarreas del viajero

245. El cáncer colorrectal es la tercera neoplasia en frecuencia, aproximadamente el 40-50% de dichas neoplasias recidivan, indique el marcador tumoral en el primer signo de recidiva:

a. Antígeno carbohidrato 125 (CA125)
b. Antígeno carcioembrionario (CEA)
c. Antígeno carbohidrato 15,3 (CA15,3)
d. Enolasa neuronal específica (NSE)

246. Cuál NO es una lipoproteína

a. Colesterol
b. Quilomicrones
c. VLDL
d. HDL

247. Son Gram-positivo:

a. Las enterobacterias
b. Las especies del género Pseudomonas
c. Las especies del género Neisseria
d. Los Staphylococcus aureus

248. La lisozima:

a. Es un Ag que bloquea el paso de microorganismos
b. Es un Ag que arrastra a los microorganismos
c. Hidroliza la pared celular de las bacterias
Gram +
d. Es una endotoxina

**249. Para la limpieza de las incrusta-
ciones calcáreas de las resistencias
de un baño maría, está recomendado utilizar:**

a. Una solución concentrada de ácido bórico
b. Una solución 2N de hidróxido sódico
c. Agua con jabón y aclarado
d. Una solución al 10% de ácido nítrico

**250. Qué órgano presenta una función
hematopoyética:**

a. Bazo   b. Yeyuno
c. Páncreas   d. Todos los anteriores

251. Indique la FALSA:

a. Los Ac son específicos para un Ag
b. Un Ag puede tener varios Ac específicos
c. Cada Ac se acopla a una zona del Ag llamada determinante antigénico
d. Cada Ac se acopla a una zona del antígeno
denominada idiotipo

**252. La siembra en picadura se hace
en un medio**

a. Sólido en placa   b. Sólido en tubo
c. Líquido en tubo   d. Líquido

**253. Qué morfología presentan las en-
terobacterias:**

a. Cocos   b. Bacilos
c. Espiroquetas   d. Espirilos

**254. En los niños sanos qué actividad
enzimática puede estar elevada:**

a. GGT   b. Fosfatasa alcalina
c. GOT   d. Ninguna

255. Se produce urea al metabolizar:

a. Proteínas
b. Lípidos
c. Ácidos Nucleicos
d. Hidratos de carbono

**256. El objetivo de la calidad de un la-
boratorio es responsabilidad de:**

a. El Jefe del laboratorio
b. Supervisor del laboratorio
c. Todo el personal del laboratorio
d. Unidad de calidad del Hospital

**257. Suma de protones y neutrones del
núcleo de un átomo:**

a. Número atómico   b. Número másico
c. Se designa con la letra Z   d. Isótopo

258. Virión se llama al virus:

a. En la fase extracelular
b. En la fase intracelular
c. Cuando el virus se disgrega
d. Cuando el virus libera el ácido nucleico

**259. NO es un método para la determi-
nación cuantitativa de PCR:**

a. Aglutinación de látex
b. Inmuno nefelometría
c. RIA
d. Enzimoinmunoensayo

**260. La precisión de un método vendrá
reflejada en:**

a. El propio método
b. El Manual de Calidad
c. Los procedimientos generales
d. La Norma EN 45001

**261. Agitador que imprimen la agita-
ción en el fondo del tubo que se su-
jeta con la mano mientras se apoya
en un dispositivo de goma que vibra:**

a. Agitador
b. Agitador de bandeja
c. Agitador de rodillos
d. Agitador vórtex

**262. La cadena lineal de aminoácidos
se considera como estructura:**

a. Primaria de las proteínas
b. Secundaria de las proteínas
c. Terciaria de las proteínas
d. Las proteínas no se componen de aminoácidos

**263. Un líquido pleural de aspecto tur-
bio y un coágulo claramente visible:**

a. Es la muestra ideal para hacer un recuento
celular
b. No es válido para hacer un recuento celular
c. No es válido para hacer determinación de
glucosa
d. No es válido para hacer determinación de
proteínas

**264. Dónde se colocan las muestras en
la centrífuga:**

a. Cabezal   b. Carcasa
c. Motor   d. Ninguna es cierta

**265. Para la preparación de un envío al
embalaje debe constar de 3 contenedores. Qué característica corresponde al contenedor secundario:**

a. Tiene que ser resistente a roturas y golpes
b. Es el recipiente que contiene la muestra
c. Tiene que ser estanco y debe llevar material
absorbente
d. Ninguna de las tres

**266. Cuál NO es uno de los gránulos de
las plaquetas:**

a. Lisosomas
b. Gránulos alfa
c. Proteosomas
d. Gránulos densos

267. Solución al 10% (p/v), contiene:

a. 10 g del soluto + 100 ml del disolvente
b. 10 ml del soluto + 100 ml del disolvente
c. 10 g del soluto + 90 g del disolvente
d. 10 g del soluto en un volumen final de 100
ml de solución

**268. En la determinación basal de uno
de estos parámetros suelen realizarse dos extracciones separadas 30
min. entre sí, realizándose la extracción 2 h. después de levantarse y en
las mismas condiciones de estrés:**

a. Prolactina   b. ACTH
c. PTH   d. Cortisol

**269. Tras la toma de muestras regla-
mentaria en una empresa chacinera:**

a. Son siempre enviadas por triplicado al laboratorio
b. La inicial y la contradictoria son siempre enviadas al laboratorio
c. Las tres las conservará la empresa, como
máximo 72 h. o hasta nuevo aviso
d. La contradictoria queda en la empresa

**270. Número de enfermos de una po-
blación:**

a. Epidemiología   b. Zoonosis
c. Morbilidad   d. Demografía

**271. Bacterias más importantes cau-
santes de faringitis bacterianas:**

a. Staphylococo aureus
b. H. influenzae
c. Streptococos del grupo A
d. Chlamydia

**272. Según la clasificación de los hon-
gos, los filamentosos y no tabicados
pertenecen al grupo de:**

a. Dicaryomicotina
b. Zygomycotina
c. Deuteromycotina
d. Esporomycotica

**273. Determinante antigénico o epí-
topo es:**

a. Parte de la estructura del antígeno que implica la respuesta inmune
b. La parte inactiva del antígeno
c. La fracción variable del anticuerpo
d. Parte de la estructura del anticuerpo complementaria al antígeno

**274. La pared celular de las bacterias
es un elemento constante en todas,
EXCEPTO en:**

a. Mycoplasmas
b. Aeromonas
c. Chlamydias
d. Micobacterias

275. NO es célula del sistema inmune:

a. Linfocitos
b. Monocitos
c. Hematíes
d. Neutrófilos

**276. Un aumento de la concentración
de hidrogeniones y una PCO2 inicialmente elevada corresponde a:**

a. Acidosis metabólica
b. Alcalosis respiratoria
c. Acidosis respiratoria
d. Alcalosis metabólica

277. Medimos la densidad óptica (D.O.) del suero antes de añadir el reactivo, y esta d.o. se le resta a la D.O. que se obtiene en la reacción final. Qué estamos realizando con este procedimiento:

a. Un control
b. Una calibración
c. Un blanco de reactivo
d. Un blanco de muestra

278. Si la muestra del paciente presenta una elevada cantidad de VLDL podremos observar de forma macroscópica:

a. Que aparece un anillo amarillento que separa el suero del resto de la muestra
b. Que el suero presenta una capa cremosa en su superficie
c. Que el suero es opalescente
d. De forma macroscópica no se puede apreciar

279. En las infestaciones por parásitos es característica:

a. Eosinofilia
b. Basopenia
c. Neutropenia
d. Eosinopenia

280. Indique la correcta:

a. Los fumadores tienen un recuento de leucocitos menor que los no fumadores
b. En procesos bacterianos y fúngicos generalmente encontramos leucopenia con neutrofilia
c. En determinadas situaciones (uremia, quimioterapia), los hematíes pueden no ser lisados, siendo considerados como leucocitos
d. En procesos víricos generalmente encontraremos leucocitosis con neutrofilia

281. Para el mantenimiento del pH fisiológico en el plasma (7,35 – 7,45), el organismo dispone de una serie de sistemas tampón o amortiguadores Cuál de ellos presenta una mayor capacidad amortiguadora:

a. Tampón bicarbonato-ácido carbónico
b. Hemoglobina
c. Proteínas del plasma
d. Tampón fosfato

282. Temperatura óptima de los microorganismos mesófilos:

a. 12-15°C
b. 50-55°C
c. 30-45°C
d. 55-75°C

283. La presencia de hematíes en orina puede confundirse con otros elementos como:

a. Levadura
b. Leucocitos
c. Plaquetas
d. Pelos

284. Los picornavirus producen:

a. Cáncer
b. Polio
c. Sarampión
d. Varicela

285. El método de referencia para la medida de la concentración de colesterol total es una modificación del método de Abell-Kendall basado en la reacción de:

a. Reacción de Liebermann-Burchard
b. Reacción sal de hierro-ácido
c. Reacción del ácido paratoluensulfónico
d. Reacciones enzimáticas de punto final con la medición amperométrica del consumo de oxígeno

286. Ante un resultado anómalo en los tiempos de coagulación, NO debemos:

a. Investigar si el paciente ya tenía resultados similares en estudios previos
b. Comprobar el nivel de la muestra
c. Comprobar si se trata de un hematocrito alto, ya que el nivel de anticoagulante del tubo será superior en relación a la menor cantidad de plasma
d. Validar el resultado sin repetir la determinación

287. Bacterias capaces de crecer a temperaturas comprendidas entre 30 y 40 ºC:

a. Psicrófilas
b. Mesófilas
c. Termófilas facultativas
d. Termófilas estrictas

288. Cuál de estos métodos utilizados para la determinación de lipoproteínas es considerado el de referencia:

a. Métodos de ultracentrifugación
b. Métodos electroforéticos
c. Métodos de precipitación polianiónica
d. Métodos combinados

289. Una orina de características normales puede presentar un aspecto turbio si:

a. Presenta hongos
b. Permanece un tiempo en reposo
c. Presenta muchos leucocitos
d. Una orina normal nunca presentará un aspecto turbio

290. La fotometría de llama se basa en:

a. La medida de la radiación absorbida cuando un metal se introduce en una llama de temperatura adecuada
b. La medida de la radiación dispersada cuando un metal se introduce en una llama de temperatura adecuada
c. La medida de la radiación emitida cuando un metal se introduce en una llama de temperatura adecuada
d. Someter una sustancia al calor de la llama, con lo cual los electrones de sus átomos se excitan pasando a niveles inferiores de energía

291. Nivel de normalidad de un líquido pleural:

a. Inferior a 15 ml
b. 1-5 ml
c. 15-20 ml
d. Superior a 20 ml

292. Norma internacional con los requisitos para acreditar la competencia de los laboratorios de ensayo y calibración:

a. UNE-EN ISO/IEC 17025
b. ISO/IES 17025
c. ISO
d. El sistema de calidad del ENAC

293. Qué determinación NO está considerada como urgente:

a. Glucosa
b. Gases arteriales
c. Fosfatasa alcalina
d. Amilasa

294. Los cilindros granulosos gruesos:

a. Aparecen al comienzo de la descomposición celular
b. Son similares a los hialinos
c. Son pequeños
d. Las tres son correctas

295. El citoplasma de los monocitos presenta:

a. Un tono rosado
b. Cromatina condensada en aspas
c. Vacuolas fagocíticas
d. Las tres son correctas

296. La concentración más alta de hemoglobina se alcanza:

a. Al nacer
b. A los 3 meses
c. En la edad adulta
d. En el tercer trimestre del embarazo

297. En la recepción de muestras en un laboratorio, cómo procederemos:

a. Su inmediata refrigeración
b. La inoculación en un medio selectivo
c. El registro e identificación
d. Su esterilización para evitar contagios

298. Como regla general, el titular del derecho a la información:

a. Es el/la paciente
b. Son las personas vinculadas al/a la paciente, por razones familiares o de hecho, salvo que el/la paciente lo prohíba de forma expresa
c. Si el paciente es menor de edad la información se dará a sus familiares y al Fiscal de menores
d. Si el paciente carece de capacidad de comprensión, podrá obviarse el derecho de información, salvo en el caso de riesgo para su vida, en cuyo caso se informará a la autoridad judicial

299. El lipopolisacárido de la membrana externa (LPS) es un componente estructural de:

a. Bacterias Gram negativas
b. Bacterias Gram positivas
c. Micobacterias
d. Virus

300. La amniocentesis precoz se realiza:

a. Entre la 14 y 18 semanas
b. A partir de la 12 semanas
c. Entre la 9 y 12 semanas de gestación
d. A partir de la 17 semanas

301 B	326 D	351 C	376 A
302 B	327 B	352 A	377 B
303 A	328 C	353 D	378 B
304 B	329 C	354 B	379 A
305 D	330 B	355 C	380 A
306 D	331 B	356 B	381 C
307 A	332 A	357 C	382 C
308 D	333 C	358 D	383 D
309 D	334 B	359 D	384 D
310 D	335 C	360 A	385 B
311 B	336 A	361 B	386 D
312 A	337 B	362 B	387 C
313 B	338 A	363 C	388 B
314 D	339 A	364 D	389 D
315 A	340 C	365 B	390 C
316 B	341 C	366 B	391 C
317 C	342 C	367 A	392 D
318 B	343 D	368 D	393 C
319 C	344 D	369 C	394 A
320 C	345 A	370 C	395 B
321 B	346 D	371 C	396 D
322 C	347 C	372 C	397 B
323 A	348 C	373 B	398 D
324 A	349 B	374 C	399 D
325 D	350 A	375 B	400 D

FALLOS:

301. Para realizar un estudio básico de coagulación necesitamos:

a. Sangre anticoagulada con EDTA
b. Sangre anticoagulada con citrato sódico
c. Sangre sin anticoagular
d. En ninguna de las anteriores

302. Aproximación al valor verdadero de una magnitud:

a. Precisión
b. Exactitud
c. Varianza
d. Límite de detección

303. Cuál de estos marcadores se considera marcador precoz de lesión miocárdica:

a. Mioglobina
b. Troponina
c. Ambos se elevan al mismo tiempo
d. Ninguno, los dos se elevan tardíamente

304. El principal mediador vasoactivo en la urticaria es:

a. SRS-A   b. Histamina
c. Serotonina   d. PAF

305. Cuál de estos marcadores tumorales es una enzima:

a. Antígeno carcinoembrionario
b. Calcitonina
c. Gastrina
d. Fosfatasa ácida prostática

306. Los oncogenes son:

a. Genes normales que se encuentran en todas las células
b. Proteínas tumorales
c. Genes normales que se encuentran en células tumorales
d. Genes que codifican proteínas anómalas en la célula tumoral

307. Densidad de un cuerpo de 500 gr de peso y un volumen de 40 cm3:

a. 12,5 gr/cm3   b. 11,3 gr/cm3
c. 1/2 gr/cm3   d. 15 gr/cm3

308. En la hepatitis B el marcador de inmunización es:

a. HBsAg   b. Anti-HBe
c. HBeAg   d. Anti-HBs

309. Qué técnica de confirmación NO se puede emplear para el diagnóstico del SIDA:

a. Inmunoelectrotransferencia o Western Blot
b. Inmunofluorescencia indirecta
c. Radioinmunoprecipitación
d. Tiras reactivas de Ag

310. Cuál de estos Streptococcus es beta-hemolítico y habitual del tracto respiratorio:

a. S. agalactiae
b. S. faecalis
c. S. pneumoniae
d. S. pyogenes

311. La tos ferina está producida por:

a. Brucella
b. Bordetella
c. Pseudomonas
d. Ninguna de las tres

312. La destilación del agua para la limpieza del material en laboratorio consiste en:

a. Calentar agua hasta su evaporación, recogiéndola por condensación
b. Eliminar partículas cargadas presentes en el agua
c. Eliminar sustancias mediante absorbentes como: carbón, silicatos
d. Filtrar el agua

313. Para la cuantificación de la hemoglobina se usa:

a. Sistema de conductividad eléctrica, en diluciones de sangre 1/50.000
b. Método de la cianmetahemoglobina
c. Método del ferricianuro potásico
d. Método de la metahemoglobina

314. Principal utilidad de la determinación de marcadores tumorales:

a. Detección de pacientes con cáncer en la población general (Screening)
b. Control evolutivo de la enfermedad en pacientes ya diagnosticados
c. Control de la respuesta terapéutica
d. Son correctas B y C

315. Fracción de la bilirrubina que se elimina en la orina:

a. La directa
b. La indirecta
c. La no conjugada
d. La total

316. Uno de estos sistemas NO actúa como tampón en la sangre:

a. Fosfato   b. Sulfato
c. Bicarbonato   d. Hemoglobina

317. El azul brillante de cresilo se utiliza para:

a. Recuento de leucocitos en un LCR
b. Valoración de la vitalidad de los espermatozoides
c. Recuento de reticulocitos
d. Tinción del líquido pleural para recuento diferencial

318. Un pH neutro será igual a:

a. 6   b. 7   c. 8   d. 5,3

319. El eosinofilo se tiñe de color

a. Azul oscuro   b. Rosa
c. Rojo anaranjado   d. Verde

320. Analizadores que disponen de un compartimento por cada reacción de la muestra:

a. Analizadores de flujo continuo
b. Analizadores centrífugos
c. Analizadores discretos
d. Analizadores de reacción individual

321. Qué medio de cultivo es el más utilizado para el aislamiento de Bordetella:

a. Agar Cetrimida
b. Agar Bordet-Gengou
c. Agar Sabouraud
d. Tween

322. Qué temperatura deben mantener los frigoríficos que se utilizan en la conservación y almacenamiento concentrado de hematíes o sangre total:

a. -2 a -10°C
b. 5 a 10°C
c. 2 a 6°C
d. -2 a +2°C

323. Un parámetro que representa una medida cuantitativa utilizada para evaluar la calidad de aspectos importantes de la gestión o de otros procesos es:

a. Un indicador
b. Un registro
c. Un procedimiento
d. Una instrucción técnica

324. Media aritmética de los productos de cada variable respecto a su media:

a. Covarianza
b. Varianza
c. Desviación típica
d. Desviación estándar

325. Los cilindros con mayor índice de refracción son:

a. Hialinos
b. Bacterianos
c. Hemáticos
d. Céreos

326. Cuál de estas determinaciones se considera urgente:

a. Fórmula leucocitaria
b. Antitrombina III
c. Pruebas cruzadas para una transfusión
d. Son correctas A y C

327. A qué densidad de centrifugación debemos someter una muestra para separar las LDL del resto de las lipoproteínas:

a. 1006   b. 1063   c. 1603   d. 1210

328. Para la lectura automatizada del sedimento urinario se puede utilizar:

a. Inmunodifusión radial
b. Cromatografía
c. Microscopía automática sobre orina centrifugada
d. Quimioluminiscencia

329. Naegleria fowleri produce la meningoencefalitis amebiana primaria, y los trofozoitos se detectan en:

a. Sangre
b. Heces
c. LCR
d. Médula ósea

330. Cuál de estas enzimas presenta mayor especificidad de la lesión hepática:

a. GOT   b. GPT   c. GPK   d. LDH

331. Qué célula fagocítica desempeña un papel de primer orden el la respuesta inmunitaria:

a. Eosinófilos
b. Macrófagos
c. Polimorfonuclear basófilo
d. Mastocitos

332. Estas sustancias están normalmente presentes en el plasma, EXCEPTO:

a. Tromboplastina
b. Protombina
c. Fibrinógeno
d. Factor V

333. La presencia de citocromo oxidasa en bacterias se determina mediante:

a. Test de catalasa
b. Test de la coagulasa
c. Test de la oxidasa
d. Adición de H2O2

334. Legionella presenta grandes exigencias para su cultivo, por ello el Técnico debe conocer que para su crecimiento requiere de:

a. Safranina
b. L-cisteína
c. Factor X y V
d. Vitaminas

335. Qué medio de cultivo utilizaremos para la prueba de Voges-Proskauer:

a. Müeller-Hinton   b. Simmons
c. Clark-Lubs   d. KIA

336. Son pruebas de laboratorio que ayudan en la predicción del riesgo coronario, EXCEPTO:

a. Ácidos grasos   b. Colesterol
c. HDL colesterol   d. Triglicéridos

337. Qué es el sistema HLA:

a. Un grupo de moléculas que permite diferenciar unos linfocitos de otros
b. Un grupo de antígenos que proporcionan a las células de un individuo su propia especificidad dentro de la especie
c. Un grupo de antígenos que el sistema inmune reconoce en los microorganismos invasores y frente a los cuales desarrolla una respuesta inmune
d. Un grupo de genes que determina la diferenciación funcional de los linfocitos

338. Causa más frecuente de hipertiroidismo, con afectación multisistémica de etiología auto inmune:

a. Enfermedad de Graves-Basedow
b. Bocios nodulares tóxicos
c. Tiroiditis
d. Bocio simple

339. La determinación de nitritos en orina sirve para detectar:

a. Bacteriuria   b. Proteinuria
c. Nitratos   d. Oliguria

340. Anticoagulante usado en la recogida de muestras para estudios de coagulación:

a. EDTA-K2
b. Heparina
c. Citrato sódico
d. No es preciso anticoagular las muestras

341. Los anticuerpos antieritrocitos que se detectan en suero materno como consecuencia de una isoinmunización y que pasan al feto pudiendo ocasionar enfermedad hemolítica del recién nacido EHRN son de especificidad:

a. IgM   b. IgA   c. IgG   d. IgE

342. Cuál de estas enzimas es más específica del hígado:

a. Lactato deshidrogenasa
b. GOT
c. GPT
d. Fosfatasa alcalina

343. El control por el laboratorio de la terapéutica con anticoagulantes orales se realiza con:

a. ISI
b. TTPA
c. Tiempo de trombina
d. Ninguno de los anteriores

344. Qué proteína tiene función estructural:

a. Albúmina   b. Hemoglobina
c. Fibrinógeno   d. Fibrina

345. En el control y mantenimiento de las neveras y congeladores, cómo se debería realizar la limpieza:

a. Con el aparato desconectado y nunca usando objetos punzantes ni metálicos para rascar el hielo
b. No es necesario que esté desconectado y se utilizaría una rasqueta metálica
c. No es necesario que esté desconectado y se utilizaría un punzón de hielo
d. Con el aparato desconectado y cualquier tipo de objeto sea o no metálico

346. Los trabajadores expuestos a contaminantes biológicos dispondrán de tiempo para aseo personal:

a. Antes de la comida
b. Después de terminada la jornada de trabajo
c. Antes de comenzar el trabajo
d. Antes de la comida y después del trabajo

347. Para un diagnóstico clínico de paludismo partiríamos de:

a. Saliva y esputo
b. Líquido sinovial
c. Sangre
d. Heces

348. En la tinción de Ziehl-Neelsen, la fijación del frotis se realiza mediante:

a. Inmersión
b. Secado
c. Calor
d. Centrifugación

349. Una técnica muy adecuada para la determinación de los anticuerpos antinucleares es:

a. Reacción enzimática directa
b. Inmunofluorescencia
c. Nefelometría
d. Hemaglutinación

350. Un paciente que presente una policitemia presentará un hematocrito:

a. Aumentado
b. Disminuido
c. Normal
d. Las tres son correctas

351. Los residuos del grupo III se recogerán en bolsas de color:

a. Gris
b. Verde
c. Rojo
d. Marrón

352. En relación al Ph sanguíneo:

a. Una concentración baja de H+ origina un Ph básico o alcalino
b. El Ph normal de la sangre oscila entre 7,25 y 7,35
c. La escala de valores de Ph oscila entre 1 y 15
d. Ninguna de las tres

353. El carbunco es producido por:

a. Haemophilus influenzae
b. Clostridium perfringens
c. Fusobacterium
d. Bacillus anthracis

354. Volantes abiertos son los que:

a. Se utilizan para pedir todas las pruebas que se quieran
b. Están en blanco y el médico rellena a mano lo que quiere solicitar
c. Presentan las pruebas impresas y el médico las va marcando
d. Ninguna es cierta

355. La presencia de neutrófilos hipersegmentados en un frotis sanguíneo y un VCM elevado es característico del déficit de una de estas vitaminas:

a. Vitamina D2
b. Niacina
c. Vitamina B12
d. Ninguna de las anteriores

356. La prueba de Waaler-Rose se aplica para la detección de:

a. Salmonelosis
b. Factores reumatoides
c. Proteína C reactiva
d. Brucelosis

357. La recogida de sangre para la gasometría se realiza:

a. Sin anticoagulante
b. Con EDTA
c. Con heparina sódica
d. Depende de si la sangre es arterial o venosa

358. Sobre los cristales de ácido úrico, es FALSO:

a. Presentan tonalidades amarillentas
b. Aparecen en orinas ácidas
c. Pueden aparecer en pacientes con gota
d. Siempre son un indicio de una patología urgente

359. Cuál es la célula básica de la inmunidad:

a. Neutrófito
b. Monocito
c. Eosinófilo
d. Linfocito

360. Cuál es el método de tinción más común para la visualización al microscopio de bacterias:

a. Gram
b. Tinción de barrido
c. Giemsa
d. Azul de metileno

361. Son zonas de un ganglio linfático:

a. Pulpa roja y pulpa blanca
b. Seno subcapsular, corteza, paracorteza y médula
c. Corteza y médula ósea
d. Cuerpo y cola

362. Qué significa la sigla NAT:

a. Nitroagarosa
b. Nitroazul de tetrazolio
c. Nitrógeno aniónico triple
d. Ninguna de las anteriores

363. La técnica de la PCR se basa en:

a. Replicación in situ del ARN
b. Multiplicación in vitro de ADN mediante replicación bacteriana
c. Replicación in vitro del ADN, sin vectores ni replicación bacteriana
d. Multiplicación de fragmento de ADN a través de vectores

364. En caso de sospecha de meningitis bacteriana, la muestra de LCR se debe inocular en los siguientes medios de cultivo:

a. Agar sangre, Agar MacConkey, y Eosina azul de metileno, incubar (5-7% CO2), 5 días
b. Agar sangre, Agar Brucella, incubar (5-7% CO2), 5 días; Agar Saboureaud (aerobiosis 35ºC), 14 días
c. Si la muestra no se procesa inmediatamente, se debe conservar en nevera para preservar la viabilidad de las bacterias
d. Tinción de Gram, Agar sangre, Agar chocolate (5-7% CO2), 5 días; Caldo tioglicolato (aerobiosis 35ºC), 14 días

365. Los quilomicrones se sintetizan en:

a. Riñones
b. Intestino
c. Páncreas
d. Tiroides

366. Qué son los inmunocomplejos:

a. Respuestas inmunes complejas
b. Complejos formados por la unión antígeno-anticuerpo
c. Complejos formados tras la fagocitosis de microorganismos
d. El sistema del complemento

367. Consideramos como normal un nivel de LCR en un adulto de:

a. 100 ml
b. 10 ml
c. 50 ml
d. Ninguna es cierta

368. En la electroforesis, la velocidad de las proteínas es función de todos estos parámetros, EXCEPTO:

a. pH del tampón
b. Punto isoeléctrico de las proteínas
c. De la fuerza iónica del tampón
d. Del diámetro de los electrodos

369. La reacción de Pandy determina:

a. Los niveles de IgG en el LCR
b. Los niveles de glucosa en el LCR
c. Los niveles cualitativos de globulinas en el LCR
d. Los niveles de hematíes en el LCR

370. Anticoagulante de elección para la determinación de los parámetros hematológicos básicos

a. Heparina
b. Mezcla de Wintrobe
c. EDTA K3
d. Citrato Sódico

371. En la prueba del Látex del Factor reumatoide se suele emplear:

a. Hematíes de carnero recubiertos con partículas de látex
b. Hematíes humanos recubiertos con partículas de látex
c. Partículas de látex recubiertas con IgG
d. Partículas de látex sin recubrir

372. Cuántos leucocitos por campo sin que tenga significado patológico pueden detectarse en un sedimento urinario de una persona sana:

a. Hasta 4
b. Hasta 3
c. Hasta 5
d. Ninguno

373. Un aumento transitorio de los triglicéridos después de una comida que contenga grasa, puede provocar interferencias con un gran número de determinaciones analíticas, debido a:

a. La variación del color, se intensifica el color amarillo
b. Turbidez
c. Hemólisis
d. Cambios en la concentración de ciertos constituyentes hemáticos

374. Los tapones de Dittrich se observan en:

a. Edemas pulmonares
b. Tuberculosis
c. Bronquiectasias
d. Faringitis

375. Las transaminasas son

a. Proteínas
b. Enzimas
c. Hormonas
d. Aminoácidos

376. Cuál de estas patologías cursa con una situación de eutiroidismo:

a. Bocio simple
b. Enfermedad de Graves-Basedow
c. Adenoma tóxico
d. Tiroiditis

377. Las técnicas de concentración por sedimentación o flotación, según en qué casos, son especialmente útiles en estudios:

a. De micología dérmica
b. De parasitología intestinal
c. De bacteriología nasofaríngea
d. No es útil en ningún caso

378. El cribado prenatal realizado en las gestantes:

a. Únicamente se utiliza para gestantes mayores de 35 años
b. Sirve para clasificar a las gestantes como de alto o bajo riesgo de portar un feto con alguna cromosomopatía
c. Es una prueba con una sensibilidad y especificidad del 100%
d. Es una prueba invasiva de alto riesgo y por tanto sólo se realiza en situaciones muy concretas

379. En la realización de la tinción de Giemsa sobre un frotis, la muestra se debe fijar con:

a. Metanol
b. Etanol
c. Acetona
d. La muestra no se fija

380. Qué marcador de hepatitis B se hace positivo en los individuos vacunados:

a. Anti-HBs
b. HBsAg
c. Anti- HBc
d. Anti-HBe

381. Cuando hablamos de pacientes hemofílicos, En que Factor de coagulación se produce el déficit:

a. V   b. VII   c. VIII   d. X

382. En qué lugar se forman los espermatozoides en el hombre:

a. Epidídimo
b. Glándula de Cowper
c. Tubos seminíferos
d. Vesícula seminal

383. En la realización del hemograma, el anticoagulante de elección de las muestras sanguíneas es:

a. Heparina
b. Citrato sódico
c. Oxalato sódico
d. Sal dipotásica del ácido etilendiaminotetraacético (EDTA)

384. Qué es una cápside:

a. El punto de anclaje en los pilus
b. La envoltura proteica de muchas bacterias
c. La cápsula que envuelve a ciertas bacterias
d. La envoltura proteica de un virus

385. Qué órgano segrega la hormona calcitonina, de carácter hipocalcémico:

a. Glándulas suprarrenales
b. Tiroides
c. Hígado
d. Páncreas

386. En la tinción de Gram, de qué color aparecen las bacterias Gram-

a. Violeta   b. Azul
c. Marrón   d. Rojo

387. 'Introns' son:

a. Secuencia de tres nucleótidos en la cadena de ARNm
b. Triplete del ARNt
c. Secuencias sin codificar de una secuencia de nucleótidos
d. Regiones de un gen que no son separadas del ARN maduro

388. Qué es la bioquímica:

a. El laboratorio encargado de realización de determinaciones en sangre
b. La ciencia encargada del estudio químico de las diferentes sustancias que componen a los seres vivos
c. La ciencia encargada del estudio de las diferentes células presentes en los organismos vivos
d. Ninguna de las tres

389. Qué es un micelio:

a. El conjunto de varias levaduras
b. Un sinónimo de espora
c. Un tipo de hongos
d. El conjunto de hifas con sus ramificaciones

390. 'Prueba cruzada mayor' es:

a. Enfrentar hematíes del receptor con su propio suero añadiendo suero de Coombs
b. Enfrentar hematíes del receptor con suero del donante
c. Enfrentar hematíes del donante con suero del receptor
d. Ninguna de las anteriores

391. 'Hipocromía' es:

a. Disminución del tamaño del hematíe
b. Diversidad de concentraciones de Hb en los hematíes
c. Disminución de la Hb del hematíe
d. Diversidad de formas en los hematíes

392. En una nefropatía diabética nos encontraremos niveles de proteínas en orina:

a. Disminuidos
b. No habrá proteínas en orina
c. De 7 g/día
d. De 3 g/día

393. Qué marcador se utiliza para el diagnóstico precoz del infarto dada su gran sensibilidad durante la fase inicial:

a. Troponina   b. Hidroxiprolina
c. Mioglobina   d. CPK.MB

394. Cuál NO es un órgano linfoide secundario:

a. Médula ósea
b. Ganglios linfáticos
c. Apéndice vermiforme
d. Adenoides

395. Los microorganismos del género Corynebacterium son:

a. Bacilos Gram-negativos en cúmulos
b. Bacilos pleomorfos Gram-positivos que se tiñen con dificultad
c. Cocos Gram.-positivos que se tiñen fácilmente
d. Bacilos Gram-negativos que forman asociaciones muy irregulares

396. Los interferones:

a. Son un grupo de proteínas importantes en la inflamación
b. Son un grupo de sustancias que intervienen en la infección por hongos
c. Son bactericidas
d. Son proteínas que intervienen en la infección por virus

397. Una aféresis es:

a. Extracción de sangre para analíticas
b. Extracción de sangre, y separación de sus componentes, reteniendo las partes que se necesitan y devolviendo el resto al donante
c. Extracción de sangre y separación de sus componentes, utilizando de ellos sin devolver el resto al donante
d. Extracción de plaquetas

398. El método del fosfomolibdato se basa en técnicas:

a. De contraste
b. De recuento celular
c. De control iónico
d. De espectrofotometría directa

399. Para el cultivo de Mycobacterium Tuberculosis se utiliza el medio:

a. Chapman   b. Agar chocolate
c. Thayer-Martin   d. Lowenstein-Jensen

400. El láser del citómetro de flujo produce una luz monocromática utilizada para la:

a. Dispersión de la luz
b. Colección y análisis de pulsos
c. Inyección de fluidos
d. Excitación de los fluorocromos

401 **C**	426 **D**	451 **D**	476 **B**
402 **A**	427 **C**	452 **B**	477 **A**
403 **D**	428 **B**	453 **A**	478 **C**
404 **D**	429 **B**	454 **A**	479 **A**
405 **C**	430 **D**	455 **C**	480 **D**
406 **A**	431 **C**	456 **A**	481 **C**
407 **B**	432 **C**	457 **A**	482 **C**
408 **C**	433 **B**	458 **C**	483 **B**
409 **C**	434 **C**	459 **B**	484 **D**
410 **B**	435 **D**	460 **B**	485 **C**
411 **B**	436 **D**	461 **C**	486 **A**
412 **A**	437 **B**	462 **C**	487 **A**
413 **B**	438 **D**	463 **D**	488 **A**
414 **B**	439 **D**	464 **B**	489 **D**
415 **C**	440 **C**	465 **C**	490 **C**
416 **A**	441 **A**	466 **A**	491 **D**
417 **B**	442 **A**	467 **D**	492 **B**
418 **A**	443 **A**	468 **B**	493 **C**
419 **D**	444 **C**	469 **C**	494 **C**
420 **C**	445 **B**	470 **C**	495 **C**
421 **C**	446 **B**	471 **D**	496 **D**
422 **A**	447 **B**	472 **B**	497 **D**
423 **C**	448 **B**	473 **C**	498 **D**
424 **D**	449 **B**	474 **C**	499 **A**
425 **A**	450 **D**	475 **B**	500 **B**

FALLOS:

401. La reacción de color de Jaffé es la adecuada para la determinación de:

a. Bilirrubina
b. Ácido úrico
c. Creatinina
d. Albúmina

402. Principal producto del catabolismo de las purinas:

a. Ácido úrico   b. Urea   c. Creatina

403. Las inmunoglobulinas están constituidas por cadenas ligeras y pesadas. Cuál es una cadena ligera:

a. Alfa   b. Delta   c. Mu   d. Kappa

404. Un título de ASLO alto es indicativo de:

a. Fiebres reumáticas
b. Artrosis
c. Artritis reumatoide
d. Infecciones estreptocócicas beta hemolíticas del grupo A

405. Denominamos bilirrubina directa a la que circula por la sangre...

a. sin estar unida a otra molécula
b. unida a la albúmina
c. unida al ácido glucurónico
d. unida a la hemoglobina

406. La precipitación con ácido tricloroacético se utiliza para determinar en orina:

a. Proteínas   b. Azucares reductores
c. Urobilinógeno   d. Cuerpos cetónicos

407. En un microscopio el condensador es:

a. Una lente situada próxima al observador y que amplía la imagen de manera constante
b. Una lente que concentra un haz luminoso en cada punto del portaobjetos
c. El objetivo de mayor resolución
d. El objetivo de inmersión

408. En condiciones de normalidad, la flora vaginal está compuesta por:

a. Yersinia
b. Bacillus anthracis
c. Bacilos de Doderlain
d. Pseudomonas

409. Determinamos el grupo sanguíneo de un paciente como prueba previa a una transfusión de hematíes. El resultado obtenido es que los hematíes del paciente aglutinan con anti-A, aglutinan con anti-B, y NO aglutinan con anti-D, de qué grado ABO y rh se trata:

a. A Negativo   b. B Negativo
c. AB Negativo   d. Ninguno de los tres

410. Las bacterias Gram negativo aparecen teñidas de

a. Verde   b. Rojo
c. Amarillo   d. Gris

411. Las sombras de Gumprecht pueden observarse en el frotis sanguíneo de un paciente con:

a. Esferocitosis hereditaria
b. Leucemia linfoide crónica
c. Anemia ferropénica
d. Leucemia mieloide aguda tipo M3

412. Un ciclo de replicación viral se compone de:

a. Infección, síntesis, liberación
b. Ingestión, infección, multiplicación, división
c. Infección, división, liberación
d. Síntesis, liberación, multiplicación

413. En qué caso se obtiene una concentración disminuida de glucosa en LCR:

a. Meningitis vírica
b. Meningitis tuberculosa
c. Xantocromía
d. Hemorragia subaracnoidea

414. El HBsAg es un marcador extraordinariamente útil para el diagnóstico, control y seguimiento de qué tipo de hepatitis:

a. Hepatitis A   b. Hepatitis B
c. Hepatitis delta   d. Hepatitis de lupus

415. Error de lectura en el calibrado debido a una posición INCORRECTA de la vista del operario:

a. Error visual   b. Error intrínseco
c. Error de paralaje   d. Error de mirada

416. El control interno de los procesos preanalíticos:

a. Es imprescindible para la detección de errores
b. Está definido para todos los procesos preanalíticos
c. Los errores preanalíticos se cuantifican como porcentaje de variación
d. Es una herramienta muy utilizada en el estudio de las interferencias analíticas

417. Como vectores de clonación, los plásmidos:

a. Son virus que infectan a las bacterias, constituidos por un núcleo de ADN o ARN y una cubierta proteica
b. Son moléculas circulares de ADN de doble cadena que se replican de forma extracromosómica en bacterias o levaduras
c. Permiten clonar hebras de ADN de gran tamaño
d. 'Empaquetan' grandes piezas lineales de ADN y las introducen en las células bacterianas

418. Forman una molécula de hemoglobina:

a. 4 cadenas peptídicas, 4 protoporfirinas y 4 átomos de Fe
b. 2 cadenas peptídicas, 2 protoporfirinas y 2 átomos de Fe
c. 4 cadenas peptídicas, 2 protoporfirinas y 4 átomos de Fe
d. Depende del tipo de hemoglobina

419. En la responsabilidad profesional de un daño, cuál de los siguientes factores NO forma parte de las vías de atenuación o exoneración:

a. Paciente
b. Familia
c. Control sanitario
d. Falta de cuidado

420. No es un inmunoensayo marcado:

a. Radioinmunoanálisis
b. Enzimoinmunoanálisis heterogéneo
c. Reacción de fijación del complemento
d. Enzimoinmunoanálisis homogéneo

421. Mediante oxidación con dicromato potásico en presencia de ácido sulfúrico y valoración del exceso de oxidante con sal de Mohr se determina en suelos:

a. Carbonates
b. Fósforo
c. Materia orgánica
d. Nitrógeno

422. Podemos considerar la acidosis como:

a. Un exceso de hidrogeniones
b. Un déficit de hidrogeniones
c. La compensación de una acidosis
d. La aparición de bases negativas

423. Se llama 'cultivo puro' en Microbiología al que...

a. No presenta contaminación por hongos
b. Utiliza como nutriente sangre estéril
c. Contiene un solo tipo de microorganismo
d. Presenta microorganismos taxonómicamente clasificados

424. Sobre los linfocitos T:

a. Maduran en el Bazo
b. Los linfocitos B controlan su producción
c. No forman parte de la inmunidad celular
d. Los linfocitos T no reconocen al Ag cuando está libre, sino cuando éste viene presentado por un macrófago

425. Sobre la identificación de la especie animal a la que pertenece una muestra de carne:

a. Se realiza por métodos serológicos
b. No es aplicable a productos crudos
c. Utilizamos el método Luff-Scholl
d. Se utiliza la brucina como reactivo, ya que produce una coloración amarilla-marrón fácilmente detectable

426. Los cristales de oxalato cálcico observados en un sedimento de orina:

a. Aparecen normalmente en orina alcalinas
b. Aparecen en orinas conservadas cerca de un foco de calor, ya que el calor favorece la cristalización
c. Tienen forma de rombo
d. Aparecen en condiciones fisiológicas referidas a la ingesta excesiva de determinados alimentos

427. La prueba de la sangre oculta en heces será positiva si aparece:

a. Burbujas
b. Una línea rosada
c. Un halo azulado
d. Un punto rojo

428. La lactato-deshidrogenasa cataliza la reacción reversible de lactato a:

a. Acido láctico
b. Piruvato
c. No cataliza ninguna reacción
d. Fosfato

429. Qué inmunoglobulina atraviesa la placenta y da protección al feto:

a. IgA
b. IgG
c. IgM
d. IgE

430. En el marcador tumoral CA 125 en cuál de estos casos sus valores se encuentran aumentados:

a. En el tumor de colon
b. En el tumor de estómago
c. En el tumor benigno de ovario
d. Las tres son correctas

431. Para observar Mycobacterium tuberculosis, además de la coloración de Ziehl-Neelsen, se usa Tinción de:

a. Gram
b. Giemsa
c. Auramina
d. Fontana

432. NO suele causar discrepancia serohemática de grupo:

a. Tratamiento con inmunosupresores
b. Presencia de proteínas monoclonales en alta concentración
c. Tratamiento con anticoagulantes
d. Edad inferior a 6 meses

433. Sobre la reacción transfusional hemolítica aguda, es FALSO:

a. Es el efecto adverso más grave que se asocia a la transfusión sanguínea
b. La gravedad de la reacción no suele estar asociada al volumen de producto incompatible transfundido
c. La causa más frecuente es la incompatibilidad ABO
d. La primera actuación del tratamiento es suspender, inmediatamente, la transfusión

434. En qué etapa de la gestión de residuos actúa el personal que trabaja en centros sanitarios:

a. En la de tratamiento
b. En la de transporte
c. En la intracentro
d. En la de eliminación

435. Qué estreptococo beta hemolítico se localiza habitualmente en el tracto genitourinario y está asociado a sepsis en el neonato:

a. S. pyogenes
b. S. viridans
c. S. pneumoniae
d. S. agalactiae

436. En la tinción de auramina-rodamina, los microorganismos aparecen:

a. Rojo-naranja
b. Azul-violeta
c. Marrón-negros
d. Amarillo-verdosos brillantes

437. Conjunto de microorganismos todos iguales procedentes de una única célula:

a. Colonia
b. Cepa
c. Inóculo
d. Especie

438. Cuál es la célula de mayor tamaño en sangre periférica:

a. Linfocito
b. Neutrófilo segmentado
c. Eritroblasto
d. Monocito

439. Para diferenciar los capilares heparinizados de los no heparinizados en la determinación del hematocrito por el micrométodo observaremos la presencia de:

a. Heparina en su interior
b. Franjas azules en su extremo superior
c. Un centímetro amarillo en su punta
d. Una franja roja

440. Cuál es la relación correcta:

a. Gram '+' = color rosa
b. Gram '-' = Color violeta
c. AAR '+' (Acido Alcohol Resistente) = Color rosa
d. AAR '-' (Acido Alcohol Resistente) = Color verde

441. 'Concentración mínima inhibitoria de un antimicrobiano' es:

a. La concentración mínima del agente antimicrobiano que es capaz de inhibir el crecimiento del microorganismo
b. La concentración necesaria para eliminar el microorganismo en el organismo
c. La concentración máxima del antibiótico que es capaz de matar al microorganismo
d. La menor concentración del antimicrobiano capaz de destruir un inóculo de 105 bacterias en 1 ml de cultivo, tras 18-24 h

442. La fosfatasa ácida es un marcador asociado al:

a. Cáncer de próstata
b. Cáncer de páncreas
c. Adenocarcinoma
d. Linfoma

443. El gráfico Levy-Jennings:

a. Representa los días del mes en el eje de abscisas
b. Se utiliza para representar la curva de calibración de un equipo
c. Sólo se utiliza en las determinaciones de hemograma
d. Representa la diferencia entre el resultado de un control en un día y el valor acumulado

444. Hematíes que presentan forma de lágrima:

a. Eliptocito
b. Esferocito
c. Dacriocito

445. En general se considera que cuanto menor sea la concentración sérica de HDL-colesterol, el riesgo de padecer enfermedades coronarias:

a. Es menor
b. Es mayor
c. Es indiferente

446. Podemos sospechar la presencia de quilomicrones por:

a. La aparición de un anillo de burbujas en la muestra
b. La formación de una capa cremosa en la superficie de la muestra
c. La tonalidad rosada que se aprecia en la muestra
d. Por su determinación electromagnética

447. Dónde maduran y se diferencian los precursores de los linfocitos B en los mamíferos:

a. Timo
b. Médula ósea
c. Bazo
d. Riñón

448. El sistema de filtración de la nefrona es:

a. La cápsula de Bowman
b. El glomérulo
c. El sistema tubular
d. Ninguna de las tres

449. Respecto a la manipulación de muestras de sangre, es FALSO:

a. Debe agitarse la sangre para mezclarla con el anticoagulante
b. La sangre sin anticoagulante ha de agitarse bien
c. Las muestras coaguladas deben de dejarse reposar un poco, antes de centrifugarlas
d. Las tres son correctas

450. Isótopos reactivos con los que habitualmente se trabaja en un RIA:

a. Gamma y alfa
b. Alfa
c. Beta
d. Gamma y beta

451. Referente a la PTH intacta:

a. Es una proteína de 84 aminoácidos, que carece de extremo N-terminal, y medible únicamente mediante radioinmunoensayos
b. Es una proteína de 84 aminoácidos, que carece de extremo C-terminal, y medible solamente mediante quimioluminiscencia
c. Es una proteína de 84 aminoácidos, medible por técnicas de inmunoensayos automatizadas, y utilizada para el estudio de la función de la glándula paratiroides
d. Proteína segregada por el paratiroides e implicada en el metabolismo fosfo-cálcico

452. Antígeno propio de un individuo determinado capaz de inducir una respuesta inmune en individuos de su misma especie, pero NO en el mismo sujeto:

a. Heteroantígeno
b. Isoantígeno
c. Xenoantígeno
d. Autoantígeno

453. La mureína es el componente común de las bacterias GRAM + y GRAM -, aunque presenta algunas diferencias; la mureína está formada por el N- acetilglucosamina y N-acetilmurámico unido mediante enlace:

a. β-1,4
b. Disulfuro
c. Puentes de Hidrógeno
d. Teicoicos

454. Sobre pseudomonas es FALSO:

a. Bacilos Gram negativos inmóviles
b. Bacilos Gram negativos móviles
c. Crecen con facilidad en los medios de cultivo ordinarios
d. No fermentan la lactosa

455. Microorganismo responsable de la enfermedad de transmisión sexual 'chancro blando':

a. Neisseria gonorrhoea
b. Bordetella pertussis
c. Haemophilus ducreyi
d. Aeromonas

456. Parámetro cuya concentración presenta un ritmo circadiano y por lo tanto NO debe determinarse a cualquier hora del día:

a. Cortisol
b. TSH
c. T3
d. Ninguno de los tres

457. Temperatura y tiempo para la pasteurización de la leche

a. 72°C - 15 seg.
b. 65°C -10 min.
c. 50°C - 20 seg.
d. 141°C - 1 seg.

458. Cuando el producto de la amplificación es usado como molde para una segunda amplificación, se conoce como técnica:

a. PCR in situ
b. PCR multiplex
c. PCR anidada
d. RT-PCR

459. Agente etiológico del Chancro Blando:

a. Treponema pallidum
b. Haemophylus ducreyi
c. Gardnerella vaginalis
d. Ureaplasma urealyticum

460. Los ICA son anticuerpos...

a. contra el factor intrínseco
b. contra células de los islotes pancreáticos
c. inhibidores de células tiroideas
d. estimuladores de células tiroideas

461. En las determinaciones cuantitativas de proteínas, azúcares, calcio y fósforo en orina:

a. Se prefiere una muestra bastante fluida
b. Se recomienda una muestra de la mitad de la micción para evitar contaminación
c. Lo más adecuado es una muestra de 24 h
d. Es preferible la orina de primera hora

462. El Plasmodium vivax produce en la célula huésped una granulación discreta y roja denominada:

a. Cuerpos de Papenheinm
b. Bastones de Auer
c. Punteado de Schüffner
d. Anillos de Cabot

463. Puede resultar negativo el cultivo de LCR en una meningitis meningocócica:

a. Cuando se ha demorado la siembra del LCR tras la punción
b. Cuando se trate de pacientes tratados con antibióticos
c. Cuando se mantiene el LCR refrigerado varias horas antes de sembrarse
d. Las tres son correctas

464. Si sospechamos de la presencia de Neisserias. Qué medio selectivo usaremos para su cultivo:

a. Medio de Chapman-Manitol
b. Medio de Thayer-Martín
c. Agar Müeller-Hinton
d. Agar Mac Conkey

465. El Plasma del grupo AB se denomina 'Receptor universal' porque carecen de:

a. Antígeno A
b. Antígeno AB
c. Anticuerpos AB0
d. Antígeno B

466. Los analizadores monocanal:

a. Realizan cada vez una sola determinación
b. Poseen varios canales de determinación
c. Analizan cada vez una sola muestra
d. Ninguna es cierta

467. En la prueba del triple marcador, puede indicar Síndrome de Down:

a. Niveles elevados de AFP y estriol
b. Niveles elevados de AFP y estriol, junto a niveles bajos de HCG
c. Niveles elevados de HCG en combinación con la edad materna
d. Niveles bajos de AFP y estriol, nivel alto de HCG y edad materna

468. La técnica de reacción en cadena de la Polimerasa tiene por objetivo:

a. Encadenar entre sí diferentes fragmentos de DNA
b. Amplificar una secuencia específica de DNA
c. Eliminar determinadas secuencias del RNA
d. Facilitar la acción de enzimas de restricción

469. Una alteración de las heces hipocólicas puede aparecer por:

a. Hemorragias
b. Ingesta de verduras
c. Ausencia de bilis en el intestino
d. Melenas

470. En la anemia ferropénica, la ferritina se encuentra:

a. Muy aumentada
b. Dentro de los márgenes normales
c. Disminuida
d. Ligeramente aumentada

471. Qué factor estabiliza la formación del coágulo:

a. IX
b. VII
c. XII
d. XIII

472. En el diagnóstico y seguimiento de un infarto de miocardio, indica el parámetro que permanece elevado durante más tiempo:

a. Mioglobina
b. Troponina I
c. CK-MB
d. CK total

473. Colorante para estudio de LCR:

a. Tioglicolato
b. Giemsa
c. Azul de metileno
d. Violeta de genciana

474. Cuándo se debe identificar una muestra:

a. Cuando llega al laboratorio
b. Da lo mismo. aunque llegue sin identificar se realiza el análisis
c. En el momento de tomar la muestra, anotando la naturaleza de la misma la fecha y los datos del paciente
d. Ninguna de las respuestas es correcta

475. Principales antígenos implicados en la enfermedad autoinmune del tiroides:

a. TSH, T3 y T4
b. Tiroglobulina, peroxidasa tiroidea y receptor de la TSH
c. TSH, T3 Y T3 libre
d. TSH, T3 libre y T4 libre

476. La AFP es una glucoproteína fetal muy abundante que desaparece casi por completo, cuándo:

a. En el saco vitelino
b. A la hora del nacimiento
c. En el primer trimestre de embarazo
d. En el hígado fetal

477. Factor de la coagulación común a la vía intrínseca y la vía extrínseca:

a. X
b. XI
c. VIII
d. XII

478. El 'Refrentado de Probeta' con mortero de azufre se utiliza para realizar en la probeta resultante el ensayo de:

a. Rotura por flexotracción
b. Rotura por tracción indirecta
c. Rotura por compresión
d. Resistencia al fuego

479. El método de esterilización por calor húmedo se realiza mediante:

a. Autoclave
b. Estufa Poupinel
c. Cámara de rayos ultravioleta
d. Líquidos desinfectantes

480. Es un medio de cultivo selectivo:

a. Agar TSI
b. Caldo nitratado
c. Agua de peptona
d. Agar McConkey

481. La tinción de Sudán III es útil para identificar en heces:

a. Sangre oculta
b. Almidón
c. Grasas neutras
d. Proteínas

482. A qué parámetro NO afecta la hemólisis de una muestra:

a. Potasio
b. Bilirrubina total
c. Sodio
d. Colinesterasa

483. Qué protozoo intestinal es el responsable de la disentería amebiana:

a. Shigella
b. Entomaeba hystolitica
c. Naegleria fowlery
d. Giardia lamblia

484. La separación de la lipoproteínas en quilomicrones, lipoproteínas de muy baja densidad (VLDL), lipoproteínas de baja densidad (LDL) y lipoproteínas de alta densidad (HDL), habitualmente se consigue por:

a. electroforesis
b. ultracentrifugación
c. inmunofluorescencia directa
d. A y B son ciertos

485. Los microorganismos del género corinebacterium son:

a. Bacilos Gram- que forman tétradas
b. Bacilos Gram- que se asocian de forma irregular y se tiñen con facilidad
c. Bacilos Gram+ que se tiñen con dificultad y son pleomorfos
d. Bacilos Gram+ que se tiñen con facilidad

486. Sobre el síndrome mieloproliferativo crónico, un recuento de leucocitos muy elevado, fosfatasa alcalina granulocítica disminuida, cromosoma Ph positivo, hematocrito normal o disminuido, es típico de:

a. Leucemia mieloide crónica
b. Policitemia Vera
c. Mielofibrosis
d. Trombocitosis esencial

487. En un laboratorio de bioseguridad de nivel III:

a. Se lleva a cabo la manipulación de los patógenos exclusivamente dentro de campanas de flujo laminar
b. Las instalaciones no se encuentran aisladas del resto de los laboratorios
c. El aire es limpiado por filtros THEPA (*Therapy High Efficiency Particulate Air Filter*)
d. El material utilizado debe reciclarse

488. Qué puede diagnosticar la testosterona en mujeres:

a. Tumores de ovario
b. Tumores mamarios
c. La testosterona no se analiza en mujeres
d. Son correctas A y B

489. Cuál de estas hormonas se almacena en el lóbulo posterior de la hipófisis:

a. Tirotropina
b. Prolactina
c. Corticotropina
d. Oxitocina

490. Cifras elevadas de ADA (adenosindeaminasa) en líquidos pleurales nos sugieren un líquido de carácter:

a. Neoplásico
b. Quiloso
c. Tuberculoso
d. Paraneumónico

491. El método de Biuret se basa en:

a. La medida refractométrica del suero
b. La formación de un color azul al utilizar sales de molibdeno
c. La formación de un complejo con azul de coomassie
d. La formación de color violáceo mediante sales de cobre en medio alcalino

492. Entre los métodos físicos de esterilización está:

a. Óxido de etileno
b. Radiación ionizante
c. Formaldehído
d. Beta propiolactona

493. No está aumentada la tiroglobulina en:

a. Cirrosis biliar   b. Embarazo
c. Nefrosis   d. Hepatitis crónica activa

494. Valores normales de pCO2 en un adulto:

a. 15-25 mmHg   b. 23-35 mmHg
c. 35-45 mmHg   d. 45-55 mmHg

495. Qué temperatura deben mantener los frigoríficos que se utilizan en la conservación y almacenamiento de concentrados de hematíes:

a. -2 a +10°C   b. 5 a 10°C
c. 2 a 6°C   d. -2 a +2°C

496. La acreditación de una Unidad de Gestión Clínica (UGC) conlleva objetivos y normas a cumplir por:

a. Solo el equipo directivo de la UGC
b. Solo el director de la UGC
c. Solo el personal técnico de la UGC
d. Todo el personal de la UGC

497. Un analizador monoclonal es aquel que permite:

a. Una sola determinación cada vez
b. Una lectura en una sola longitud de onda
c. Un solo tipo de muestra
d. Ninguna de las tres

498. Sustancia que da lugar al coágulo después de consolidar el agregado plaquetario:

a. Plasmina   b. Fibrinógeno
c. Plasminógeno   d. Fibrina

499. Para la detección de un reinfarto de miocardio son más útiles las determinaciones seriadas de:

a. Troponina T cardiaca
b. Troponona I cardiaca
c. CK-MB masa
d. Mioglobina

500. NO es un bloque básico de un SIL (Sistema de Información de Laboratorio):

a. Gestión de Datos
b. Gestión económica
c. Gestión administrativa
d. Organización del trabajo

501 A	526 A	551 B	576 A
502 D	527 D	552 C	577 A
503 C	528 D	553 A	578 C
504 B	529 D	554 C	579 D
505 B	530 D	555 D	580 C
506 A	531 B	556 B	581 A
507 D	532 A	557 B	582 B
508 C	533 C	558 C	583 B
509 C	534 A	559 C	584 B
510 B	535 A	560 D	585 A
511 D	536 D	561 B	586 B
512 C	537 B	562 A	587 D
513 D	538 D	563 C	588 B
514 B	539 D	564 A	589 D
515 C	540 C	565 B	590 C
516 B	541 C	566 C	591 C
517 C	542 C	567 A	592 D
518 D	543 A	568 B	593 A
519 A	544 A	569 B	594 D
520 C	545 C	570 C	595 C
521 D	546 C	571 C	596 D
522 D	547 B	572 B	597 C
523 A	548 A	573 B	598 A
524 B	549 C	574 D	599 C
525 B	550 C	575 C	600 D

FALLOS:

501. La hemólisis intravascular se caracteriza por:

a. hemoglobinemia y hemosiderinuria
b. bilirrubinemia no conjugada y urobilinuria
c. bilirrubinemia y estercobilinógeno fecal
d. aumento de urobilinógeno en heces y orina

502. Extintor que usaremos en un fuego originado por metales:

a. B   b. C   c. A   d. D

503. Indique la correcta:

a. Las células germinales se dividen por meiosis seguida de mitosis
b. Las células somáticas se dividen por meiosis
c. En la meiosis I se reduce a la mitad el número de cromosomas
d. Ninguna de las anteriores

504. Norma UNE-EN ISO de acreditación específica de un laboratorio clínico:

a. 13001   b. 15189   c. 9001   d. 17025

505. Sobre el antígeno CA 19.9, es FALSO:

a. Se encuentra presente en varios tejidos fetales
b. Estará disminuida en hepatopatías
c. Aumenta en pancreatitis
d. Sus niveles están relacionados con la presencia de ictericia obstructiva

506. En espectrometría, la absortividad molar se expresa en:

a. L/(mol.cm)   b. M.cm
c. µmol/L.cm   d. cm.mol/L

507. Una bacteria es microaerófila si:

a. usa el oxígeno como aceptor final de electrones
b. no puede crecer en presencia de oxígeno
c. crece en condiciones aerobias o anaerobias
d. crece bien en atmósferas con menor concentración de oxígeno

508. Qué prueba NO se puede realizar en líquido pleural recogido en tubo de EDTA:

a. LDH   b. Colesterol
c. Amilasa   d. Glucosa

509. Qué equipo se usa para la detección de enfermedades metabólicas en screening neonatal:

a. Secuenciador
b. Autoanalizador colorimétrico
c. Espectrofotómetro de masas en tándem
d. Espectrofotómetro de absorción atómica

510. En cuál NO interviene la picadura de garrapata:

a. Enfermedad de Lyme
b. Tifus exantemático
c. Fiebre botonosa mediterránea
d. Fiebre de las Montañas Rocosas

511. NO es una de las principales funciones de los anticuerpos:

a. Neutralización de microorganismos y toxinas
b. Opsonización y fagocitosis de microorganismos
c. Activación del complemento
d. Activación de la cascada de coagulación

512. En una fórmula leucocitaria realizada mediante método manual:

a. Los valores normales son independientes de la edad
b. Se incluyen cuatro poblaciones linfocitarias
c. La tinción preferible es May-Grunwald-Giemsa
d. Ninguna de las tres

513. La recogida de residuos dentro del Centro Sanitario debe atenerse a criterios de:

a. Asepsia, inocuidad, economía y orden
b. Almacenamiento, transporte, asepsia e inocuidad
c. Transporte, asepsia, inocuidad y economía
d. Segregación, asepsia, inocuidad y economía

514. Una Prueba de Rumpel-Leede positiva es compatible con:

a. Hemofilia
b. Enfermedad de Rendu Osler Weber
c. Enfermedad asociada a CID (coagulación intravascular diseminada)
d. Hiperfibrinólisis

515. Cantidad determinada de un producto fabricado o producido en condiciones que se suponen uniformes:

a. Submuestra   b. Remesa   c. Lote

516. Después de un accidente de trabajo por pinchazo accidental, con cuál de estos virus tendremos más probabilidades de contagio:

a. Virus hepatitis A   b. Virus Hepatitis B
c. Virus VIH   d. Virus hepatitis C

517. Para el estudio de cromosomas mediante técnicas de citogenética convencional se requiere la presencia de células en división. En qué fase los cromosomas pueden ser identificados individualmente al microscopio:

a. Anafase   b. Telofase
c. Metafase   d. Prefase

518. Para diferenciar una anemia ferropénica de una anemia de los procesos crónicos, es útil realizar en el aspirado medular:

a. Tinción de la mieloperoxidasa
b. Tinción del Negro Sudán
c. Tinción del azul de toluidina
d. Tinción de Perls

519. Las transaminasas:

a. Presentan como cofactor el piridoxal fosfato
b. No necesita cofactor
c. Presentan como cofactor el calcio
d. Presentan como cofactor el Mg (magnesio)

520. Dentro del grupo linfoide, son 'linfocitos helper' o colaboradores:

a. Linfocitos B
b. Linfocitos T8
c. Linfocitos T4
d. Células NK

521. Qué fármaco se elimina mediante metabolismo hepático:

a. Digoxina
b. Plomo
c. Litio
d. Teofilina

522. Qué anticoagulante presenta el tubo de suero:

a. Heparina sódica
b. Citrato sódico
c. EDTA
d. Ninguno

523. La proteína S 100, cuyo nombre deriva de ser soluble en sulfato amónico, es útil cómo marcador tumoral en:

a. seguimiento del tumor de piel melanoma maligno
b. tumores de páncreas
c. tumores de hígado
d. en ninguno de los tumores anteriores

524. Para controlar portadores de SARM hospitalizados:

a. Se solicitan hemocultivos cada 2 días
b. Se les pone en aislamiento de contacto
c. Se les pone en aislamiento respiratorio
d. Se solicitan cultivos de orina diarios hasta el tercer cultivo negativo

525. Cuál de estas patologías NO requiere declaración urgente con datos epidemiológicos básicos:

a. Rabia
b. Tétanos
c. Cólera
d. Poliomielitis

526. Qué células son las principales responsables del rechazo de órganos en trasplantes:

a. Linfocitos T
b. Linfocitos B
c. Células Plasmáticas
d. IgG

527. Qué droga es un depresor del Sistema Nervioso Central (SNC):

a. Morfina
b. Marihuana
c. Mescalina
d. Alcohol etílico

528. En el estudio microbiológico del líquido pleural NO está indicado:

a. Tinción de Gram y cultivo aerobio
b. Cultivo para micobacterias
c. Estudio de enterobacterias y anaerobios de tubo digestivo
d. Están indicadas todas

529. Las proteínas presentan diferentes solubilidades en disolución. De qué depende esta solubilidad:

a. PH
b. Fuerza iónica
c. Temperatura
d. De las tres

530. En relación al líquido sinovial:

a. Se extrae por punción lumbar
b. Se extrae mediante artrocentesis
c. Debe obtenerse mediante jeringuilla con heparina de sodio y distribuirse en tubos estériles con o sin anticoagulante para realizar los diferentes estudios
d. Son correctas B y C

531. Un plásmido es:

a. Un órgano que permite el movimiento bacteriano por reptación
b. Un elemento genético extracromosómico
c. El resultado de la invaginación de la membrana citoplasmática
d. Es material de reserva de carbono

532. En un proceso de cromatografía de gases, es FALSO:

a. El gas portador interviene en el proceso de separación
b. A menor tamaño de partícula de relleno mayor eficiencia
c. A mayor diámetro de columna menor eficiencia

533. Sobre los riesgos biológicos, qué recomendación es FALSA:

a. Lavarse las manos siempre que se cambien los guantes
b. Desechar de forma adecuada todo el material cortante
c. Utilizar etiquetas de alarma en las muestras de los pacientes
d. Minimizar los goteos y las salpicaduras

534. La prueba de Coombs determina:

a. Presencia de anticuerpos anti-Rh
b. Cariotipo fetal
c. Hipoxia fetal
d. Alteraciones inmunológicas

535. Los inmunoensayos por precipitación se basan en la insolubilidad del complejo ag-ac. Cuál de estos ensayos es cuantitativo:

a. Inmunodifusión radial
b. Inmunoelectroforesis
c. Inmunofijación
d. Contrainmunoelectroforesis

536. Cuál de estas moléculas NO interviene en el complejo proceso de retroalimentación de la PTH

a. Calcio/fósforo
b. Magnesio
c. Osteoprotegerina
d. Calcitonina

537. Generalmente, en un paciente que se sospecha síndrome de Sjögren, cuál de estos anticuerpos será más determinante en el diagnóstico:

a. Anti- Sm
b. Anti- SS-B/LA
c. Anti-centrómeros
d. Anti-Jo-1

538. Cuántas horas pueden pasar desde la extracción de sangre hasta la realización de un recuento de hematíes manteniendo la sangre a 4°C utilizando EDTA como anticoagulante:

a. 2
b. 5
c. 48
d. 24

539. Dentro de la creatin kinasa (CK) existen tres isoenzimas MM, MB y BB. Esta última es característica de:

a. Músculo
b. Hígado
c. Tejido cardiaco
d. Cerebro

540. Fase de la mitosis en la que se pueden identificar y diferenciar, mediante tinción, los cromosomas:

a. Profase
b. Telofase
c. Metafase
d. Anafase

541. En la anemia ferropénica la tasa de trasferrina está:

a. Disminuida
b. En los valores normales
c. Aumentada
d. Variable

542. En la enfermedad de Wilson, además de pruebas genéticas, entre otras, se solicita:

a. Saturación de transferrina, hierro y ferritina
b. Determinación de la mutación HFE
c. Cobre en orina de 24 horas y ceruloplasmina sérica
d. Anticuerpos anti-LKM

543. En cuanto a la serie megacariocítica-plaquetar:

a. Está formada por un conjunto de células, que originadas en la médula ósea a partir de una célula progenitora común con el resto de las células mieloides (CFU-GEMM), da origen a las plaquetas de sangre periférica
b. Se distinguen tres estadios evolutivos
c. El megacarioblasto es el elemento más maduro
d. El más inmaduro es el megacariocito liberador de plaquetas

544. Relación entre la longitud del brazo corto y la longitud total del cromosoma metafásico:

a. Índice centromérico
b. Índice genético
c. Formula cromosómica
d. Acrocéntrico

545. Para cuantificar el tiempo de respuesta se pueden usar estos parámetros estadísticos, EXCEPTO:

a. Percentiles (generalmente 90 ó 95)
b. Proporción de resultados entregados en un tiempo inferior al marcado
c. Desviación típica
d. Mediana

546. El gametocito de forma elíptica, semilunar o 'de banana' es típico de la infección por

a. Babesia
b. Plasmodium ovale
c. Plasmodium falciparum
d. Tripanosoma

547. En cuál de estas anomalías cromosómicas estructurales se produce un intercambio de material genético entre dos fragmentos de dos cromosomas no homólogos:

a. Duplicación
b. Translocación
c. Deleción
d. Inversión

548. Sobre Streptococcus pyogenes, es FALSO:

a. Coco Gram negativo
b. Beta-hemolítico
c. Catalasa negativo
d. Puede producir diferentes toxinas

549. Sobre las enzimas, es FALSO:

a. Son catalizadores con alta especificidad por su sustrato
b. Como catalizadores están presentes en cantidad mínima y pueden saturarse
c. La mayoría de las enzimas se encuentran en concentraciones plasmática superiores a las concentraciones del interior de las células
d. Muchas enzimas tienen isoformas, formas estructuralmente diferentes que catalizan la misma reacción

550. La farmacocinética estudia:

a. Todo lo relacionado con el origen de los fármacos naturales
b. Las acciones y los efectos de los fármacos
c. Los procesos y factores que determinan la cantidad de fármaco presente en el sitio en que debe ejercer su efecto biológico en cada momento, a partir de su administración
d. Ninguna de las tres

551. Variantes que definen las clases y subclases de un anticuerpo y están presentes en todos los individuos de la misma especie:

a. Alotipo
b. Isotipo
c. Idiotipo
d. Genotipo

552. En la separación electroforética de proteínas se utiliza un tampón de barbital cuyo pH es:

a. 5.7
b. 6.6
c. 8.6
d. 10.4

553. 'Carga viral de VIH' es:

a. Cuantificación de RNA en plasma en paciente infectados por VIH
b. Cuantificación de ADN en suero en pacientes con VIH
c. Cuantificación de RNA en suero en pacientes con VIH
d. Ninguna de las tres

554. En la clasificación de barreras higiénicas empleadas en la lucha de las infecciones hospitalarias NO pertenecen a las barreras 'químicas':

a. Antisépticos
b. Antibióticos
c. Vacunaciones
d. Desinfectantes

555. El NT-proBNP (péptido natriurético) se utiliza en el diagnóstico de:

a. Anemia
b. Proteinuria
c. Glucosuria
d. Insuficiencia cardiaca

556. Anemias que cursan con un trastorno en el uso del hierro, por parte de los eritrocitos:

a. Anemias hemolíticas
b. Anemias sideroblásticas
c. Anemias megaloblásticas
d. Anemias perniciosas

557. Qué parámetro es necesario para realizar el control de la terapia con anticoagulantes orales (ACO):

a. El tiempo de Trombina
b. El Tiempo de Protrombina
c. El Tiempo de Reptilase
d. El fibrinógeno

558. Cuál de estas alteraciones cromosómicas NO es numérica:

a. Monoploidía
b. Monosomía del par 18
c. Síndrome del maullido de gato
d. Síndrome XYY

559. En acidosis respiratorio

a. PCO2 disminuye
b. PH aumenta
c. Hay hipoventilación alveolar
d. Ninguna de las tres

560. El recuento celular del LCR:

a. Se realiza en el cuadrado central
b. Se realiza en un porcentaje del total
c. Se realiza sobre las líneas externas
d. Deben contar todas las células porque su cantidad es muy pequeña

561. Qué factor es la trombina:

a. IXa
b. IIa
c. VIIa
d. XIIIa

562. Proceso mediante el que una célula eucariota separa los cromosomas en su núcleo dando como resultado dos juegos idénticos:

a. Mitosis
b. Meiosis
c. Micosis
d. Motosis

563. Movimiento de sustancias del lumen de la nefrona a los capilares renales o intersticio:

a. Excreción
b. Filtración
c. Reabsorción
d. Secreción

564. La muestra más adecuada para el cultivo de linfocitos es sangre periférica anticoagulada con:

a. Heparina
b. EDTA
c. Citrato
d. Fluoruro de Bario

565. En cuanto a la Leptospirosis, señale la INCORRECTA:

a. El desarrollo de la enfermedad es bifásico
b. La incubación de los medios debe realizarse a 37° C
c. La acidez de la orina daña al microorganismo
d. Está causado por espiroquetas

566. La esteatorrea es la presencia anormal en heces de:

a. Hidratos de carbono
b. Proteínas
c. Grasa
d. Creatinina

567. Para el control de pacientes diabéticos se emplea:

a. Hemoglobina Glicada
b. Test de tolerancia oral a la glucosa
c. Test de O'Sullivan
d. Los tres

568. Al usar la centrífuga se deben tener en cuenta una serie de factores:

a. Temperatura, velocidad, limpieza:
b. Uso de tubos resistentes, equilibrado, tapado de los tubos, limpieza
c. Verificación de la estabilidad y uniformidad de la temperatura
d. Verificación de las características técnicas

569. Respecto a la asepsia, señale la INCORRECTA:

a. Es un conjunto de medidas y técnicas para impedir la contaminación
b. Son las acciones que se realizan para conseguir la sepsis en el empleo del material estéril
c. Es un método empleado frente a la contaminación
d. Sirve para evitar la proliferación de los microorganismos

570. Antes de realizar una tinción de Gram en LCR, las muestras deben ser

a. Filtradas
b. Calentadas a 37°C
c. Centrifugadas
d. Mezcladas

571. El sistema ABO fue descubierto por:

a. Mendel
b. Kocher
c. Landsteiner
d. Fisher

572. Proceso por el que el ADN libre se inserta en una célula receptora competente:

a. Conjugación
b. Transformación
c. Transducción
d. Recombinación

573. Los siguientes parámetros del equilibrio ácido-base se miden directamente con electrodos EXCEPTO:

a. pH
b. Bicarbonato
c. pCO2
d. pO2

574. Una disminución severa de la antitrombina III puede dar lugar a:

a. Infecciones
b. Hemorragias
c. Alargamiento del tiempo de trombina
d. Trombosis venosas

575. Respecto a la electroforesis capilar, es FALSO:

a. Se aplica para la separación de proteínas en fluidos biológicos
b. Utiliza un menor volumen de muestra
c. Se realiza en capilares de más de 100 micrómetros
d. Mejor eficiencia de la separación

576. Los anticuerpos lúpicos pueden detectarse principalmente con:

a. TTPA (Tiempo de Tromboplastina Parcial activada)
b. TP (Tiempo de protrombina)
c. TT (Tiempo de Trombina)
d. TR (Tiempo de Reptilasa)

577. En cuál de las siguientes hepato-patías encontramos los valores más elevados de la Inmunoglobulina G:

a. Hepatitis crónica autoinmune
b. Hepatitis crónica alcohólica
c. Cirrosis biliar primaria
d. Hepatitis crónica por el virus de la hepatitis B

578. Cuál es FALSA

a. Los residuos químicos deben ser considerados como tóxicos y peligrosos
b. Los residuos radiactivos son gestionados por ENRESA
c. Las aguas residuales procedentes de los centros hospitalarios son recogidas en una red independiente
d. Los residuos generales son los que no tienen ningún tipo de contaminación específica

579. Las centrifugas están constituidas por:

a. Rotor o cabezal
b. Eje de centrifuga
c. Motor y accesorios
d. Todas son elementos de una centrifuga

580. Qué es FALSO en cuanto al fundamento del microscopio electrónico:

a. Consta fundamentalmente de un tubo de rayos catódicos
b. Los electrones son emitidos por un filamento de wolframio (cátodo)
c. Hay dos tipos de microscopio electrónico: el confocal y el de barrido
d. Los electrones no impresionan la retina, por lo que deben recogerse en una pantalla fluorescente

581. Un medio usado en la identificación de microorganismos causantes de infección urinaria es:

a. Medio de Cistina Lactosa Electrolito deficiente
b. Medio de Citrato Lactosa Electrolito deficiente
c. Medio de Citrato Lisina Electrolito deficiente
d. Medio de Cistina Lisina Electrolito deficiente

582. Las enzimas que catalizan la unión de dos moléculas utilizando la energía que proviene del ATP, son:

a. Isomerasas
b. Ligasas
c. Hidrolasas
d. Oxidoreductasas

583. Qué medio de cultivo es el idóneo para el estudio de las micobacterias:

a. Thayer Martin
b. Lowenstein
c. Chapman
d. CLED (Cistina Lactosa Electrolito Deficiente)

584. Factor que influye en el poder de resolución de un microscopio:

a. Profundidad de campo
b. Longitud de onda
c. Aumento
d. Área de campo visual

585. En la lectura de un medio de KLI-GLER se obtuvo lo siguiente: -/+/G/+. Esto significa que se ha aislado una bacteria que...

a. ...no fermenta la lactosa, fermenta la glucosa, produce gas y SH2
b. ...no fermenta la glucosa, fermenta la lactosa, produce gas y SH2
c. ...no utiliza ni glucosa ni lactosa, produce gas y SH2
d. ...fermenta la lactosa y la glucosa, produce gas y no produce SH2

586. Cuál de estos cultivos se utiliza para la siembra de hongos:

a. Mac Conkey
b. Sabouraud
c. Cleb
d. Agar chocolate

587. Técnica mediante la que la especificidad de la unión Ag-Ac se utiliza para obtener Anticuerpo y Antígenos puros:

a. Radioinmunoensayo
b. Técnica de fluorescencia
c. Técnica de precipitación
d. Cromatografía de afinidad

588. NO fermenta la glucosa:

a. Shigella
b. Acinetobacter
c. Salmonella
d. Yersinia

589. Las mutaciones pueden ser

a. Mutaciones genómicas
b. Mutaciones cromosómicas
c. Mutaciones génicas
d. Las tres son correctas

590. El procesamiento de la muestra es:

a. Es el período comprendido entre la recogida de la muestra y la llegada al laboratorio, incluyendo sus actividades
b. Las actividades llevadas a cabo desde la información dada al paciente para la recogida de la muestra y su entrega en el laboratorio
c. Las actividades llevadas a cabo en el período comprendido entre su obtención y su análisis real
d. Son correctas B y C

591. Prioridad en el procesamiento de las muestras:

a. Urgentes / personas hospitalizadas / procedimientos de consultas externas y atención primaria / de pacientes recién ingresados
b. Urgentes / pacientes recién ingresados / procedimientos de consultas externas y atención primaria / personas hospitalizadas
c. Urgentes / pacientes recién ingresados / personas hospitalizadas / procedimientos de consultas externas y atención primaria
d. Pacientes recién ingresados / urgentes / personas hospitalizadas / procedimientos de consultas externas y atención primaria

592. Cuál de estos parámetros es afectado por interferencias analíticas ante la presencia de suero lipémico:

a. Creatinkinasa
b. Potasio
c. Urea
d. Calcio

593. La nefelometría mide:

a. La luz dispersada
b. La luz transmitida
c. La disminución de la luz transmitida
d. La disminución de la luz dispersada

594. Cuál de estos cilindros suelen encontrarse en pacientes que tienen alteraciones renales:

a. Cilindros de células epiteliales tubulares/cilindros céreos
b. Cilindros leucocitarios
c. Cilindros hialinos
d. Son correctas A y B

595. Índices eritrocitarios que ayudan en el diagnóstico de las anemias:

a. Hemoglobina, hematocrito, número de hematíes
b. Hemoglobina, Hematocrito, Metabolismo del hierro
c. VCM, HCM, CHCM
d. VHCM, hemoglobina, hematocrito

596. Cuál de estas es una enterobacteria oportunista:

a. Salmonella
b. Shigella
c. Yersinia Pestis
d. Serratia

597. Función fisiológica de la hormona paratiroidea:

a. Regular la presión sanguínea
b. Estimular el metabolismo basal
c. Regular el metabolismo fosfocálcico
d. Estimular el consumo de glucosa

598. El empleo de EPI´s como medida de protección en el manejo de agentes químicos:

a. Se tomará como última medida
b. Es una medida prioritaria al empleo de métodos que actúan sobre el foco o el medio
c. Se adoptará independientemente del valor de su concentración

599. Si el grupo sanguíneo del padre es A y el de la madre B, el grupo del hijo será:

a. AB
b. A
c. A, B, AB ó O
d. B

600. En la toma de muestra de exudado nasal es recomendable:

a. En caso de ausencia de secreción humedecer la punta del hisopo en solución salina estéril, introducirlo hasta la base de las fosas nasales y rotar
b. Retirar el hisopo con cuidado de la fosa nasal evitando que se contamine
c. Que el paciente no esté en tratamiento con antibióticos, antialérgicos o antiinflamatorios
d. Las tres cosas

601 **B**	626 **B**	651 **C**	676 **B**
602 **B**	627 **C**	652 **C**	677 **B**
603 **C**	628 **C**	653 **C**	678 **B**
604 **B**	629 **A**	654 **B**	679 **A**
605 **D**	630 **C**	655 **B**	680 **B**
606 **A**	631 **C**	656 **B**	681 **D**
607 **B**	632 **B**	657 **D**	682 **D**
608 **B**	633 **B**	658 **B**	683 **C**
609 **C**	634 **A**	659 **C**	684 **D**
610 **C**	635 **D**	660 **A**	685 **C**
611 **D**	636 **C**	661 **C**	686 **B**
612 **B**	637 **B**	662 **D**	687 **B**
613 **D**	638 **D**	663 **A**	688 **D**
614 **A**	639 **A**	664 **B**	689 **C**
615 **C**	640 **C**	665 **C**	690 **A**
616 **C**	641 **C**	666 **D**	691 **D**
617 **D**	642 **C**	667 **D**	692 **C**
618 **C**	643 **D**	668 **D**	693 **C**
619 **D**	644 **A**	669 **A**	694 **B**
620 **D**	645 **C**	670 **B**	695 **A**
621 **C**	646 **B**	671 **A**	696 **A**
622 **C**	647 **A**	672 **A**	697 **C**
623 **D**	648 **D**	673 **D**	698 **D**
624 **A**	649 **C**	674 **B**	699 **B**
625 **B**	650 **D**	675 **B**	700 **D**

FALLOS:

601. Marcador más específico de la fase aguda de la Hepatitis B:

a. HBs Ag
b. Anti-HBc IgM
c. Anti- HBs
d. HBe Ag

602. Sobre las medidas utilizadas en el laboratorio para evitar la infección del personal sanitario por virus transmitidos por sangre, es FALSO:

a. Utilizar guantes al realizar extracciones
b. Re-encapuchar las agujas una vez utilizadas
c. Evitar contacto de zonas de piel con abrasiones con muestras potencialmente contaminadas
d. Utilizar gafas adecuadas si en la manipulación de muestras se pueden generar aerosoles

603. Entre los distintos tipos de recogida de muestras biológicas, la de exudados se puede realizar por medio de la vía:

a. Venosa
b. Capilar
c. Vaginal
d. Arterial

604. Para extraer el ácido nucleico (purificación de ácidos nucleicos), hay que seguir este orden:

a. 1º desproteinizar, 2º lisar la célula y 3º comprobar la efectividad de la desproteinización
b. 1º lisar la célula, 2º desproteinizar y 3º comprobar la efectividad de la desproteinización
c. 1º desproteinizar, 2º comprobar la efectividad de la desproteinización y lisar la célula
d. El orden es indistinto

605. El síndrome de Turner:

a. Es una trisomía
b. Los pacientes tienen fenotipo femenino y son de pequeña estatura
c. Su fórmula genómica es: 2 n – 1
d. Son ciertas B y C

606. Como marcadores inmunológicos de los linfocitos se suelen usar:

a. CD19 para los linfocitos B y CD3 para los T
b. CD17 para los linfocitos B y CD5 para los T
c. CD24 para los linfocitos B y CD9 para los T
d. CD9 para los linfocitos B y CD24 para los T

607. La segregan las plaquetas al producirse su agregación:

a. Renina
b. Serotonina
c. Insulina
d. Globulina

608. La forma más sencilla de registrar los datos de un control de calidad (qc) es a través de gráficos. Entre los NO utilizados está:

a. Levy-Jennings
b. Bayes
c. Youden
d. CuSum

609. De las siguientes alteraciones biológicas causantes de un estado de trombofilia o hipercoagulabilidad cuál es las más frecuente en la población occidental:

a. Deficiencia en antitrombina III
b. Presencia de anticoagulante lúpico
c. Resistencia a la proteína C activada (Factor V de Leiden)
d. Deficiencia en proteína S

610. La ácido-alcohol resistencia se utiliza para ayuda a la identificación de:

a. Bacterias fermentadoras
b. Bacterias esporuladas
c. Organismos que poseen ácidos micólicos
d. Levaduras

611. Qué alteraciones provoca la CID (Coagulación Intravascular Diseminada) en los hematíes:

a. Anisocitosis
b. Drepanocitosis
c. Estomatocitosis
d. Esquistocitosis

612. Un anión gap bajo puede ser causado por:

a. Aumento de proteínas plasmáticas
b. Hiponatremia
c. Disminución de los cationes no medidos
d. Todas las anteriores son falsas

613. Cuál de estas opciones NO es un perfil del Marco técnico IHE (Integrating the Healthcare Enterprise) de laboratorio

a. Flujo de Trabajo Programado (LSWF)
b. Automatización de Dispositivos de Laboratorio (LDA)
c. Reconciliación de Información de Laboratorio (LIR)
d. Sistema Host (TLR)

614. Sobre la interacción agente-huésped:

a. La simbiosis es la asociación que presenta beneficios tanto para el agente como para el huésped
b. El comensalismo se produce cuando la asociación es perjudicial para el huésped
c. El parasitismo se produce cuando la asociación es perjudicial tanto para el agente como para el huésped
d. La simbiosis es la asociación que presenta perjuicios tanto para el agente como para el huésped

615. Hematíes más delgados de lo normal, con un reborde hemoglobínico y zona central donde aparece una mancha oscura:

a. Esquistocitos
b. Acantocitos
c. Células en diana
d. Esferocitos

616. Obtenemos un resultado de glucosa en orina con una alarma de absorbancia; en el manual de la técnica nos indican que realicemos una dilución 1/20. Cómo:

a. Con 19 volúmenes de orina más 1 volumen de agua destilada
b. Con volúmenes iguales de orina y agua destilada
c. Con 1 volumen de orina más 19 volúmenes de agua destilada
d. Con 1 volumen de orina y 20 volúmenes de agua destilada

617. El aspecto amarillento de un semen después de la licuefacción, qué indica:

a. Presencia de hematíes
b. Consumo previo de colorantes alimentarios
c. Baja concentración de espermatozoides
d. Ictericia

618. Cuál de estos cestodos puede ocasionar anemia megaloblástica:

a. Taenia saginata
b. Hymenolepis nana
c. Diphyllobothrium latum
d. Taenia solium

619. En la muestra para medir proteínas en orina:

a. una muestra de orina es estable durante 7 días entre dos y ocho grados (2-8 grados C)
b. si se precisa congelar, la temperatura debe ser menor o igual a menos 70 grados C (≤ -70 grados C)
c. se debe añadir conservantes a la orina
d. Son ciertas A y B

620. El método de evaluación de la calidad de la asistencia sanitaria, incluye los siguientes apartados en su modelo:

a. Estructura + Proceso + Cliente
b. Estructura + Cliente + Satisfacción
c. Proceso + Cliente + Satisfacción
d. Estructura + Proceso + Resultado

621. Parámetro sanguíneo más específico de los enfermos con cirrosis biliar primaria:

a. Hipercolesterolemía
b. Aumento de los niveles de IgM
c. Anticuerpos antimitocondriales positivos
d. Hiperceruloplasminemia

622. La relación entre el colesterol total y colesterol HDL es un marcador importante de riesgo:

a. Hepático
b. Hematológico
c. Cardiovascular
d. Renal

623. De los siguientes componentes presentes en los medios de cultivos celulares para estudios citogenéticos Cuál es un agente mitógeno:

a. Solución salina
b. Suero bovino
c. L-glutamina
d. Fitohematoglutinina

624. En términos estadísticos el grado de dispersión de un conjunto de datos respecto a un valor medio es la:

a. Desviación típica o standard (S o DS)
b. Media aritmética (x)
c. Moda
d. Ninguna de ellas

625. Síntoma NO característico de una septicemia:

a. Escalofríos
b. Reacción anafiláctica
c. Existencia de enfermedades subyacentes agudas
d. Pirexia >38ºC

626. En la electroforesis tipo Southern se separan fragmentos de:

a. ARN
b. ADN
c. Sondas
d. Virus

627. El cromosoma Filadelfia se presenta habitualmente en:

a. Linfoma no Hodgkianos
b. Leucemia linfoide crónica
c. Leucemia mieloide crónica
d. Tricoleucemia

628. En relación a tinciones qué asociación es INCORRECTA:

a. Tinción de Ziehl-Neelsen-Bacilos ácido-alcohol resistentes
b. Tinta china-Cryptococus
c. Rodamina-Auramina-Clostridium
d. Giemsa-Wright- Plamodiumsp

629. Se recomienda el uso de cabinas de seguridad biológica (tipos I ó II)...

a. cuando el procedimiento y manipulación del material pueda generar aerosoles
b. cuando las muestras que se manipulen sean desagradables o huelan mal
c. cuando se trabajen con objetos agudos como agujas, hojas de bisturí, etc
d. cuando sea una mujer embarazada la que esté realizando el procedimiento o manipulación de la muestra

630. Cuál de estas enzimas es un marcador de obstrucción hepática:

a. ASAT
b. GOT
c. ALP
d. Fosfatasa ácida

631. En las pruebas antimicrobianas de difusión, el halo de inhibición:

a. Es directamente proporcional al CMI
b. No se corresponde con el CMI
c. Es inversamente proporcional al CMI
d. Es inversamente proporcional al CMB

632. Es una hormona esteroidea:

a. TSH
b. Progesterona
c. Vasopresina
d. Hormona de crecimiento

633. El cribado de aneuploidias en el primer trimestre del embarazo incluye las siguientes pruebas bioquímicas:

a. Beta-HCG y Estradiol
b. Proteína A asociada al embarazo (PAPP-A) y Beta-HCG libre
c. Beta-HCG libre y estradiol
d. Beta-HCG total y alfafetoproteína

634. Cuál de estos mecanismos de transmisión es 'directo':

a. Transmisión aérea
b. Alimentos
c. Baños (leptopirosis)
d. Artrópodos

635. En relación a la variabilidad biológica de una magnitud bioquímica, es FALSO:

a. Representa el cambio en mediciones sucesivas de una magnitud en ausencia de cambios clínicos
b. La variabilidad analítica debe estar siempre por debajo de la variabilidad biológica
c. Es importante para poder establecer la significación clínica del cambio entre dos determinaciones sucesivas de una magnitud bioquímica
d. Se debe exclusivamente a factores de variación intraindividuales

636. Los microorganismos pueden desarrollar resistencia a la acción antibacteriana de los aminoglucósidos a través de varios mecanismos distintos, como por ejemplo:

a. Disminución de la expulsión del antibiótico del interior de la célula
b. Aumento de la captación por la célula bacteriana
c. Modificación enzimática del antibiótico
d. Las tres son correctas

637. Isoenzima que predomina en el músculo esquelético:

a. CK-MB
b. CK-MM
c. CK-BB
d. CK-MM3

638. Para realizar un recuento de reticulocitos con el microscopio teñiremos la muestra con azul de cresil brillante que se fijará:

a. A la membrana del hematíe
b. Al núcleo del reticulocito
c. Al citoplasma del reticulocito
d. A los restos de RNA del reticulocito

639. Qué se necesita para calcular la Concentración de la Hemoglobina Corpuscular Media (CHCM):

a. La Hb y el HCT
b. La Hb y el RBC
c. El HCT y el RBC
d. La Hb y el VCM

640. En los lactantes la punción cutánea para extracción de sangre capilar se suele realizar en:

a. Lóbulo auricular
b. Parte anterior de la tibia
c. Partes exteriores del talón
d. En lactantes está contraindicada la punción capilar por riesgo de lesiones

641. La mayoría de casos de mononucleosis infecciosa es producida por:

a. Citomegalovirus
b. Adenovirus
c. Virus de Epstein-Barr
d. Parvovirus

642. El método diagnóstico de mayor sensibilidad frente a las micosis es el aislamiento del hongo en un cultivo en atmósfera...

a. ...aeróbica incubado durante 24 - 48 horas
b. ...anaeróbica incubado durante 24 - 48 horas
c. ...aeróbica incubado durante dos semanas
d. ...anaeróbica incubado durante 2 semanas

643. Indique la correcta:

a. En clínica sólo tiene importancia el aumento de los niveles de troponinas
b. El Pro- BNP puede servir como marcador de sobrecarga de cavidades cardíacas y en la práctica diaria para el diagnóstico diferencial de la disnea de origen cardíaco frente a la disnea de origen respiratorio
c. La Troponina I es algo menos específica de la lesión miocárdica que la Troponina T
d. Son correctas A y B

644. Una vez realizada la tinción de Gram, las bacterias gramnegativas se tiñen de color:

a. Rosado rojizo   b. Verde
c. Violeta   d. Negro

645. Qué es un cariotipo:

a. Es el cromosoma X
b. Es lo mismo que un nucleosoma
c. Es la constitución cromosómica de un individuo
d. Es la región más estrecha de un cromosoma

646. En el test enzimático para la determinación de la ALT, la velocidad de oxidación de NADH es directamente proporcional a su actividad catalítica y se determina midiendo:

a. Un aumento de la absorbancia
b. Una disminución de la absorbancia
c. Una disminución de la transmitancia
d. Se cuantifica por técnicas de turbidimetría

647. Un equivalente es:

a. La masa de una sustancia que sustituye o reacciona con un mol de iones hidrógeno (H+) en una reacción ácido-base
b. La masa de una sustancia que sustituye o reacciona con un gramo de protones en una reacción redox
c. Ninguna de las dos

648. Qué pruebas seleccionamos para la monitorización de un paciente que recibe trombolíticos y está anticoagulado con heparina:

a. TT (Tiempo de trombina)
b. Tiempo de reptilase
c. TP (Tiempo de protrombina)
d. TT y Tiempo de reptilase

649. Hallazgos observados en el sedimento urinario:

a. los cristales de ácido úrico son típicos de orinas alcalinas
b. los cristales de fosfato de calcio tienen forma hexagonal
c. las células del epitelio de transición tienen forma variada (piriformes, redondeadas y, en raqueta)
d. ninguno es cierto

650. Las soluciones que contienen una elevada concentración de hidrogeniones son:

a. Ácidas y su pH es mayor de 7
b. Básicas y su pH es inferior a 7
c. Básicas y su pH es superior a 7
d. Ácidas y su pH es inferior a 7

651. Sobre la hormona adrenocorticotrópica (ACTH):

a. Se secreta en respuesta a los niveles de calcio
b. Se sintetiza en el hipotálamo
c. Regula la síntesis de cortisol
d. Disminuye el riego sanguíneo adrenal

652. En la enfermedad de Addison hay una disminución de secreción de:

a. ACTH   b. GH   c. Cortisol   d. TSH

653. Cuál de estos datos es sugestivo de anemia hemolítica:

a. Aumento de haptoglobina
b. Disminución de LDH
c. Aumento de bilirrubina indirecta
d. Disminución de reticulocitos

654. Cuál de estas proteínas séricas existe siempre en el organismo:

a. Albúmina   b. Alfa2-macroglobulina
c. Fibrinógeno   d. Beta-lipoproteína

655. Un antiséptico es una sustancia química de aplicación...

a. sobre objetos inertes que destruye o inhibe los microorganismos patógenos
b. sobre tejidos que destruye o inhibe los microorganismos patógenos sin afectar a los tejidos
c. Tópica, que no destruye o inhibe los microorganismos patógenos sin afectar a los tejidos
d. Ninguna de las tres

656. En la tinción ácido alcohol resistente (AAR) los microorganismos que NO son AAR quedarán teñidas de:

a. Rojo   b. Azul   c. Violeta   d. No se tiñen

657. En relación con la recogida de una muestra de semen para un estudio de fertilidad, señala la INCORRECTA:

a. Abstinencia sexual mínima de 48 h y máxima de 7 días
b. Muestra recogida por masturbación
c. La muestra debe incluir todo el eyaculado
d. Debe transportarse en frío

658. Para la determinación de gases en sangre, la muestra de elección será:

a. Sangre venosa   b. Sangre arterial
c. Sangre capilar   d. Es indiferente

659. Generalmente, en muestras hemolizadas, qué haremos si nos solicitan la determinación de LDH:

a. Determinar solo sus isoenzimas
b. Añadir glutatión al suero
c. Pedir nueva muestra
d. Realizar la determinación a 37°C

660. El Pneumocystis carinii provoca:

a. Neumonía en inmunodeprimidos
b. Vaginitis
c. Esplenomegalia
d. Diarrea

661. Principal utilidad de la hemoglobina glicosilada:

a. El aumento de hematíes
b. La disminución de hematíes
c. Contribuye a monitorizar la glucemia en el paciente diabético
d. Determina la hipoglucemia postprandial

662. Por lo general, qué medio de cultivo es el más adecuado para determinar si el microorganismo problema es beta-hemolítico:

a. Medio Kligler hierro
b. Medio Bordet-Gengou
c. Medio MacConkey
d. Medio de Agar Sangre

663. En las determinaciones analíticas de actividad enzimática se trabaja en la zona en la que la actividad:

a. No depende de la concentración de sustrato
b. Sí depende de la concentración de sustrato
c. Las dos anteriores son correctas
d. Ninguna de las tres

664. Con respecto a las condiciones necesarias para el análisis de Lactato en sangre señale la afirmación INCORRECTA:

a. Se recomienda en sangre arterial, aunque también se puede realizar en sangre venosa
b. Se utilizará un torniquete para la extracción de la muestra
c. Es necesario que el paciente se encuentre en reposo previamente a la extracción de la muestra
d. La muestra se conservará en frío y se analizará lo antes posible

665. Tienen el máximo nivel de seguridad las cabinas de Clase...

a. I   b. II   c. III   d. IV

666. 'Medida de dispersión de un conjunto de datos con respecto al promedio':

a. Mediana
b. Varianza
c. Sesgo
d. Desviación estándar

667. Cuál es FALSA:

a. Las tinciones vitales y supravitales se realizan sobre células vivas
b. Las tinciones no vitales fijan las células con etanol, metanol o calor, para mantener su morfología normal
c. Los colorantes utilizados para las tinciones pueden ser básicos, ácidos, neutros o indiferentes
d. El Azul de Metileno, el Azul de Cresil brillante y el Verde Jano, son colorantes no vitales

668. Causa de error en la preparación de medios de cultivo:

a. Oscurecimiento por sobrecalentamiento
b. Gel más blando de lo debido
c. Medir el pH por encima de los 25°C
d. Las tres lo son

669. De forma general, los valores de INR en paciente anticoagulado oral deben oscilar entre:

a. 2 - 3.5   b. 7-10
c. 10-15   d. 20-25

670. Respecto a la cromatografía de exclusión es FALSO:

a. Cuanto menores sean las moléculas, más tardan en salir de la red porosa
b. La elución se produce en orden creciente de tamaño molecular
c. La separación de diferentes moléculas depende del tamaño de las partículas del gel y de la longitud de la columna
d. La fase estacionaria está formada por partículas de un polímero poroso que absorbe agua y otros disolventes

671. El virus de la hepatitis B y HIV se transmite por:

a. Vía sanguínea   b. Vía respiratoria
c. Virus de la Rubéola   d. Ninguna de las tres

672. Es FALSO:

a. La alfa1-antitripsina es un marcador característico del carcinoma hepatocelular
b. La gamma-glutamil-transferasa es el indicador más sensible de la enfermedad de vías biliares
c. La 5´nucleotidasa aumenta en la ictericia obstructiva
d. El déficit de ceruloplasmina origina depósitos tóxicos de cobre

673. La capacidad de la hemoglobina para enlazar O2 depende de:

a. PCO2 y pH   b. PO2 y PCO2
c. pH y PO2   d. PO2, PCO2 y pH

674. Principales células presentadoras de antígeno:

a. Linfocitos B y neutrófilos
b. Linfocitos B, macrófagos y células dendríticas
c. Células de Langerhans, linfocitos B y macrófagos
d. Mastocitos y células dendríticas

675. En test de O´Sullivan se administra una sobrecarga oral de glucosa de...

a. 75 g, y determinar glucemia tras 60 min.
b. 50 g, y determinar glucemia tras 60 min.
c. 50 g, y determinar glucemia tras 90 min.
d. 100 g, y determinar glucemia tras 60 min.

676. El líquido seminal una vez recogido se debe transportar al laboratorio lo antes posible y

a. Congelado (-10°C)
b. A temperatura corporal
c. Refrigerado (5°C)
d. Son correctas A y C

677. Es FALSO:

a. La resistencia natural es intrínseca a los microorganismos
b. La resistencia natural aparece tras la exposición repetida a un antibiótico determinado
c. La resistencia adquirida se puede producir por transferencia de genes
d. La resistencia adquirida no es propia de la naturaleza del microorganismo

678. Hablamos de alcalosis cuando el PH arterial supera un valor de:

a. 6,8   b. 7,45   c. 7,65   d. 7,77

679. El método Van de Kamer es el de referencia para análisis de:

a. Grasas fecales
b. Proteínas fecales
c. Proteínas en orina
d. Hidratos de carbono fecales

680. La trombastenia de Glanzmann:

a. Es un defecto adquirido de la adherencia plaquetaria
b. Es un defecto congénito de la agregación plaquetaria
c. Es una alteración del metabolismo del acido araquidónico
d. Es una trombocitopatia adquirida

681. Un informe de laboratorio debe contener:

a. Datos de identidad del laboratorio, datos de identidad del paciente, médico y del servicio o consulta solicitante
b. Resultados analíticos y límites de referencia
c. Fecha de emisión, firma del responsable y observaciones
d. Las tres son correctas

682. En un estudio de cáncer de mama Qué emplearíamos:

a. CA 15.3
b. Receptores de estrógenos y progesterona
c. CA 125
d. Son correctas A y B

683. Los siguientes son componentes habituales de un analizador de gases, EXCEPTO:

a. Sistema de aspiración de muestra
b. Electrodo de medida de pCO2
c. Electrodo de medida de exceso de base
d. Electrodo de medida de pO2

684. Respecto al diagnóstico serológico de Brucelosis:

a. Un título de 1/160 en la prueba estándar de aglutinación en tubo hace sospechar un diagnóstico positivo, que se confirmará si se produce incremento de cuatro veces el título de anticuerpos durante el mes siguiente
b. En pacientes con títulos elevados puede producirse un fenómeno de zona que inhiba reacción de aglutinación;
c. Se puede producir una reacción cruzada con Francisella tularensis
d. Las tres son correctas

685. Ingresa un niño por urgencias con fiebre, adenopatías y dolor de cabeza. Se pide al laboratorio un frotis en el que se observan linfocitos atípicos, acompañado de leucocitosis. El estudio serológico es positivo para VEB (virus del Epstein-Barr) De qué enfermedad podría tratarse:

a. Leucemia mieloide crónica
b. Anemia hemolítica post-transfusional
c. Mononucleosis infecciosa
d. Leucemia linfocítica crónica

686. Cuál de estos especímenes se usa para el diagnóstico prenatal de una anomalía cromosómica mediante la técnica NIPT:

a. Folículo piloso materno
b. ADN fetal en plasma materno
c. Líquido amniótico paterno
d. Ninguna de las anteriores es correcta

687. Qué resultado obtendremos a las 2 horas en una curva de glucemia para diagnosticar a un paciente como diabético:

a. Más de 140 mg/dl
b. Igual o más de 200 mg/dl
c. Más de 150 mg/dl o igual
d. No se tiene en cuenta este dato para el diagnóstico de diabetes mellitus

688. Indique la FALSA. Los guantes se utilizan...

a. Como barrera protectora
b. Para prevenir la contaminación de las manos cuando se manipula sangre o derivados
c. No se emplean específica mente para proteger al personal sanitario, salvo enfermedades de la piel
d. Reemplazan la necesidad de lavado y desinfección de manos

689. Si se sospecha que el germen aislado es un Staphylococcus. Qué prueba se realizaría para diferenciar al S. Aureus de otras especies:

a. Prueba de la Catalasa
b. Prueba de la Oxidasa
c. Prueba de la Coagulasa
d. Prueba de la Urea

690. La hibridación es una característica fundamental de la tecnología del ADN, y se utiliza para identificar una fracción o segmento de ADN. Se basa en:

a. Las propiedades de apareamiento del ADN
b. La diferenciación de genes entre sí
c. La detección y localización de la radioactividad
d. La transferencia de un gel semisólido a una membrana de nitrocelulosa

691. Para detectar alteraciones relacionadas con la función gastrointestinal en una muestra de heces se puede realizar:

a. La determinación de calprotectina
b. El estudio de la sangre oculta
c. La determinación de quimotrípsina
d. Hay más de una respuesta correcta

692. Cuál es un método de tinción de cromosomas:

a. Bandeo A
b. Tinción NUR
c. Hibridación in situ fluorescente
d. Ninguna de las anteriores es correcta

693. Cuando visualizamos un cariograma en el laboratorio con fórmula 47, XXY indica que se trata de:

a. Un varón con Síndrome de Down
b. Un Síndrome de Edwards
c. Un Síndrome de Klinefelter
d. Un Síndrome de Turner

694. En el estudio del líquido sinovial señale lo FALSO:

a. para medir el complemento la muestra debe ser centrifugada de inmediato
b. si es purulento la viscosidad está aumentada
c. un líquido sinovial normal no coagula espontáneamente
d. la turbidez suele asociarse a leucocitosis

695. Se usa Caldo selenito como medio selectivo de:

a. Salmonella en heces
b. parásitos en heces
c. Neisseria gonorrhoeae en heces
d. Neisseria gonorrhoeae en exudado anal

696. En una hepatitis por VHA. los primeros anticuerpos específicos que aparecen son de tipo:

a. IgM   b. IgG   c. IgE   d. IgA

697. Es FALSO que los virus:

a. Están formados por ácido nucleico, cápside y en algunos casos envoltura externa
b. Su ácido nucleico puede ser ADN o ARN
c. Se multiplican fuera de la célula
d. Pueden infectar animales, plantas y bacterias

698. Respecto al Staphylococcus aureus señale la INCORRECTA

a. Es hemolítico
b. Es catalasa positivo
c. Se agrupa en racimos
d. Es coagulasa negativo

699. Los medios que facilitan el crecimiento de microorganismos, especialmente patógenos, son los:

a. Diferenciales b. Enriquecidos
c. Selectivos d. Electivos

700. Qué componentes actúan facilitando o inhibiendo el crecimiento bacteriano:

a. Enzimas
b. Iones metálicos
c. Iones no metálicos
d. Son correctas B y C

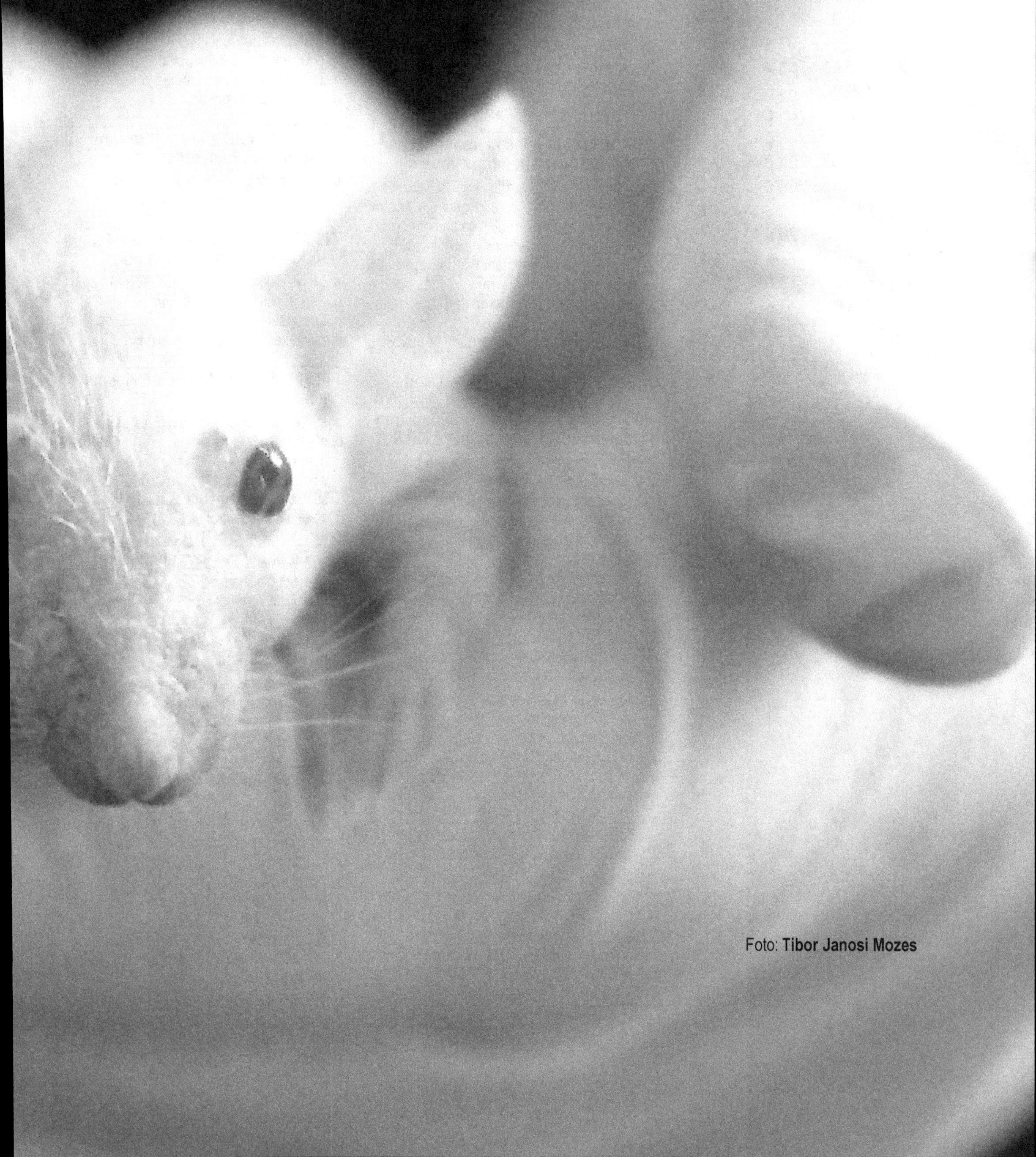

Foto: **Tibor Janosi Mozes**

701 B	726 A	751 B	776 C
702 D	727 B	752 B	777 D
703 C	728 C	753 A	778 B
704 C	729 C	754 C	779 A
705 A	730 D	755 C	780 A
706 A	731 D	756 B	781 B
707 D	732 C	757 B	782 D
708 B	733 A	758 B	783 C
709 D	734 D	759 C	784 A
710 B	735 A	760 B	785 A
711 B	736 A	761 A	786 B
712 C	737 B	762 A	787 C
713 D	738 A	763 A	788 B
714 B	739 B	764 C	789 A
715 B	740 C	765 C	790 C
716 A	741 A	766 D	791 B
717 A	742 D	767 B	792 A
718 D	743 A	768 C	793 D
719 A	744 A	769 B	794 B
720 C	745 C	770 A	795 C
721 C	746 C	771 C	796 C
722 B	747 C	772 D	797 B
723 A	748 B	773 B	798 C
724 D	749 B	774 A	799 B
725 D	750 A	775 A	800 B

FALLOS:

701. Existencia de una inexactitud constante:

a. Error aleatorio
b. Sesgo
c. Variabilidad
d. Distribución normal

702. En qué fase de la Mitosis celular, los cromosomas se ordenan en un solo plano:

a. Anafase
b. Profase
c. Telofase
d. Metafase

703. Según su género, en que grupo clasificarías el virus del Ébola:

a. Pneumo-virus
b. Entero-virus
c. Filo-virus
d. Flavi-virus

704. Respecto a los marcadores serológicos de las hepatitis virales,:

a. El antígeno de superficie de la hepatitis B (HBsAg), también llamado 'antígeno Australia' es el marcador serológico primordial para el diagnóstico de infección por virus C
b. El antígeno de superficie de la hepatitis B (HBsAg) aparece en el suero de los pacientes una vez que la enfermedad ha quedado resuelta
c. La persistencia de HBsAg durante más de 6 meses implica infección crónica
d. Todas las anteriores son correctas

705. Sobre la incompatibilidad feto-materna del sistema Rh, es FALSO:

a. Nos encontramos ante un feto Rh negativo y una madre Rh positiva
b. Nos encontramos ante un feto Rh positivo y una madre Rh negativa
c. La sensibilización puede deberse a un embarazo anterior
d. Los anticuerpos anti-Rh maternos atraviesan la placenta, provocando la lisis de los hematíes fetales

706. Cuál de estos pasos forma parte de una electroforesis típica:

a. Mezclar las muestras con un amortiguador y azul de bromofenol
b. Secuenciación de DNA
c. Unión de un fragmento a un vector de clonación
d. Observación microscópica

707. El microscopio de campo oscuro se utiliza principalmente para:

a. Detectar reacciones inmunológicas
b. Poner de manifiesto diferencias en las células y en sus estructuras no discernibles por otros métodos ópticos
c. Aumentar el poder de resolución debido a la luz ultravioleta
d. Observación de microorganismos sin teñir suspendidos en líquido

708. Existen miles de diferentes tipos de microorganismos que viven en el interior, la superficie o alrededor del ser humano y, asimismo, pueden contarse por centenares los que son capaces de provocar en él enfermedades graves, unos de ellos son las bacterias, que...

a. Son microorganismos Eucariotas
b. Son microorganismos Procariotas
c. Poseen núcleo bien definido, aparato de Golgi y retículo endoplásmico
d. No pueden visualizarse mediante el microscopio óptico

709. En cuál de los siguientes casos NO aparece la monocitopenia:

a. Síndrome de Cushing
b. Leucemia de células peludas (LCP)
c. Tratamiento con esteroides
d. Necrosis de tejidos

710. En la digestión los hidratos de carbono quedan reducidos a:

a. Aminoácidos
b. Monosacáridos
c. Pepsina
d. Iones

711. Un error sistemático en el laboratorio viene determinado por:

a. La precisión y la exactitud
b. La inexactitud y la precisión
c. La exactitud e imprecisión
d. La inexactitud y la imprecisión

712. Medida de la Quimotripsina en heces:

a. se usa únicamente heces de 24 horas
b. el método de elección es el RIA (radioinmunoanálisis)
c. valores inferiores a la normalidad indican insuficiencia pancreática exocrina
d. se usa en el control diabético

713. La fiabilidad es sinónimo de:

a. Reproducibilidad
b. Precisión
c. Estabilidad
d. Las tres son correctas

714. El CA-19.9 es el marcador tumoral de elección en:

a. Trastornos gastrointestinales benignos
b. Carcinomas pancreáticos
c. Neoplasia ovárica
d. Tumores bronco pulmonares

715. Los linfocitos CD4+ (Th) reconocen:

a. Ag (antígenos) unidos a MHC (complejo mayor de histocompatibilidad) clase III
b. Ag unidos a MHC clase II
c. Ag unidos a MHC clase I
d. Ag mediante sus Ig de superficie

716. Qué prueba detecta los anticuerpos adheridos a la membrana de los hematíes:

a. Coombs directo
b. Coombs indirecto
c. Coombs simple
d. Coombs compuesto

717. La determinación de alfa-1-anti-tripsina en heces se utiliza porque:

a. Es un importante marcador de la pérdida de proteínas plasmáticas por alteraciones de la permeabilidad intestinal
b. Es un marcador de cáncer de esófago
c. Es un importante marcador del metabolismo de los lípidos
d. Es un importante marcador de la enfermedad celiaca

718. El anticoagulante lúpico (LA):

a. Es un anticuerpo antimembrana citoplasmático
b. Inhibe el paso de protrombina a trombina
c. Está presente en una tercera parte de los enfermos de Lupus eritematoso sistémico
d. Las tres son correctas

719. En la alcalosis metabólica:

a. El cociente entre bicarbonato y ácido carbónico aumenta
b. El PH sanguíneo se encuentra disminuido
c. La presión parcial de dióxido de carbono está disminuida
d. Se produce un excesivo consumo de ácidos orgánicos

720. Qué se determina mediante la reacción de Pandy:

a. La determinación de mielina
b. La determinación de glucosa en orina
c. La determinación cualitativa de globulinas
d. La determinación cuantitativa de inmunoglobulinas

721. Cuál de estos marcadores tumorales es una enzima:

a. CA-15.3
b. Calcitonina
c. Enolasa neuroespecífica (NSE)
d. CA-12.5

722. Uno de los siguientes métodos es utilizado para la detección de ALP (fosfatasa alcalina):

a. Colorimétrico
b. Electroforético
c. Nefelométrico
d. Radiométrico

723. Los helmintos son:

a. gusanos
b. protozoos
c. bacterias
d. virus

724. Nos llega petición de transfusión de 900 cc de plasma para un paciente varón de 59 años, con un Anti-JKa identificado, grupo A POS y Coombs indirecto positivo concordante con el anticuerpo ya conocido

a. Realizaremos pruebas cruzadas con unidades que respeten fenotipo JKa negativo y de ser negativas procederemos a la transfusión
b. Elegiremos unidades O NEG, JKa negativo para minimizar las probabilidades de reacción transfusional
c. Elegiremos unidades AB POS
d. Escogeremos siempre que sea posible unidades isogrupo

725. Un líquido seminal con menos del 50% de formas vivas presenta:

a. astenozoospermia
b. oligozoospermia
c. teratozoospermia
d. necrozoospermia

726. La prueba de Elek sirve para determinar la toxigenicidad de:

a. Corynebacterium diphtheriae
b. Enterococcus faecium
c. Klebsiella pneumoniae
d. Ninguna de las anteriores es correcta

727. Es FALSO:

a. La QF-PCR es una PCR cuantitativa fluorescente
b. Las anomalías cromosómicas son responsables del 75% de muertes embrionarias
c. La técnica QF-PCR permite un diagnóstico rápido de aneuploidias utilizando la amplificación de secuencias de ADN altamente polimórficos, conocido como microsatélites
d. Las trisomías se producen como resultado de un fenómeno de no-disyunción en la meiosis I ó II

728. Se considera como evidencia de infección activa la detección de:

a. IgG
b. IgA
c. IgM
d. IgD

729. Se sospecha de la presencia de Criptococcus neoformans qué tinción utilizarías para evidenciarla:

a. Tinción con azul de metileno
b. Tinción con verde de malaquita
c. Tinción con tinta china
d. Tinción de Gram

730. Para qué se utiliza el medio de agar CLED (cistina-lactosa deficiente en electrolitos):

a. Se emplea para bacterias Gram+
b. Se emplea para bacterias Gram-
c. Inhibe el crecimiento de Proteus
d. Las tres son correctas

731. El virus de la hepatitis A:

a. Es un picornavirus encapsulado
b. No se transmite por vía respiratoria ni oral fecal
c. Se transmite por vía sanguínea
d. Es un picornavirus no encapsulado

732. Con qué otro nombre se conoce al Factor III de la coagulación de la sangre:

a. Protrombina
b. Proconvertina
c. Factor Tisular de Tromboplastina
d. Fibrinógeno

733. Cuál de estos es útil en el seguimiento de la dependencia alcohólica:

a. transferrina deficiente en carbohidratos (CDT)
b. aspartato amino transferasa (AST/GOT)
c. alanino amino transferasa (ALT/GPT)
d. lactato deshidrogenasa (LDH)

734. Descenso severo de los leucocitos que se acompaña de anemia y trombopenia:

a. Leucopenia
b. Granulocitopenia
c. Agranulocitosis
d. Pancitopenia

735. El virus de la hepatitis D (Delta) sólo puede infectar los hepatocitos cuando está presente:

a. Virus Hepatitis B (VHB)
b. Virus Hepatitis C (VHC)
c. Virus Hepatitis A (VHA)
d. Virus Inmunodeficiencia Humana (VIH)

736. NO corresponde a residuos sanitarios de Clase III:

a. Residuos de citotóxicos y citostáticos, y todo material utilizado en su preparación o en contacto con ellos
b. Residuos de cultivos o reservas de agentes infecciosos o material de desecho en contacto con ellos, incluyendo los filtros de alta eficacia de las campanas de flujo laminar
c. Residuos de vacunas con agentes vivos o atenuados
d. Todos son residuos sanitarios de Clase III

737. 'Gravimetría' es:

a. La medida de gravedad
b. La medida de un peso
c. La medida de disolución de una precipitación
d. La medida de solubilidad

738. Puede causar 'trombocitopenia ficticia':

a. La utilización de tubos con EDTA para la realización del hemograma
b. La utilización de tubos con citrato sódico para la realización del hemograma
c. El abuso de alcohol
d. El déficit de trombopoyetina

739. Un aumento de los niveles de amoniaco en sangre puede deberse a:

a. Hiperuricemia
b. Enfermedades genéticas del ciclo de la urea
c. Enfermedad pulmonar obstructiva crónica
d. Enfermedad de Addison

740. La causa principal de una alteración de la enzima 5'-Nucleotidasa es una afectación del:

a. Páncreas
b. Hueso
c. Tracto hepatobiliar
d. Hígado

741. Fracción de oxígeno inspirado del aire a una presión atmosférica de 760 mmHg:

a. 21%
b. 28%
c. 31%
d. 50%

742. Sobre el Microscopio óptico compuesto:

a. La distancia del objetivo al ocular debe ser variable
b. Las partes ópticas principales son los objetivos, brazo, condensadores y diafragma
c. Las partes mecánicas principales son el soporte, los oculares, la platina y el tubo
d. El aumento total del microscopio se halla multiplicando el aumento individual del objetivo por el aumento individual del ocular

743. Estas pruebas serológicas se usan en el diagnóstico de la infección luética. Cuál detecta anticuerpos treponémicos:

a. FTA-ABS   b. RPR
c. VDRL   d. Ninguna de las tres

744. Para diferenciar Staphylococcus aureus de otras especies de Staphylococcus se usa la prueba de:

a. Coagulasa   b. Catalasa
c. Oxidasa   d. Colistina

745. Con respecto a características ópticas de un microscopio, el poder de resolución está en relación con:

a. el aumento del objetivo y del ocular
b. la intensidad de la luz
c. la longitud de onda
d. el aumento del objetivo

746. Para recoger una muestra de sangre en la que queremos determinar lactato, tubo de tapón:

a. rojo   b. azul
c. gris   d. amarillo

747. Técnica de detección de Ag en la que las proteínas de una suspensión complejas son separadas por electroforesis utilizando una técnica que las dispone en un gel separadas en función de su peso molecular:

a. Reacción enzimática cromogénica
b. Reacción complejo Ag-Ac
c. Western Blot o inmunoblot
d. Proteinograma

748. Anomalía cromosómica estructural consistente en la pérdida de un fragmento de cromosoma y, en consecuencia, de la información genética que contenía:

a. Translocación
b. Deleción
c. Inversión
d. Inserción

749. Sobre la hormona prolactina:

a. su aumento no afecta a la fertilidad
b. siempre hay que diferenciar la hiperprolactinemia de la macroprolactinemia
c. es secretada por la neurohipófisis o hipófisis posterior
d. disminuye naturalmente durante el embarazo

750. Los contenedores para residuos especiales se definen en la norma:

a. DIN V 30-379
b. UNE 53-147-85
c. UNE 54-148-85
d. DIN V 40-479

751. La hipernatremia es un aumento de la concentración de:

a. calcio sérico
b. sodio sérico
c. potasio sérico
d. hierro sérico

752. La ceruloplasmina es la principal proteína transportadora de cobre en sangre. En qué región de la electroforesis en suero 'migra':

a. región beta   b. región alfa-2
c. región gamma   d. región prealbumina

753. En una extensión de sangre periférica teñida con May-Grünwald-Giemsa vemos:

a. Los neutrófilos de color marrón, los eosinófilos de color naranja y los basófilos de color violeta
b. Los neutrófilos de color violeta oscuro, eosinófilos de color naranja y los basófilos de color verdoso
c. Los neutrófilos y los eritrocitos de color rosado
d. Los neutrófilos de color naranja, los basófilos de color verde y los linfocitos de color lila oscuro

754. Nivel normal de inmunoglobulina IgM en mg/100 ml:

a. < 14
b. 60-300
c. 56 -352
d. < 2,47

755. Una de estas técnicas es FALSA como examen en fresco en microbiología:

a. Procedimiento de gota colgante
b. Preparación de tinta china
c. Rodamina-auramina
d. Reacción de Neufeld Quellung

756. Indique la correcta:

a. La mayoría de los marcadores tumorales tienen sensibilidad y especificidad suficiente para la detección precoz del cáncer
b. Algunos marcadores tumorales pueden emplearse en el diagnostico precoz en grupos de alto riesgo
c. No es necesaria para la correcta utilización, la valoración conjunta de los datos clínicos
d. No existen diferencias analíticas Ínter centros en los valores de los marcadores tumorales

757. Qué parámetro óptico indica la capacidad del microscopio para mostrar los detalles más finos de un objeto:

a. Aumento   b. Resolución
c. Profundidad del foco   d. Contraste

758. Caracteriza los micoplasmas:

a. Poseer ácidos micólicos en su pared
b. No poseer pared bacteriana
c. Ser siempre aerobios
d. Ser parásitos intracelulares

759. Para diferenciar Enterobacterias de Pseudomonas, qué prueba bioquímica se utiliza:

a. Prueba de la catalasa
b. Prueba de la coagulasa
c. Prueba de la oxidasa

760. En las coagulopatías por déficit de vitamina K se altera notoriamente en forma temprana el:

a. TTPA (Tiempo de Tromboplastina Parcial activada)
b. TP (Tiempo de protrombina)
c. TT (Tiempo de Trombina)
d. Fibrinógeno

761. Las infecciones nosocomiales de origen bacteriano se clasifican, según su forma de transmisión, en (señale la INCORRECTA):

a. Infección nosocomial compleja
b. Infección nosocomial endógena
c. Infección nosocomial cruzada exógena
d. Infección nosocomial exógena ambiental endémica

762. Cuáles son los factores comunes a las vías extrínsecas e intrínsecas:

a. I, II, V, X
b. I, II, VII, X
c. I, II, VII, VIII
d. I, III, V, VII

763. Dentro de los protozoos intestinales y urogenitales NO se encuentra:

a. Tenias   b. Amebas
c. Flagelados   d. Ciliados

764. No es regulador del PH:

a. Pulmón   b. Hígado
c. Médula ósea   d. Riñón

765. Cuál de estos marcadores tumorales es un oligosacárido:

a. Ca 15.3   b. Ca 12.5
c. Ca 19.9   d. PSA

766. Forma parte de la historia clínica del paciente aunque es considerado documento 'no clínico':

a. Historia de enfermería
b. Impreso de solicitud de pruebas complementarias
c. Impreso de citación
d. Peticiones de Laboratorio

767. Se define oliguria como:

a. Un aumento del volumen de orina
b. Una disminución del volumen de orina
c. Ausencia de producción de orina
d. Una disminución de la densidad de la orina

768. NO se utiliza para determinar proteínas totales:

a. Refractometría   b. Método de Lowry
c. Método de Abell   d. Método de Biuret

769. Qué enzima presenta mayor especificidad de la lesión hepática:

a. GOT   b. GPT   c. CPK   d. LDH

770. Dónde maduran los linfocitos B:

a. En la médula ósea y complementan este proceso en el bazo
b. En el timo
c. En el torrente circulatorio
d. En el hígado

771. En personas con ictericia obstructiva las heces serán de color

a. Pardo más o menos claro
b. Rojizas
c. Blancogrisáceas
d. Verdosas

772. Qué causas provocan falsos positivos en la detección de la hormona gonadotrofina coriónica humana en una muestra de orina:

a. Proteinuria
b. Pacientes tratados con metadona
c. Hematuria
d. Las tres

773. Indicar la correcta:

a. Un instrumento de medida de laboratorio siempre es más preciso cuanta menor es su resolución
b. La precisión de un instrumento de medida está relacionada con la calidad con que realizamos la medida
c. Las dos son correcta

774. El Cryptococcus neoformans:

a. es un hongo
b. carece de cápsula
c. no crece en agar Sabouraud
d. tiene tres flagelos distales

775. Es una pentosa:

a. Ribosa
b. Glucosa
c. Galactosa
d. Las tres

776. Valores normales de pCO2:

a. 15-25 mmHg
b. 23-35 mmHg
c. 35-45 mmHg
d. 45-55 mmHg

777. El Agar de Hektoen es un medio de cultivo para:

a. Aislamiento de Neisseria spp
b. Aislamiento de micobacterias
c. Aislamiento de gram-positivos
d. Aislamiento de Shigella spp y Salmonella spp

778. Marcador más específico en la fase aguda de la Hepatitis B:

a. HBsAg
b. Anti-HBc IgM
c. Anti-HBs
d. HBc Ag

779. En que procesos se encuentran las células de Reed-Sternberg:

a. Linfoma de Hodgkin
b. Linfoma no Hodgkin
c. Linfoma de Burkitt
d. No existen en los linfomas

780. La simetría estructural de la cápside del virus de la inmunodeficiencia humana (VIH) es:

a. Icosaédrica
b. Cilíndrica
c. Helicoidal
d. Esférica

781. El Campylobacter se aísla a:

a. 30°
b. 42°
c. 37°
d. Temperatura ambiente

782. Qué tipo de microscopio utilizarías para observar una preparación teñida con naranja de acridina:

a. de campo oscuro
b. de contraste de fases
c. de campo claro
d. de fluorescencia

783. La diferencia entre las bacterias Gram positivas y Gram negativas reside en:

a. Cápsula o glucocalix
b. Membrana nuclear
c. Pared celular
d. Plásmidos

784. Los metabolitos de los opiáceos se pueden detectar en orina durante:

a. 3 días
b. 5 días
c. 7 días
d. 1 día

785. Sobre el anticoagulante EDTA (ácido etilen-diamino-tetra-acético):

a. Es el anticoagulante utilizado principalmente para el estudio de células sanguíneas
b. La concentración utilizada en hematología es de 3-4 mg/ml de sangre
c. Preferentemente se utiliza el EDTA disódico porque es más soluble
d. Todas las anteriores son correctas

786. La fenilalanina se utiliza como marcador bioquímico, en el cribado neonatal, para la detección de:

a. Homocistinuria
b. Fenilcetonuria
c. Hipotiroidismo congénito
d. Fibrosis quística

787. Qué proteína realiza el transporte de la vitamina B12:

a. Albúmina
b. Transferrina
c. Transcobalamina
d. Ceruloplasmina

788. Qué es una aféresis:

a. Extracción de sangre para una analítica
b. Extracción de sangre y separación de los componentes, reteniendo las partes que se necesitan y devolviendo al paciente el resto
c. Extracción de sangre y separación de los componentes, sin devolver nada al paciente para evitar posible infección y transfundirle sangre con posterioridad
d. Extracción de plaquetas, tratarlas y devolverlas al paciente

789. La aparición de cuerpos cetónicos en la orina puede indicar entre otras cosas:

a. estado de desnutrición
b. insuficiencia renal
c. carecen de significado clínico
d. nitritos positivos

790. Se considera un medio de cultivo selectivo:

a. Caldo de tioglicolato
b. Agar sangre
c. Caldo de selenito
d. Agar chocolate

791. Es vitamina hidrosoluble:

a. A
b. C
c. D
d. E

792. Dónde se localiza el antígeno en los test de hemaglutinación:

a. En la membrana del glóbulo rojo
b. En el núcleo del glóbulo rojo
c. En el suelo
d. Son secretados por el glóbulo

793. Para controlar los procesos de medida usando materiales de control y recibir la conformidad o disconformidad del proceso de medida, que gráfica tendremos en cuenta:

a. Gráfica de Huesca
b. Gráfica de Levey-Jennings
c. Gráfica Cusum
d. Son verdaderas B y C

794. Entre las principales drogas de abuso está:

a. En los alucinógenos: cocaína
b. En los opiáceos: codeína
c. En los estimulantes: alcohol
d. En las depresoras: tabaco

795. Dónde se produce la hormona corticotropina:

a. Tiroides
b. Riñones
c. Pituitaria
d. Timo

796. La observación al microscopio de las extensiones de sangre periférica a poco aumento qué utilidad tiene:

a. Ninguna utilidad
b. Diferenciación y observación de las células
c. Obtener una idea general de la calidad de la preparación y distribución de las células
d. Realizar un recuento de leucocitos de la extensión

797. La nefelometría mide:

a. La luz transmitida
b. La luz dispersada
c. La luz absorbida
d. La luz reflejada

798. Según la teoría de Brönsted-Lowry, es FALSO:

a. Metil amina es una base
b. El catión Fe3+ es un ácido
c. Los aniones no pueden ser bases

799. El Mycobacterium tuberculosis (señale la INCORRECTA):

a. Da positivo en la prueba del Mantoux
b. Es anaerobio facultativo
c. Presenta en su pared celular ácidos micólicos y en general componentes céreos
d. Es ácido alcohol resistente positivo

800. Con respecto a la transferrina:

a. Se sintetiza en la médula ósea
b. Migra en la zona beta en la electroforesis
c. Su función es transportar iones cobre
d. Las tres son correctas

801 A	826 D	851 D	876 A
802 D	827 B	852 D	877 A
803 C	828 A	853 C	878 A
804 D	829 C	854 B	879 B
805 A	830 C	855 B	880 C
806 D	831 C	856 B	881 A
807 D	832 C	857 C	882 C
808 D	833 A	858 D	883 C
809 C	834 B	859 D	884 D
810 A	835 A	860 D	885 A
811 C	836 B	861 C	886 A
812 D	837 B	862 B	887 B
813 C	838 B	863 C	888 C
814 A	839 D	864 D	889 C
815 A	840 C	865 B	890 A
816 B	841 B	866 D	891 C
817 C	842 A	867 C	892 B
818 C	843 B	868 A	893 A
819 A	844 D	869 D	894 C
820 A	845 D	870 A	895 B
821 B	846 C	871 B	896 A
822 C	847 B	872 D	897 D
823 B	848 D	873 D	898 C
824 C	849 D	874 D	899 C
825 A	850 D	875 C	900 A

FALLOS:

801. Fórmula cromosómica del síndrome de Klinefelter:

a. 47, XXY
b. 47, XYY
c. 45, X0
d. 47, XXX

802. Característica principal dentro de la farmacología general de las drogas de abuso, que se define como 'a su paso por el organismo, se convierte en una sustancia de hidrosolubilidad creciente con el objeto de ser eliminada vía renal':

a. Distribución
b. Absorción
c. Eliminación
d. Metabolismo

803. Tras 24 horas de incubación de una placa de CLED y de MacConkey, en donde se sembró con un asa calibrada de 1 µl, la orina de un paciente con sospecha de infección urinaria, se contaron 50 colonias en un cuarto de la superficie de la placa de CLED. Según estos resultados, el número de Unidades Formadoras de Colonias por ml (UFC/ml) es de:

a. 20.000
b. 50.000
c. 200.000
d. 500.000

804. Cuál NO es autoinmune:

a. Dermatosis
b. Miastenia gravis
c. Lupus eritematoso diseminado
d. Anafilaxia

805. La prueba de Apt - Downey se utiliza:

a. Ante la presencia de sangre en el tracto gastrointestinal o en las heces de los neonatos
b. Para detectar la presencia de amilasa en heces
c. Para determinar si el color negro de las heces es debido al consumo de hierro
d. Para detectar la presencia de principios inmediatos no digeridos en heces

806. Indique la FALSA:

a. La troponina es un parámetro de elevada sensibilidad y especificidad en el diagnóstico del Infarto Agudo de Miocardio
b. Se eleva de forma temprana en un infarto de miocardio, pudiendo detectarse hacia las 2- 6 horas del inicio del cuadro
c. Se detecta su pico en sangre tras 10-24 horas
d. Se normalizan sus niveles en sangre tras 3- 6 días del inicio

807. En la electroforesis en soporte sólido la resolución final y, la sensibilidad es influenciada por:

a. el tipo de soporte empleado
b. por las características físicas de la técnica electroforética (pH, voltaje, temperatura, etc.)
c. el colorante empleado
d. Las tres son correctas

808. Sobre el mieloma múltiple:

a. Es la gammapatía monoclonal más frecuente
b. Las plaquetas están aumentadas
c. En el frotis pueden observarse eritroblastos
d. Son correctas A y C

809. Cuál es el orden de los siguientes colorantes en la tinción de Gram:

a. Violeta de genciana, lugol, safranina, alcohol-acetona
b. Violeta de genciana, alcohol-acetona, lugol, safranina
c. Violeta de genciana, lugol, alcohol-acetona, safranina
d. Safranina, lugol, violeta de genciana, alcohol-acetona

810. Paciente que acude a Urgencias por sospecha de meningitis meningocócica, qué método de tinción emplearlas en la muestra de LCR para un diagnóstico orientativo precoz:

a. Gram
b. Ziehl-Neelsen
c. Giemsa
d. Tinta china

811. Qué patología se asocia la presencia de eosinófilos en LCR:

a. Infartos craneales
b. Tumores cerebrales
c. Meningitis de origen parasitario
d. Encefalitis

812. Sobre la hormona estradiol de origen principalmente ovárico, es FALSO:

a. pertenece al grupo de los estrógenos
b. en suero, se incluye en diagnóstico de problemas de infertilidad femenina
c. en suero se usa en respuesta a tratamiento de estimulación ovárica
d. su secreción depende de la acción de la LH (hormona luteinizante)

813. Sobre los factores carcinogénicos, es FALSO:

a. El tabaco es la causa del 90% de los cánceres de pulmón
b. Existen mutaciones genéticas que aumentan el riesgo de desarrollo de neoplasias malignas
c. Los virus no son factores carcinogénicos
d. El alcohol se asocia a cáncer de cavidad oral y faringe

814. Cuál de estos líquidos biológicos NO es un líquido seroso:

a. Líquido sinovial
b. Líquido pleural
c. Líquido peritoneal
d. Líquido pericárdico

815. Cuando los dos genes del locus de cromosomas homólogos son idénticos carácter se dice que el individuo es:

a. Homocigoto
b. Heterocigoto
c. Hemicigoto
d. Haploide

816. Una de las siguientes patologías NO provoca eosinofilia:

a. parásito
b. aplasia medular
c. alergia
d. síndrome mieloproliferativo crónico

817. Cuál es el rango terapéutico de la difenilhidantoina:

a. 4-12 ng/L
b. 50-100 mg/L
c. 10-12 ng/L
d. 15-40 ng/L

818. Características microbiológicas del género Proteus Vulgaris:

a. Indol negativo y omitina negativa
b. Indol negativo y omitina positiva
c. Indol positivo y omitina negativa
d. Ureasa positiva

819. Los gráficos de control que habitualmente se emplean en el laboratorio clínico para evaluar el control de calidad interno se conocen como:

a. Graficas de Levey-Jennings
b. Cartas de control
c. Graficas de Ishikawa
d. Diagramas de dispersión

820. Cuál de estas inmunoglobulinas atraviesa la placenta

a. IgG
b. IgM
c. IgE
d. IgA

821. Si las esporas se observan verdes y las formas vegetativas de color rojo, el método empleado es:

a. Möeller
b. Wirtz
c. Albert
d. Loeffler

822. En las técnicas de enzimoinmunoensayo el marcador es:

a. Un hongo
b. El Fluorocromo
c. Una Enzima
d. Las tres son correctas

823. A los iones metálicos se les conoce como:

a. Potencial de las semicélulas
b. Activadores enzimáticos
c. Cristales de colesterol
d. Líquidos sinoviales

824. Un inconveniente fundamental de la potenciometría indirecta frente a la directa en la determinación de la concentración de Sodio en suero es:

a. Una mayor necesidad en el volumen de muestra
b. Una pérdida en el potencial de membrana de la muestra diluida
c. Una infravaloración de la concentración de sodio en caso de hiperlipemia
d. Un deterioro más rápido del electrodo de Sodio

825. En el caso de la investigación cualitativa y cuantitativa:

a. La investigación cualitativa no es objetiva
b. La estructura de la investigación cuantitativa es interactiva, reflexiva y flexible
c. El análisis en la investigación cualitativa es deductivo
d. El análisis en la investigación cuantitativa es inductivo

826. En un paciente con historia de trombopenia puede aparecer como dato/s de laboratorio:

a. Disminución de plaquetas en sangre periférica
b. Tiempo de retracción del coágulo prolongado
c. Tiempo de hemorragia prolongado
d. Todas las anteriores

827. El crecimiento de una bacteria en un medio de cultivo cerrado no es homogéneo a lo largo del tiempo, sino que posee varias etapas. Cómo se denomina la etapa de adaptación de las bacterias al medio:

a. Fase exponencial
b. Fase de latencia
c. Fase estacionaria
d. Fase de declinación

828. Acerca de la variabilidad biológica:

a. Se usa para obtener valores de referencia para los métodos analíticos
b. La variabilidad analítica deber ser mayor que la variabilidad biológica para asegurar la calidad analítica
c. Solamente puede ser intraindividual
d. No puede ser interindividual

829. La tinción de Giemsa se usa para ver entre otros:

a. el Bacilo de Koch en sangre
b. E.coli en orina
c. parásitos hemotisulares
d. parásitos en heces

830. El anión gap es útil para el diagnostico diferencial de:

a. Alcalosis metabólica
b. Alcalosis respiratoria
c. Acidosis metabólica
d. Acidosis respiratoria

831. Referente a la trombocitopatía congénita:

a. Hepatopatía
b. Coagulación intravascular diseminada
c. Defecto de la agregación plaquetaria
d. Anemia aplásica

832. Cuál de estas enfermedades autoinmunes, NO es órgano-especifica:

a. Anemia hemolítica
b. Hemoglobinuria paroxística nocturna
c. Lupus Eritematoso sistémico
d. Diabetes tipo 1

833. Qué es un micelio:

a. El conjunto de hifas con sus ramificaciones
b. Es sinónimo de espora
c. Un tipo de hongos
d. El conjunto de varias levaduras

834. Con respecto a la albúmina señale la afirmación INCORRECTA:

a. Es la proteína más abundante en el plasma
b. Su vida media es de 2 días
c. Es una proteína transportadora
d. Se sintetiza en el hígado

835. Tipos de contadores. Sobre los contadores de cinco poblaciones, es FALSO:

a. Disponen de cinco canales, cada uno con su sistema óptico correspondiente
b. Cuentan plaquetas y hematíes
c. Determinan la concentración de hemoglobina
d. El canal de las peroxidasas cuenta e identifica los diversos tipos de leucocitos

836. Microorganismo que NO suele producir infecciones fúngicas de piel:

a. Epidermophyton
b. Thropheryma whippelii
c. Microsporum
d. Trichophyton

837. En relación a los métodos de identificación de hongos:

a. Los medios cromogénicos habituales permiten la identificación definitiva de Candida albicans, Candida tropicalis y Candida krusei
b. El medio de Sabouraud, muy rico en glucosa y con pH bajo, permite el crecimiento de las bacterias, por lo que su uso con frotis vaginales requiere la adición de antibióticos como el cloranfenicol o la gentamicina
c. Los dermatofitos son sensibles a la cicloheximida (Actidiona®), al contrario que muchos hongos saprofitos, por lo que este antifúngico puede añadirse al medio de Sabouraud para diferenciarlos
d. Cuando se sospecha la implicación de levaduras lipofílicas, como las del género Malassezia, debe emplearse el medio de Sabouraud enriquecido con ácidos grasos de cadena corta (omega-6)

838. El antígeno Cellano pertenece al sistema:

a. Duffy
b. Kell
c. P
d. Kidd

839. El equipo requerido para realizar métodos electroanalíticos consiste en:

a. Electrodo de referencia
b. Electrodo indicador
c. Dispositivo para medir el potencial
d. Las tres son correctas

840. Es necesario un agente vector para contraer:

a. neumonía
b. aftas bucales
c. paludismo
d. septicemia

841. No es una característica de los antimicrobianos:

a. Alta potencia biológica, capaces de ser activos a bajas concentraciones
b. Baja especificidad
c. Mínima toxicidad sobre el organismo
d. Capacidad para destruir las bacterias patógenas del organismo

842. La osmometría es una técnica que:

a. Se utiliza para medir, en general, la concentración de moléculas e iones en una disolución
b. Se utiliza para medir en particular determinadas moléculas e iones
c. Se utiliza para medir el flujo de soluto a través de una membrana semipermeable
d. Se utiliza para medir el aumento de la presión osmótica, debido a la concentración de iones que existe en una disolución

843. Un anión es:

a. Una sustancia que es atraída por el polo negativo
b. Una sustancia que es atraído por el polo positivo
c. Una sustancia que es atraída por el cátodo
d. Una sustancia neutra

844. Como las mediciones reales no se hacen en condiciones perfectas, los errores, la incertidumbre puede provenir de:

a. El instrumento de medición
b. El proceso de medición
c. Habilidad del operador
d. Las tres son correctas

845. El mayor número de muertes relacionadas con las infecciones nosocomiales se deben a:

a. Bacteriemias por Candidas
b. Infecciones urinarias
c. Tuberculosis
d. Neumonías

846. La leishmania:

a. Es una bacteria que se transmite por picadura de moscas flebótomos machos infectadas
b. Es un parásito intracelular obligado que se transmite con picadura de moscas flebótomos machos infectados
c. Es un parásito intracelular obligado que se transmite por picadura de moscas flebótomos hembras infectadas
d. Es una bacteria intracelular obligado que se transmite por picadura de moscas flebótomos hembras infectadas

847. Sobre la Vasopresina ADH u Hormona Antidiurética, es FALSO:

a. se secreta por la neurohipófisis y regula el equilibrio hídrico
b. no se afecta por la osmolaridad plásmática
c. su exceso da lugar a una orina más concentrada
d. se mide en plasma con EDTA, hay que centrifugar rápido en frío y analizar o congelar

848. Cuándo se produce la concentración pico del litio:

a. 4 horas después de la administración de carbonato o citrato de litio
b. 12 horas después de administrar una dosis de carbonato de litio
c. 4 horas después de administrar preparados de liberación lenta
d. Son correctas B y C

849. En la medida de colesterol HDL por métodos directos, es FALSO:

a. utilizan enzimas modificadas con polientilenglicol (PEG) y sulfato de dextrano
b. las enzimas modificadas manifiestan actividad selectiva
c. el colesterol HDL se determina enzimáticamente
d. presentan mala correlación con la separación de HDL por ultracentrifugación

850. Cuál de estos medios NO se utiliza para el aislamiento de hongos:

a. Agar Saboraud
b. Agar extracto de Malta
c. Agar DTM
d. Agar Levine

851. Qué tipo de sonda para el estudio de alteraciones genéticas nos identificarla un Síndrome de Down:

a. Las que hibridan simultáneamente con múltiples secuencias del cromosoma
b. Cualquier sonda
c. Las que hibridan con una única secuencia de ADN
d. Las que identifican monosomías y trisomías

852. Qué glicoproteína presenta en su cubierta el virus del Influenza (Gripe):

a. Neuraminidasa
b. Polimerasa
c. Hemaglutinina
d. Son correctas A y C

853. Cuál de estas pruebas sensoriales NO se puede considerar prueba discriminatoria:

a. Prueba dúo-trío
b. Prueba del triángulo
c. Prueba del cuadrado

854. Componen el genoma bacteriano::

a. ADN y Ribosomas
b. Genóforo y plásmidos
c. Núcleo y nucleolo
d. Cromatina y núcleo

855. En el líquido sinovial, para la prueba del coágulo de mucina, en la que se observa la precipitación del ácido hialurónico, se emplea una dilución de:

a. Peróxido de hidrógeno
b. Ácido acético
c. HCL
d. Ácido ascórbico

856. En un seminograma, los valores de referencia de la motilidad total (progresivos + no progresivos) según la versión del Manual de semen OMS 2010 son:

a. 5%
b. 40%
c. 50%
d. 90%

857. La electroforesis capilar se define como:

a. La separación de partículas neutras disueltas en una solución conductora
b. La separación de partículas mediante reacciones electrolíticas
c. Las moléculas cargadas son separadas en función de su movilidad electroforética a un pH especifico en un tampón alcalino
d. La migración de partículas iónicas en función de su configuración

858. Sobre la técnica de Maki para cultivo de catéteres intravasculares, señale la INCORRECTA:

a. Con la ayuda de un asa o unas pinzas estériles sacar el catéter de su envase
b. Si mide más de 2-4 cm cortarlo con un bisturí
c. Depositarlo en una placa de agar sangre y rodar de un extremo a otro de la placa 3-4 veces
d. Con un asa estéril realizar estrías desde la zona de descarga

859. Es FALSO que los concentrados de plaquetas:

a. Se pueden obtener de donaciones múltiples por centrifugación
b. Se pueden obtener por tromboféresis
c. Es preferible que sean Rh compatibles
d. No presentan riesgos de transmisión de enfermedades

860. El síndrome de cromosoma X Frágil es debido a:

a. Una deleción intersticial
b. Alteración en el cromosoma Y
c. Translocación robertsoniana
d. Una mutación dinámica, expansión del triplete citosina-guanina-guanina (CGG)

861. Respecto a las endosporas:

a. Característica diferencial de los hongos
b. Elemento de fijación utilizado por los virus
c. Estrategia extrema de supervivencia de ciertas bacterias Gram positivas
d. Acúmulos de materiales de reserva de las células procariotas

862. Cuál de estas afirmaciones es cierta respecto a las bacterias:

a. Son células eucariotas
b. Su citoplasma contiene ribosomas
c. Tienen un tamaño medio entre 5 y 30 μm
d. Todas tienen flagelos

863. Dónde aparece, principalmente, la enzima LDH-2:

a. Miocardio y hematíes
b. Pulmones
c. Glóbulos blancos
d. Hígado y músculo esquelético

864. Según el Estatuto Marco, la pena de inhabilitación especial supondrá la pérdida de la condición de personal estatutario cuando exceda de:

a. 4 meses
b. 1 año
c. 2 años
d. 6 años

865. Indique la correcta:

a. Para el estudio de virus entéricos, no se pueden conservar las heces a 4 grados C cubiertas con glicerol
b. Para la investigación de microorganismos aerobios, el uso de torundas de algodón pueden inhibir a Chlamydia spp
c. Para la investigación de microorganismos aerobios, el uso de torundas de Dacron no son útiles para la investigación de virus
d. Para el diagnóstico de infecciones bacterianas, las heces conservadas en formol al 10% son adecuadas para cultivo o detección de antígeno

866. Es una competencia profesional, personal o social del título de Laboratorio Clínico y Biomédico:

a. Organizar y gestionar a su nivel el área de trabajo, realizando el control de existencias según los procedimientos establecidos
b. Verificar el funcionamiento de los equipos, aplicando procedimientos de calidad y seguridad
c. Realizar técnicas de análisis hematológico, siguiendo los protocolos establecidos
d. Hay más de una respuesta correcta

867. En los estudios de cohortes:

a. Interesa conocer qué parte de la población, que presenta un determinado atributo, estuvo expuesta a la causa
b. Se comparan personas, en las que el efecto ha aparecido, con personas en las que no se ha producido
c. Interesa conocer qué parte de la población expuesta a la causa presenta un efecto
d. No son estudios observacionales

868. Parte del control de la calidad diario del banco de sangre es testar los anticuerpos específicos para un determinado antígeno del grupo sanguíneo. Para qué:

a. Determinar la especificidad del anticuerpo
b. Determinar la clase del anticuerpo
c. Determinar el título del anticuerpo
d. Testar la temperatura de reacción

869. Las siguientes técnicas que se realizan en el laboratorio son de tipo electroquímico, excepto:

a. Amperometría
b. Potenciometría
c. Polarografía
d. Nefelometría

870. Los activadores son:

a. Sustancias que aumentan la velocidad de la reacción al disminuir aún más la energía de activación
b. Formas precursoras inactivas de las enzimas
c. Sustancias que disminuyen la velocidad de la reacción al disminuir aún más la energía de activación
d. Ninguna de las tres

871. Los Ácidos Nucleicos presentan un máximo de absorbancia a:

a. 280 nm
b. 260 nm
c. 340 nm
d. 520 nm

872. Sobre los antígenos, es FALSO:

a. Los antígenos son elementos de alto peso molecular
b. Los antígenos son elementos extraños al organismo
c. Los antígenos son elementos capaces de desencadenar una respuesta específica
d. Los antígenos son elementos de bajo peso molecular

873. Qué factores pueden causar una interferencia en la medición de fosfato dando lugar a una 'pseudohiperfosfatemia':

a. índices séricos alterados
b. Algunos fármacos
c. Paraproteínas
d. Todas las anteriores son correctas

874. El medio CLED (Cistina Lactosa Electrolito Deficiente):

a. Se emplea para bacterias Gram +
b. Se emplea para bacterias Gram -
c. Inhibe el crecimiento del velo o 'swarming' del Proteus
d. Las tres son correctas

875. En un campo eléctrico, una molécula cargada negativamente migra hacia el:

a. Ánodo (polo negativo)
b. Cátodo (polo negativo)
c. Ánodo (polo positivo)
d. Cátodo (polo positivo)

876. La Coloración de Ziehl-Neelsen se emplea para detectar la presencia de:

a. BAAR (bacilo ácido alcohol resistente)
b. Parásitos
c. Hongos
d. Ninguna de las tres

877. Ante un paciente con sospecha diagnóstica de leucemia linfática crónica, debemos tener presente que:

a. Es fundamental el análisis del marcador de linfocitos B CD5
b. Es principalmente de origen linfoide NK
c. Es fundamental el análisis del marcador de linfocitos T CD5
d. Es fundamental el análisis del marcador de linfocitos T y B CD5

878. Los métodos analíticos de determinación de la actividad enzimática son:

a. Método a punto final y métodos cinéticos
b. Pruebas radiológicas
c. Cámara de Makler
d. Fermentación

879. Se realiza una determinación de glucosa y el autoanalizador nos ha dado un resultado de 1,1 g/l. Cuál será el resultado en mg/dl:

a. 11,00 mg/dl
b. 110 mg/dl
c. 0,11 mg/dl
d. 1,10 mg/dl

880. En qué situación NO debe utilizarse la fórmula de Friedewal para el cálculo de VLDL- colesterol:

a. Cuando HDL-colesterol < 35 mg/dl
b. Cuando LDL- colesterol es muy alta
c. Cuando TG (triglicéridos) > 400 mg/dl
d. Cuando el colesterol total excede 300 mg/dl

881. Si en el etiquetado de un producto químico nos aparece un pictograma con forma de X acompañada de las letras Xn nos está indicando que el citado producto es:

a. Nocivo
b. Tóxico
c. Comburente
d. Irritante

882. Qué enzimas necesitan como cofactor el pirodoxal fosfato:

a. GOT y GT
b. GPT y ALP
c. GOT y GPT
d. GPT y GT

883. Son estudios de tipo descriptivo:

a. Ensayos clínicos
b. Estudios de cohortes
c. Series de casos clínicos
d. Estudios de casos y controles

884. El antígeno más inmunógeno del Sistema Kell, es:

a. X b. Jsb c. Kpa d. K

885. De las siguientes pruebas en líquido sinovial cual posee menor interés clínico:

a. proteínas totales
b. recuento de leucocitos
c. diferenciación de leucocitos
d. glucosa conjuntamente con la glucemia

886. El análisis por hibridación fluorescente in situ (FISH):

a. Mapea el material genético presente en las células de una persona, mediante sondas que emiten fluorescencia
b. Es una técnica utilizada para marcar micobacterias y visualizarlas en un microscopio de fluorescencia
c. Se utiliza para la determinación de la hemoglobina glicosilada
d. Se utiliza para la visualización de líquidos estériles

887. Orden de procesamiento de las muestras:

a. Muestra de pacientes recién ingresados. Muestras urgentes. De persona hospitalizada y las procedentes de consultas externas y atención primaria
b. Muestras urgentes. De pacientes recién ingresados. De personas hospitalizadas. Procedentes de consultas externas y atención primaria
c. Muestras urgentes. De persona hospitalizada. De pacientes recién ingresados. Procedentes de consultas externas y atención primaria
d. Muestras procedentes de consultas externas y atención primaria. De personas hospitalizadas. De pacientes recién ingresados. Muestras urgentes

888. La calprotectina fecal:

a. Está disminuida en pacientes con enfermedad inflamatoria intestinal
b. Es una hormona antidiurética
c. Es una proteína procedente de los neutrófilos
d. Es una enzima proteolítica liberada por el páncreas

889. Uno de los siguientes microorganismos NO es una enterobacteria:

a. Citrobacter   b. Escherichia
c. Haemophilus   d. Serratia

890. Cuál de estos métodos utilizados para la determinación de lipoproteínas es el de referencia:

a. Métodos de ultracentrifugación
b. Métodos electroforéticos
c. Métodos de precipitación polianiónica
d. Métodos de determinación de colesterol de las HDL

891. Un laboratorio acreditado por una norma ISO implica que:

a. Cumple los requisitos de gestión sobre la reglamentación OACI/IATA
b. Cumple los requisitos del CLIA
c. Asegura su calidad y competencia técnica
d. Está exento de un control externo

892. Sobre las hormonas tiroideas:

a. La T3 y la T4 se liberan rápidamente a las células de los tejidos
b. Ejercen sobre el metabolismo un comienzo lento y una acción prolongada
c. Casi nada de la T4 secretada por el tiroides se convierte en T3
d. Sus receptores están en la membrana plasmática

893. Por lo general se considera el método diagnóstico dotado de la mayor sensibilidad frente a las micosis:

a. El aislamiento del hongo mediante un cultivo
b. La tinción de calcoflúor
c. El estudio del metabolismo respiratorio del hongo
d. La inmunodifusión radial

894. Qué determinación NO precisa una muestra con anticoagulante:

a. Tiempo de Protrombina
b. Determinación de la VSG
c. Glucosa basal
d. Hemoglobina

895. La cadena de TSH que le confiere su actividad y especificidad biológica es:

a. Cadena α
b. Cadena β
c. Ambas
d. TR

896. Principal órgano hematopoyético en la etapa infantil:

a. La médula ósea de todo el esqueleto
b. El hígado
c. El timo
d. El bazo

897. El test de Coombs indirecto en una madre cuyo hijo presenta una anemia hemolítica se emplea para:

a. Detectar anticuerpos Ig M
b. Detectar hematíes maternos recubiertos de anticuerpos
c. Detectar hematíes fetales recubiertos de anticuerpos
d. Detectar anticuerpos inmunes contra antígenos fetales

898. Presencia de grasa en las heces:

a. Melenas
b. Lipidosis
c. Esteatorrea
d. Grasorrea

899. La proteína C:

a. es un inhibidor de la coagulación
b. es activada por la protrombina
c. inactiva el factor V y VIII
d. es inhibida por el C1- inhibidor

900. Las empresas que transportan las muestras biológicas deben tener en cuenta tres variables principales:

a. Trazabilidad, tiempo y temperatura
b. Temperatura, disposición y vehículos adecuados
c. Fase preanalítica, analítica y postanalítica
d. Solo es necesaria la acreditación correcta de la empresa

901 C	926 A	951 C	976 A
902 C	927 C	952 B	977 C
903 B	928 D	953 C	978 A
904 C	929 D	954 C	979 D
905 C	930 B	955 D	980 D
906 B	931 A	956 C	981 D
907 C	932 A	957 D	982 A
908 D	933 A	958 B	983 A
909 A	934 D	959 A	984 C
910 C	935 A	960 D	985 A
911 B	936 D	961 D	986 C
912 D	937 A	962 A	987 D
913 D	938 C	963 B	988 D
914 B	939 C	964 C	989 C
915 D	940 C	965 C	990 C
916 B	941 B	966 B	991 B
917 B	942 B	967 C	992 A
918 C	943 B	968 A	993 B
919 A	944 C	969 D	994 B
920 A	945 D	970 B	995 D
921 B	946 C	971 A	996 A
922 D	947 B	972 D	997 A
923 B	948 B	973 A	998 A
924 C	949 D	974 D	999 D
925 B	950 D	975 C	100 D

FALLOS:

901. La glándula paratiroides produce hormonas paratiroideas que intervienen en la regulación de los niveles en sangre de:

a. Na   b. K   c. Ca   d. Cl

902. Sobre Coxiella burnetii, es FALSO:

a. Es un microorganismo intracelular obligado
b. Para su aislamiento se requieren cabinas de seguridad biológica de nivel 3
c. En subcultivos se produce un cambio a fase II que es altamente contagiosa
d. Para el diagnóstico de la forma aguda es significativo un título de IgG mayor de 1/128 de antígeno en fase II

903. La prueba rápida para la mononucleosis infecciosa detecta en sangre total un tipo de proteínas sanguíneas conocidas como Anticuerpos Heterófilos, producidos por el sistema inmune en respuesta a la infección por:

a. Parvovirus B19
b. Virus de Epstein-Barr
c. Adenovirus
d. Parainfluenza virus

904. Sobre el espectro electromagnético, es FALSO:

a. Las radiaciones más energéticas son las de menor longitud de onda y mayor frecuencia
b. Las radiaciones más energéticas son capaces de inducir en la materia transformándose en nucleares
c. Las radiaciones menos energéticas son los rayos gamma
d. La fluorescencia es un fenómeno de emisión atómica

905. Por mantenimiento preventivo de un equipo entendemos:

a. Las operaciones encaminadas a corregir fallos o averías
b. Las operaciones encaminadas a corregir deterioros
c. Las operaciones de mantenimiento periódico y programado
d. Todas ellas se encuadran dentro del mantenimiento preventivo

906. Qué es una aféresis:

a. Extracción de sangre total para donación
b. Extracción de sangre, separación de sus componentes, reteniendo las partes que se necesitan y devolviendo el resto al paciente
c. Extracción de sangre, separación de sus componentes, utilización de las partes que se necesitan desechando el resto
d. Extracción de plaquetas

907. Cuál es la reacción serológica para el diagnóstico de sífilis que pertenece a las pruebas treponémicas:

a. USR
b. VDRL
c. FTA-ABS
d. RPR

908. Sobre los sistemas tampón de pH y su acción en el organismo:

a. Son una mezcla de un ácido aceptor de protones y su base conjugada
b. El mayor efecto amortiguador corresponde a las proteínas
c. No actúan en el líquido intracelular
d. El ácido carbónico se convierte en dióxido de carbono yagua mediante una reacción enzimática

909. Si queremos realizar la determinación de Ácido Vanilmandélico - Catecolaminas - Metanefrinas en orina de 24 horas, qué debemos hacer antes de comenzar la recogida de la misma:

a. Se añadirán 10 ml de ácido clorhídrico 6N al recipiente
b. Se añadirán 10 ml de ácido glacial al recipiente
c. Se añadirán 10 ml de ácido sulfúrico 6N al recipiente
d. No se añadirá nada al recipiente

910. Cuál es el principal biomarcador fecal para diagnóstico y seguimiento de enfermedad inflamatoria intestinal (EII):

a. Sangre oculta en heces
b. Cuerpos reductores
c. Calprotectina
d. Determinación de leucocitos en heces

911. Cuál es la isoenzima de la CPK más específica del miocardio:

a. CK-MM
b. CK-MB
c. CK-BB
d. CK-SS

912. Sobre la cuantificación de colesterol por métodos enzimáticos, es FALSO:

a. requieren hidrólisis previa de colesterol y ásteres de colesterol
b. usan la enzima colesterol oxidasa
c. se mide el agua oxigenada formada en la reacción del colesterol + oxígeno + oxidasa
d. son muy sensibles a interferencias y no se usan

913. Con relación al ácido láctico (lactato) en líquido cefalorraquídeo, es FALSO:

a. Está aumentado en meningitis bacteriana
b. Se produce por un metabolismo anaerobio del SNC
c. Su concentración es independiente de la sanguínea
d. Está disminuido en meningitis bacteriana

914. Qué entendemos por parada cardiorrespiratoria:

a. Cuando detenemos voluntariamente la respiración y no oímos latidos
b. Cese brusco e inesperado de la respiración y circulación de la sangre espontáneas, de forma potencial mente reversible
c. Cuando hay respiración y no hay latidos
d. Cese brusco e inesperado de la respiración con circulación fluida de la sangre

915. Según las reglas de Landsteiner, si un paciente carece de anticuerpos ABO en suero, que antígenos están presentes en sus glóbulos rojos:

a. A
b. B
c. Ninguna
d. Ambas

916. En el test de Coombs directo se investiga:

a. Sí en el suero existen anticuerpos incompletos
b. La presencia de anticuerpos incompletos en la superficie de los hematíes
c. La presencia de anticuerpos completos en el suero
d. La presencia de antígenos en la superficie de los hematíes

917. Cuál, de las siguientes, es una neoplasia de células T:

a. Tricoleucemia
b. Linfoma de Hodgkin
c. Linfoma de Burkitt
d. Mieloma

918. Cuál de estos marcadores bioquímicos NO sería de utilidad en un proceso inflamatorio o infeccioso:

a. Procalcitonina
b. Proteína C Reactiva
c. Colesterol
d. Lactato

919. La hemoglobina A2 está constituida por:

a. Dos cadenas alfa y dos cadenas delta
b. Dos cadenas alfa y dos cadenas beta
c. Dos cadenas alfa y dos cadenas gamma
d. Dos cadenas alfa y dos cadenas epsilon

920. Qué técnica tiñe específicamente las regiones centroméricas de cada cromosoma y otras regiones que contienen heterocromatina constitutiva:

a. Bandas C
b. Bandas G
c. Bandas R
d. Bandas Q

921. Se define gravimetría:

a. Como la medida de gravedad
b. Como la medida de un peso
c. Como la medida de precipitación de una disolución
d. Como la medida de solubilidad

922. Qué microscopio utilizaríamos para visualizar un virus:

a. Microscopio óptico
b. Microscopio de contrate de fases
c. Microscopio de campo oscuro
d. Microscopio electrónico

923. Para diferenciar si los blastos son de origen mieloide o linfoide en un paciente con leucemia, se usará la tinción:

a. Tinción de PAS
b. Tinción de la peroxidasa
c. Tinción de Perls
d. Tinción de May-Grünwald-Giemsa

924. La cooximetría es una técnica:

a. Que por potenciometría indirecta permite determinar la concentración de hemoglobina total y sus fracciones
b. Amperométrica, que ayuda a valorar el cuadro clínico y el posible desplazamiento de la curva de disociación del oxigeno
c. Espectrofotométrica que permite determinar la concentración de hemoglobina total y sus fracciones
d. Que por potenciometría indirecta, nos ayuda a valorar la capacidad efectiva del transporte de oxigeno

925. El tiempo de reptilasa se diferencia del TT (Tiempo de Trombina) en que su alargamiento detecta la presencia de:

a. déficit de factores de la vía común
b. heparina
c. anticoagulantes lúdicos
d. déficit de factores de contacto

926. En el hipotiroidismo subclínico:

a. El valor de TSH está elevado y el de las hormonas circulantes está dentro de la normalidad
b. El valor de TSH está disminuido y el de las hormonas circulantes está dentro de la normalidad
c. Los valores de TSH y el de las hormonas circulantes están disminuidos
d. Los valores de TSH y el de las hormonas circulantes están aumentados

927. Pueden verse afectados si una orina permanece expuesta a la luz:

a. Células
b. Cilindros
c. Urobilinógeno
d. Glucosa

928. Para un examen en fresco el microscopio debe tener:

a. Carro hidráulico
b. Objetivo x 100 seco
c. Objetivo x 100 de inmersión
d. Objetivo x 40

929. En los anticuerpos, las propiedades biológicas (pasaje placentario, fijación de complemento...) dependen de:

a. Regiones N y C terminales
b. Fracción Fab
c. Peso molecular
d. Fracción Fc

930. Cuando se adoptan los criterios de estandarización de WHO/OMS (Preparación Internacional de Referencia 75/502), 1 unidad equivale a:

a. 1,0 ng de proteína IgE
b. 2,42 ng de proteína IgE
c. 4,84 ng de proteína IgE
d. 0,242 ng de proteína IgE

931. Sobre los anticuerpos del sistema Rh:

a. Son anticuerpos inmunes
b. El anticuerpo anti-Rh más frecuente es el anticuerpo E
c. No atraviesan la barrera placentaria
d. Las tres son correctas

932. El medio de Stuart es un:

a. Medio de transporte que preserva la viabilidad de diferentes tipos de bacterias
b. Medio selectivo que permite el crecimiento de Corynebacterium
c. Medio de enriquecimiento para el crecimiento de anaerobios
d. Medio de cultivo para la realización de antibiograma

933. En disoluciones de la misma concentración de dos ácidos débiles monopróticos AH y BH, se comprueba que la concentración del anión A- es mayor que la concentración del anión B-:

a. El ácido HA es más fuerte que el ácido HB
b. El valor de la constante de disociación de HA es menor que la constante de disociación de HB
c. El pH de la disolución de ácido HA es mayor que el pH de la disolución del ácido HB

934. Qué tipo de sustancias químicas NO son potencialmente peligrosas en el laboratorio:

a. Tolueno
b. Bromuro de etidio
c. Ácido clorhídrico
d. Isótonas

935. El Ciclo Formativo de Grado Superior Laboratorio Clínico y Biomédico tiene una duración de:

a. 2000 horas
b. 1000 horas
c. 1500 horas
d. 1200 horas

936. Los factores que observa e investiga la epidemiología son:

a. Tiempo
b. Persona
c. Lugar
d. Los tres

937. No es un mecanismo de acción a los antibióticos:

a. Desactivación del sistema inmune
b. Inhibición de síntesis de pared celular
c. Alteración de membrana plasmática
d. Inhibición de síntesis de ácidos nucléicos

938. Qué medio de los siguientes utilizarías como medio diferencial y selectivo para el aislamiento de Salmonella y Shigelia:

a. Agar PEA
b. Agar TCBS
c. Agar XLD
d. Cualquiera de los anteriores

939. La enfermedad inmunitaria más relacionada con el HLA B27 es:

a. Enfermedad celíaca
b. Artritis reumatoide
c. Espondilitis anquilosante
d. Enfermedad de Reiter

940. Qué son los cuerpos de Pappenheimer:

a. Precipitados de Hb
b. Residuos nucleares
c. Acúmulos de hemosiderina
d. Agregados ribosómicos

941. Qué parte del microscopio se clasifica según su distancia focal:

a. El ocular
b. El objetivo
c. El condensador
d. La fuente de luz

942. Cuál de estos microorganismos es un bacilo gram negativo:

a. Listeria
b. Legionella
c. Neisseria
d. Nocardia

943. Enfermedad autoinmune que se manifiesta como una afectación inflamatoria crónica de las glándulas salivales y lagrimales:

a. Fenómeno de Raynaud
b. Síndrome de Sjögren
c. Enfermedad de Basedow
d. Enfermedad de Crohn

944. Dentro de los documentos clínicos encontramos la Historia Clínica, la cual podemos definir como:

a. Impreso que recoge toda la información generada por las actuaciones del equipo sanitario con el paciente
b. Conjunto organizado de impresos que recoge la información general del paciente
c. Conjunto organizado de la información generada por todas las actuaciones del equipo sanitario con el paciente
d. Documento que recoge toda la información clínica del paciente, generado por el médico especialista

945. Es FALSO:

a. El laboratorio de Urgencias está al servicio de las situaciones de urgencia y emergencia dentro de un hospital, en un contexto de calidad y tiempos de respuesta mínimos
b. El panel de pruebas urgentes, encontramos determinaciones que pueden condicionar o modificar de forma inmediata la actitud terapéutica
c. La heparina de litio es el aditivo de preferencia para la realización de gasometrías en el estudio de la función respiratoria y del equilibrio ácido-base en sangre total
d. Las sales del ácido etilendiaminotetraacético no son las apropiadas para la realización del hemograma

946. Indique la FALSA:

a. Durante la fase de hibridación en la PCR, los primers que están en la master mix se unen a sus secuencias (específicas. complementarias
b. En la fase de elongación de la PCR la Taq polimerasa incorpora los nucleótidos para replicar el fragmento de ADN
c. La PCR tiene un límite de tamaño del fragmento que puede amplificar, pero los fragmentos de más de 5000 pb son frecuentes
d. Los cebadores o primers son secuencias de una sola cadena de 10 a 30 nucleótidos, que se unen en unas zonas específicas de cada una de las cadenas desnaturalizadas del ADN

947. Cuál de estos componentes es un alcaloide de la familia metilxantina que interviene en la estimulación del Sistema Nervioso Central:

a. Paracetamol
b. Teofilina
c. Digoxina
d. Fenobarbital

948. En el diagnóstico de la infección por VIH están disponibles diferentes pruebas serológicas. Cuál de las que se citan a continuación se utiliza en el screening de esta infección:

a. Inmunofluorescencia indirecta (IFI)
b. Enzimoinmunoanálisis (EIA)
c. Análisis por radioinmunoprecipitación (RIPA)
d. Western Blot (WB)

949. Cuál de estos medios de cultivo utilizarías para aislar las levaduras:

a. SS Agar
b. EMB Agar
c. CNA agar
d. Sabouraud Dextrose agar

950. Sobre la calibración de equipos:

a. Se entiende por calibración la comparación de un sistema de medición frente a estándares conocidos
b. Tiene que haber un plan de calibración de equipos que defina la actividad a realizar y su periodicidad
c. Deberán calibrarse los equipos de medición y ensayo que lo precisan antes de su puesta en servicio
d. Las tres son correctas

951. Determinación que se debe realizar para valoración de vacunación de Hepatitis B:

a. Antígeno de superficie: Ag HBs
b. Anticuerpo anti proteínas del core tipo IgG: AcHBc
c. Anticuerpo de superficie Ac HBs
d. Anticuerpo frente al Antígeno 'e': anti HBe

952. Ante un hallazgo de TSH alterada, el siguiente parámetro a realizar es:

a. T4
b. LT4
c. T3
d. LT3

953. En espectrofotometría, el empleo de blancos antes de realizar una lectura elimina las interferencias de:

a. Sólo de absorción del solvente
b. Absorción y reflexión de la cubeta
c. Absorción y reflexión del solvente y la cubeta
d. Sólo absorción de la cubeta

954. En la determinación de drogas de abuso, la identificación del paciente pertenece a la fase.

a. Post-analítica
b. Analítica
c. Pre-analítica
d. Ninguna de las tres

955. La función de un condensador en un microscopio es:

a. Graduar la cantidad de luz que recibe el objeto
b. Aumentar la imagen
c. Disminuir el índice de refracción
d. Intensificar la luz recibida

956. Qué característica de las siguientes es más típica de las células de la leucemia linfática crónica que de las células de la leucemia linfoblástica aguda:

a. Basofilia citoplasmática
b. Existencia de nucléolos
c. Cromatina nuclear condensada
d. Vacuolas citoplasmáticas

957. Para la toma de muestras los envases deben:

a. Ser estériles
b. Permitir recoger la muestra con la menor manipulación posible
c. Disponer de cierre hermético
d. Todas las anteriores

958. Cómo podemos controlar de forma interna en el laboratorio, las etapas de un proceso analítico:

a. Con una auditoría externa
b. Siguiendo la trazabilidad de dicho proceso
c. Mediante un control externo de referencia
d. Monitorizando el proceso únicamente con indicadores de calidad

959. Qué marcador se encuentra asociado a tumores de mama:

a. CA 15.3
b. CA 125
c. CA 19.9
d. AFT

960. Cuál de estas opciones se ajusta mejor al hallazgo en un paciente de leucocitosis con desviación a la izquierda:

a. Además de un aumento de leucocitos en sangre periférica, se detecta un aumento de la presencia de todos los precursores mieloides en la médula ósea
b. Aumenta la presencia de precursores mieloides en la M.O. y disminuye el número de leucocitos en la sangre circulante
c. Es típico en estos paciente que en la sangre periférica se detecte un aumento del número de monocitos y linfocitos, a expensas de los granulocitos maduros
d. En sangre periférica se detecta un aumento de leucocitos con neutrofilia, detectándose más bandas a expensas de menos granulocitos maduros

961. Las lipoproteínas plasmáticas transportan lípidos por el torrente circulatorio porque son:

a. solubles en agua y no pueden circular solas
b. insolubles en agua y pueden circular solas
c. insolubles en agua y no pueden circular solas
d. solubles en agua y pueden circular solas

962. En relación al fósforo, señale la INCORRECTA:

a. Los niños en período de desarrollo tienen niveles de P más bajos
b. Su absorción está favorecida por la acción de la vitamina D y la hormona del crecimiento
c. En la homeostasia del P intervienen tres órganos: intestino delgado, riñones y esqueleto
d. Sus valores son más bajos de lo normal durante la menstruación

963. Qué aminotransferasa se cuantifica por ser la más especifica para el estudio de la lesión hepática:

a. LDH
b. ALT/GPT
c. AST/GOT
d. Bilirrubina

964. En el estudio de la función hepática, cuál de estas determinaciones NO se realiza para valorar el metabolismo proteico:

a. Albúmina plasmática
b. Síntesis de protrombina
c. Colesterol esterificado
d. Amoniemia

965. En un banco de huesos, método más utilizado que conserva en forma viable los tejidos durante años:

a. La congelación a -20°C
b. La congelación a -180°C
c. La congelación a -80°C
d. Los tejidos no pueden congelarse

966. Sobre los nitritos en orina:

a. Si existe bacteriuria tiene que haber nitritos (+)
b. Algunas bacterias son capaces de transformar los nitratos a nitritos
c. Indican hematuria
d. Indican presencia de levaduras

967. En qué tipo de placas sembrarías un L.C.R.:

a. CNA y McConkey
b. Lowestein
c. Agar Sangre y Chocolate
d. Hektoen

968. En la actualidad, en el screening neonatal además de la fenilcetonuria, qué otra enfermedad es estudiada:

a. Hipotiroidismo
b. Celiaquía
c. Galactorrea
d. Hipertiroidismo

969. Para la identificación de cándida albicans, se utiliza:

a. Prueba de oxidasa
b. Test de Graham
c. La gota gruesa
d. Prueba de la filamentación

970. El aislamiento de campylobacter spp en coprocultivos requiere una temperatura de incubación de:

a. 20 ºC
b. 42 ºC
c. 30 ºC
d. 37 ºC

971. Los eosinófilos:

a. Constituyen el 2-5% de los leucocitos en sangre periférica
b. Constituyen menos del 0,2% de los leucocitos en sangre periférica
c. Constituyen el 90% de los polimorfonucleares
d. Provienen de los ganglios linfáticos

972. Para la prueba de sangre oculta en heces, cuál es más específica:

a. tabletas reactivas con guayacol
b. tabletas reactivas con ortotolidin
c. reacción del perclorato de hierro
d. métodos inmunoquímicos

973. El diagnóstico diferencial de la leucemia mieloide crónica viene determinado por:

a. La aparición cromosoma Philadelphia (Ph1)
b. Mínima leucocitosis
c. Niveles séricos de vitamina B12 y ácido fólico normales
d. Todas correctas

974. Es FALSO:

a. La Novobiocina se utiliza para identificar S. saprophyticcus
b. La Optoquina se utiliza para identificar a S. pneumoniae
c. La Bacitricina se utiliza para identificar a S. pyoneges
d. La Penicilina se utiliza para identificar a S. aureus

975. Es FALSO que el Clostridium botulinum es un bacilo Gram positivo que produce:

a. Una enfermedad que se presenta con debilidad y mareo
b. Una neuro toxina que se une a las neuronas motoras inhibiendo la neuro transmisión
c. Una enfermedad caracterizada por Espasmos musculares
d. Una enfermedad llamada botulismo

976. El medio de cultivo Thayer-Martin es un medio selectivo para la identificación de:

a. Neisseria
b. Candida Albicans
c. Staphilococcus epidermidis
d. Proteus mirabilis

977. Cuál de estos resultados corresponde a hipotiroidismo subclínico:

a. TSH baja y Tiroxina (T4) baja
b. TSH alta y Tiroxina (T4) disminuida
c. TSH alta y Tiroxina (T4) normal
d. ninguna de las anteriores

978. Entre las aplicaciones de la técnica de PCR (Polymerase chain Reaction) NO está:

a. Detectar alteraciones cromosómicas
b. Detectar mutaciones genéticas
c. Detectar oncogenes
d. Detectar patógenos

979. A la hora de interpretar un resultado positivo de un urocultivo de orina obtenida por punción suprapúbica, es significativo un recuento de:

a. >102 ufc/mL
b. >103 ufc/mL
c. >105 ufc/mL
d. Cualquier recuento es significativo

980. Para dosaje de hemoglobina se usa en general:

a. Su conversión a ferrihemoglobina
b. Su conversión a ferrohemoglobina
c. Su conversión a cianhemoglobina
d. Su conversión a cianmetahemoglobina

981. En relación al test de filamentación:

a. Sirve para la identificación de C. albicans
b. Es un test en desuso, que no se utiliza actualmente
c. Se realiza incubando colonias de la levadura con suero a 35°C durante 3 horas
d. La a y c son ciertas

982. El EDTA produce su efecto anticoagulante por el siguiente mecanismo:

a. Es un quelante del calcio
b. Inhibe el paso de protrombina a trombina
c. Interfiere en el proceso de ionización del calcio
d. Diluye la sangre

983. En el estudio de las Lipoproteínas, indique la FALSA:

a. la lipoproteína 'a' (Lp-a) tiene la misma densidad que las LDL
b. la nomenclatura de las diferentes lipoproteínas se basa en rango de densidades
c. la enzima Lecitin-Colesterol-Acil-Transferasa (LCAT) esterifica el colesterol libre
d. la mayor parte de las grasas que ingerimos en la dieta se hallan en forma de Triglicéridos

984. Los valores máximos y mínimos de lectura de un equipo lo define:

a. La fiabilidad
b. El alcance
c. El rango de medida
d. La exactitud

985. Cuál de estas normas UNE-EN ISO es específica para los laboratorios clínicos:

a. 15189:2007
b. 9001:2008
c. 14001:2004
d. 27001:2005

986. Cuál de estas hormonas que intervienen en la ovulación son producidas en la hipófisis:

a. LH y progesterona
b. Estrógeno y progesterona
c. FSH y LH
d. FSH y progesterona

987. Qué información genética proporcionan los test de hemaglutinación sobre los antígenos de los hematíes:

a. Genotipo
b. Polimorfismo
c. Cigosidad
d. Fenotipo

988. La separación de componentes de distinta densidad de una muestra heterogénea la realizaremos por

a. Filtración
b. Tamizado
c. Atracción magnética
d. Sedimentación

989. El método de Van de Kamer sirve para determinar en el estudio de heces:

a. Sangre oculta
b. Creatorrea
c. Esteatorrea
d. Leucocitos

990. Dentro de los documentos médicos de la historia cínica hospitalaria se encuentra:

a. Hoja de terapéutica
b. Gráfica de constantes vitales
c. Hoja de anamnesis y exploración clínica
d. Hoja del plan de cuidados de enfermería

991. En procesos de equilibrio químico cuando se trata de gases se puede afirmar:

a. Kp y Kc siempre tienen dimensiones
b. Kp y Kc pueden ser adimensionales
c. Kp siempre tiene dimensión y Kc puede ser adimensional

992. Cuándo se considera un crecimiento bacteriano significativo:

a. Cuando en un cultivo se obtienen más de 100.000 col/ml
b. Cuando en un cultivo se obtienen, al menos, más de 10.000 col/ml
c. Cuando en un cultivo se obtienen más de 100 col/ml
d. Cuando en un cultivo se obtienen más de 10 col/ml

993. El método de referencia recomendado por las organizaciones internacionales para la determinación de glucosa es:

a. método de la o-toluidina
b. método de la hexoquinasa
c. método de la glucosa oxidasa y peroxidasa
d. método químico reductimétrico

994. Un paciente con presencia de Anticuerpos Antipéptidos Citrulinados es susceptible de padecer:

a. Síndrome de Sjögren
b. Artritis Reumatoide (AR)
c. Esclerosis sistémica
d. Lupus eritematoso sistémico

995. Con respecto al test de filamentación o del tubo germinal,:

a. Es útil para diferenciar Candida albicans del resto de especies de Candida
b. Consiste en inocular varias colonias de levaduras en suero
c. Se incuba el suero a 37 ºC durante 2-4 horas
d. Las tres son correctas

996. Ante síntomas como hipogonadismo, trastornos menstruales, infertilidad, se requiere la determinación de:

a. Tiroxina (T4)
b. Glucagón
c. Alcalosis metabólica
d. Alcalosis respiratoria

997. Qué bacteria es la principal causa de gastroenteritis en países desarrollados:

a. Campylobacter
b. Brucella spp
c. Legionella spp
d. Shigella spp

998. La glucorraquia está disminuida en:

a. Carcinomas meníngeos
b. Infecciones virales
c. Meningitis no infecciosas
d. Diabetes mellitus

999. Qué magnitud NO es válida cuando el hemograma se realiza con la muestra conservada a 4° Centígrados durante 24 horas:

a. Leucocitos
b. Hematíes
c. Plaquetas
d. Recuento diferencial leucocitario automatizado

1000. No se determina habitualmente por espectrofotometría de absorción atómica:

a. Cromo en orina
b. Mercurio en orina
c. Arsénico en orina
d. Yodo en orina

1001 B	1026 A	1051 D	1076 A
1002 A	1027 D	1052 D	1077 B
1003 C	1028 C	1053 A	1078 A
1004 D	1029 B	1054 A	1079 D
1005 A	1030 D	1055 A	1080 B
1006 B	1031 A	1056 C	1081 A
1007 C	1032 B	1057 D	1082 A
1008 A	1033 B	1058 D	1083 B
1009 C	1034 B	1059 C	1084 C
1010 B	1035 C	1060 D	1085 A
1011 A	1036 A	1061 C	1086 C
1012 A	1037 D	1062 B	1087 B
1013 A	1038 C	1063 D	1088 A
1014 C	1039 A	1064 D	1089 A
1015 B	1040 D	1065 C	1090 D
1016 D	1041 C	1066 D	1091 C
1017 C	1042 A	1067 D	1092 A
1018 B	1043 A	1068 D	1093 D
1019 C	1044 D	1069 C	1094 C
1020 B	1045 A	1070 C	1095 D
1021 C	1046 A	1071 D	1096 B
1022 A	1047 B	1072 D	1097 B
1023 A	1048 C	1073 C	1098 B
1024 C	1049 D	1074 A	1099 B
1025 B	1050 B	1075 C	1100 B

FALLOS:

1001. En biología moléculas, se conoce como astringencia:

a. Al grado de interés o afinidad del ácido nucleico diana por sus cebadores
b. Al grado de interés o afinidad de la sonda por su ácido nucleico diana
c. Al grado de radioactividad no fijada mediante solución de lavado
d. Al grado de hibridación a través de las diferentes fuerzas iónicas

1002. Cuál es el anticoagulante de elección para la realización de recuentos celulares y la preparación de extensiones de sangre:

a. EDTA
b. Heparina
c. Citrato
d. Oxalato

1003. El complejo molecular CD3

a. Es un conjunto de proteínas que interaccionan entre si y tienen el papel de destruir enzimáticamente las dianas
b. Llega a las regiones de inflamación por la acción de quicio-atrayentes
c. Es un marcador de las células T que asiste en la traducción de la señal al interior de la célula, cuando un antígeno se une al TCR en la superficie linfocitaria
d. Ninguna de las anteriores es correcta

1004. Las pruebas de función renal tienen como fin:

a. Detectar la presencia de una lesión en el riñón
b. Localizar el lugar de la lesión
c. Cuantificar el grado de la lesión
d. Las tres son correctas

1005. Cuál de estas pruebas bioquímicas es más indicadora de la función hepática:

a. Determinación de la bilirrubina sérica
b. Cuantificación de las globulinas séricas
c. Determinación de HBsAg (antígeno de superficie de la hepatitis B)
d. Determinación del colesterol

1006. No se detecta oxidasa en:

a. Los microorganismos aerobios facultativos
b. Los microorganismos anaerobios estrictos
c. Los microorganismos anaerobios facultativos
d. Se detecta en todos

1007. Cuál causa el tracoma:

a. Mycoplasma trachomatis
b. Micobacterium trachomatis
c. Chlamydia trachomatis
d. Borrelia trachomatis

1008. Cuál de estas células NO presenta núcleo:

a. glóbulo rojo
b. proeritroblasto
c. entroblasto ortocromático
d. eritroblasto basófilo

1009. En el metabolismo del eritrocito, el glutatión es importante para:

a. obtener energía por vía aeróbica
b. obtener energía por vía anaeróbica
c. mantener el hierro reducido
d. facilitar la formación de triosafosfatos

1010. Conjunto de operaciones que se realizan a un instrumento analítico o equipo de medida para que nos garantice la exactitud de sus especificaciones:

a. Control de calidad
b. Calibración
c. Verificación
d. Mantenimiento

1011. Cuántas moléculas de oxígeno puede fijar una molécula de hemoglobina:

a. 4
b. 1
c. 2
d. 8

1012. La determinación cuantitativa de la excreción de grasas en heces se realiza mediante el test de:

a. Van de Kamer
b. Sudán III
c. Lugol
d. Azul de Nilo

1013. Indica qué prueba de laboratorio NO se utiliza en la predicción del riesgo coronario:

a. Ácidos grasos
b. Colesterol
c. HDL colesterol
d. Triglicéridos

1014. La transferrina, y las fracciones del complemento C3 y C4, en qué fracción de la electroforesis de proteínas se encuentran:

a. Fracción alfa-1
b. Fracción alfa-2
c. Fracción beta
d. Fracción gamma

1015. Según su temperatura de crecimiento, un microorganismo puede ser:

a. Halófilo
b. Mesófilo
c. Microaerófilo

1016. Cuál de estos elementos formes de la sangre NO es una célula:

a. Neutrófilos
b. Hematíes
c. Macrófagos
d. Plaquetas

1017. El método de la C.M.I como prueba de sensibilidad a los antimicrobianos es:

a. Cualitativa. Clasificando la sensibilidad según su halo de resistencia
b. Cuantitativa. Indicando la concentración máxima de antimicrobiano que inhibe al microorganismo
c. Cuantitativa. Indicando la concentración mínima de antimicrobiano capaz de inhibir al microorganismo
d. Cualitativa. Clasificando a los microorganismos en sensibles, intermedios o resistentes

1018. Cuál es la causa más frecuente de basofilia:

a. Enfermedades alérgicas
b. Síndromes mieloproliferativos crónicos
c. Infecciones
d. Síndromes mielodisplásicos

1019. Los niveles de glucosa son bajos en el líquido sinovial si:

a. Son similares a la glucemia del paciente
b. Son inferiores a 60 mg/ dl
c. Presentan una diferencia con la glucosa del paciente superior a 10 mg/dl
d. El líquido sinovial no debe tener glucosa

1020. La reacción en cadena de la polimerasa permite:

a. Obtener muchas réplicas de un segmento de ARN seleccionado
b. Obtener muchas réplicas de un segmento de ADN seleccionado
c. Diferenciar los genes entre sí
d. El análisis de grandes cantidades de genes

1021. Respecto al diagnóstico serológico de infecciones víricas:

a. El diagnóstico de infección aguda o reciente requiere la detección de Ac tipo IgD
b. En las infecciones congénitas las IgM maternas pasan a la circulación fetal a través de la placenta
c. Se denomina seroconversión a un incremento de cuatro veces o superior en título de IgG específica entre dos muestras de suero, una tomada durante la fase aguda y otra en la de convalecencia
d. Los anticuerpos tipo IgG suelen hacerse indetectables entre el primer y el tercer mes siguientes a la infección

1022. La hemoglobina corpuscular media se calcula a partir de:

a. La concentración de hemoglobina y el número de hematíes
b. El hematocrito y el número de hematíes
c. La concentración de hemoglobina y el hematocrito
d. El hematocrito y el IDH

1023. Qué es un alelo:

a. Es una secuencia de ADN situada en un locus
b. Es lo mismo que un cromosoma homólogo
c. Es una célula poliploide
d. Es la posición definida ocupada por un gen en ambos cromosomas homólogos

1024. Inclusiones citoplasmáticas, en forma de varillas, formadas por la fusión de la granulación azurofila en los blastos:

a. Cuerpos de Döhle
b. Sombras de Gumprecht
c. Bastones de Auer
d. Cromatina de Barr

1025. Al margen del método escogido, la determinación de los triglicéridos implica los procedimientos generales de:

a. Hidrólisis del colesterol y medida de la glicerina liberada
b. Hidrólisis de los triglicéridos y medida del glicerol liberado
c. Eliminación del colesterol libre y determinación inicial de los ácidos grasos liberados
d. Ninguna de las anteriores es correcta

1026. Qué marcador cardíaco podemos usar en el diagnóstico de laboratorio:

a. Troponina
b. Procalcitonina
c. GGT
d. HLA-B27

1027. En la proteinuria glomerular, el patrón electroforético de orina muestra:

a. Un bajo porcentaje de albúmina
b. Un gran número de fracciones séricas de elevado peso molecular
c. Una elevación de albúmina
d. Un aumento de la concentración total de proteínas

1028. Si al sembrar una enterobacteria en agar hierro de Kliger aparece un viraje de color rojo a amarillo en el fondo del tubo podremos decir que:

a. Es fermentador de lactosa
b. Es fermentador de sacarosa
c. Es fermentador de glucosa
d. No utiliza azúcares

1029. La síntesis de la hormona prolactina es estimulada por:

a. CRH factor liberador de corticotropina
b. TRH factor liberador de tirotropina
c. MIF factor liberador de melanotropina
d. GnRH factor liberador de gonadotropinas

1030. En qué parte está la lupa principal de un microscopio óptico, que es la que determina el aumento con el que se observa la preparación:

a. Diafragma
b. Platina
c. Ocular
d. Objetivo

1031. La IUPAC considera que una sustancia es un interferente para un método analítico con un nivel de confianza de 99,86% si causa error sistemático:

a. Mayor que 3 veces la desviación estándar encontrada en un adecuado estudio de imprecisión
b. Mayor que 2 veces la desviación estándar encontrada en un adecuado estudio de imprecisión
c. Mayor que 4 veces la desviación estándar encontrada en un adecuado estudio de imprecisión
d. Ninguna de las tres

1032. La reacción colorimétrica en una técnica ELISA es debido:

a. A la unión Antígeno-Anticuerpo
b. A la estimulación de la actividad enzimática por parte del cromógeno
c. Al número de lavados previos a la adición del conjugado

1033. Todas las siguientes son características de los sistemas POCT ('Point of Care Testing'), EXCEPTO:

a. Proporcionan resultados de manera rápida
b. Proporcionan resultados de mayor calidad analítica
c. Permiten el análisis en el lugar de la asistencia médica
d. Pueden ser manipulados por personas no expertas en procedimientos analíticos

1034. Para la determinación indirecta de la fracción LDL-colesterol de las lipoproteínas, se utiliza frecuentemente la fórmula de:

a. Oswald
b. Friedewald
c. Fredrickson
d. Mendel

1035. Técnica electroquímica consistente en medir la intensidad de corriente producida por la oxidación o reducción de especies iónicas:

a. polarografía
b. potenciometría
c. amperometria
d. culombimetría

1036. Los anillos de Cabot son:

a. Restos de membrana nuclear
b. Acúmulos de hemosiderina
c. Ribosomas degradadas
d. Ninguna de las anteriores

1037. En cuál de las siguientes situaciones se puede producir una elevación de CEA (Ag carcinoma embrionario) sin que exista patología tumoral:

a. Insuficiencia renal
b. Paciente fumador
c. Hepatopatía
d. En todas las situaciones anteriores

1038. La cortisona es una hormona producida por:

a. El hígado
b. La hipófisis
c. La cápsula suprarrenal
d. El páncreas

1039. El déficit de algunas moléculas que participan en la respuesta inmune se ha asociado a la aparición de autoinmunidad. Cuál de estos defectos NO se ha asociado con dicha patología:

a. El déficit de los últimos factores de la vía del complemento (de C5 a C9)
b. La falta de expresión del factor de transcripción AIRE en el timo
c. La falta de expresión del factor de transcripción FoxP3 en los linfocitos
d. El déficit de la molécula CTLA-4 en los linfocitos T

1040. Cuándo se deben añadir sustancias antisépticas o bacteriostáticas a los productos sanguíneos:

a. Cuando se va a conservar refrigerada sólo 48 horas
b. Cuando la sangre se ha recogido previamente con CPD
c. Cuando la-sangre va destinada a pacientes inmunodeprimidos
d. En ningún caso deben añadirse sustancias antisépticas o bacteriostáticas

1041. Una parte importante de las plaquetas permanece almacenada en:

a. Médula ósea
b. Pulmones
c. Bazo
d. Hígado

1042. La patología asociada a la hormona ADH (hormona antidiurética) es:

a. Diabetes insípida
b. Enfermedad de Cushing
c. Ausencia de secreción láctea
d. Enfermedad ósea

1043. Técnica de identificación genotípica de microorganismos que consiste en la detección de ácidos nucleicos con amplificación de la diana:

a. PCR (Reacción en Cadena de la Polimerasa)
b. Hibridación con sondas
c. Arrays
d. LiPA (Hibridación Inversa)

1044. La maduración de la línea eritropoyética se caracteriza fundamentalmente por:

a. Aumento progresivo de la acidofilia celular
b. Aumento progresivo de la basofilia celular
c. Disminución del contenido de RNA
d. Son correctas A y C

1045. Cuál de estas es la secuencia normal del desarrollo del granulocito:

a. Mieloblasto, promielocito, mielocito, metamielocito, cayado y granulocito
b. Mieloblasto, metamielocito, promielocito, mielocito, cayado y granulocito
c. Mielocito, mieloblasto, promielocito, metamielocito, cayado y granulocito
d. Promielocito, metamielocito, mieloblasto, mielocito, cayado y granulocito

1046. Qué medio diferencial y selectivo, contiene tiosulfato, sales biliares, azul de bromotinol, fucsina y citrato de hierro, para observar la producción de ácido sulfhídrico:

a. Hektoen
b. Selenito
c. EIMB
d. Lowestein

1047. Se conoce como 'potencial zeta':

a. Cuando los determinantes están ocultos o situados en una 'hendidura' del antígeno
b. A que los hematíes, las bacterias y las partículas inertes tienen carga neta negativa en su superficie
c. Cuando la reacción directa entre la aglutinación y la concentración se da a temperatura baja
d. Las tres son correctas

1048. Qué es la capacidad de difusión:

a. Capacidad de unirse dos átomos neutros
b. Propiedad física que permite medir la capacidad de atracción entre sustancias
c. Indica si dos sustancias, puestas en contacto, tienden a mezclarse

1049. Para la recogida de una orina de 24 horas informaremos al paciente de:

a. Cómo tiene que recoger la muestra
b. Dónde tiene que entregar la muestra
c. No es nuestra función dar este tipo de información
d. Son correctas A y B

1050. Sobre los medios de cultivo bacteriano, señale la asociación INCORRECTA:

a. Medio de Löwestein→Micobacterias
b. Medio de Thayer→Martin-Corynebactium
c. Medio de Chapman→Staphylococcus
d. Medio Hektoen→Salmonella y Shigella

1051. Es FALSO:

a. El procesamiento de una jeringa venosa/arterial ha de realizarse antes de los 30 minutos posteriores a su extracción
b. Se recomienda despreciar la primera parte de la muestra de una jeringa antes de su análisis para evidenciar la presencia de coágulos en la misma
c. El anión gap es la diferencia entre las concentraciones de cationes y los aniones medidos en una muestra
d. Como causa de una hiperventilación profunda suele aparecer acidosis respiratoria

1052. Cuál de estas lipoproteinas es clasificada como de alta densidad

a. VLDL   b. IDL   c. LDL   d. HDL

1053. El péptido C está íntimamente relacionado con la hormona:

a. Insulina
b. Glucagón
c. ACTH
d. Cortisona

1054. Respecto a los datos de laboratorio en la hemofilia A y B, es FALSO:

a. El tiempo de coagulación en tubo estará acortado
b. Tiempo de recalcificación prolongado
c. Hay alargamiento del tiempo de cefalina
d. El tiempo de protrombina es normal

1055. Cuál de estas inmunoglobulinas sintetiza de manera más precoz:

a. Ig M   b. Ig G   c. Ig A   d. Ig E

1056. La prueba de Western-blot se usa para:

a. la detección de antígenos del VHC
b. la detección de anticuerpos del VHD
c. la confirmación del VIH
d. la confirmación de VHC

1057. Un líquido cefalorraquídeo puede ser xantocrómico por:

a. bilirrubina en plasma >15 mg/dl
b. demora de centrifugado de líquido cefalorraquídeo hemático
c. contaminación con desinfectante yodado de zona de punción
d. Las tres son ciertas

1058. Los cuerpos de Howell-Jolly son:

a. Partículas de hemosiderina unidas a material proteico
b. Restos de la membrana nuclear que adoptan una forma de línea curva cerrada a modo de anillo
c. Precipitados de hemoglobinas inestables en el citoplasma de los hematíes
d. Restos nucleares que forman uno o varios corpúsculos redondos

1059. Queremos realizar una determinación de glucosa. Después de la extracción de una muestra de sangre en un tubo de bioquímica, con gel separador sin centrifugar:

a. Se podrá almacenar el tubo el tiempo que queramos, para luego realizar las pruebas que sean necesarias
b. Mantendremos el tubo dos horas a temperatura ambiente antes de centrifugarlo
c. Centrifugaremos lo antes posible después de que se forme coágulo
d. Congelaremos la muestra antes de centrifugarla

1060. No se recomienda la monitorización de un fármaco cuando:

a. Se sospecha incumplimiento del tratamiento
b. Se sospechan interacciones con otros medicamentos
c. Se sospechan posibles síntomas de toxicidad
d. Termine el tratamiento

1061. Las secuencias de nucleótidos que codifican proteínas se conocen como:

a. Codones
b. Intrones
c. Exones
d. Anticodones

1062. En la preparación de agua de calidad para su uso en laboratorio, qué tratamiento NO es efectivo en la eliminación de iones disueltos:

a. Destilación
b. Carbón activo
c. Osmosis inversa

1063. Las endotoxinas son fabricadas:

a. Únicamente por bacterias grampositivas
b. Indistintamente por bacterias grampositivas y gramnegativas
c. Las bacterias no producen endotoxinas
d. Únicamente por bacterias gramnegativas

1064. El programa de aseguramiento de calidad en un laboratorio de diagnóstico clínico debe incluir una serie de pautas:

a. Han de describirse los procedimientos documentados de las técnicas que se llevan a cabo en el laboratorio
b. Cualquier trabajador que se incorpore por primera vez precisa un periodo de adaptación y formación
c. Seguir un plan de mantenimiento periódico y controles de calidad
d. Todas están incluidas

1065. El material semicrítico según el riesgo de producir infección por su uso, pueden ser:

a. Cuña y botella de orina
b. Camas hospitalarias
c. Otoscopios
d. Instrumental quirúrgico y dental

1066. Qué determinación utilizaría para identificar una muestra como orina, en caso de duda:

a. Sodio y potasio
b. Tira reactiva
c. Fosfato
d. Urea y creatinina

1067. A qué puede deberse la pseudotrombopenia:

a. A la formación de agregados plaquetarios
b. A la presencia de satelitismo plaquetario
c. A la presencia de plaquetas gigantes
d. Las tres son correctas

1068. El principio por el que el paciente debe recibir el trato y atención que merece es el de

a. Autonomía
b. Beneficencia
c. No maleficencia
d. Justicia

1069. El Nodo de coordinación para investigación del biobanco del SSPA, se encuentra ubicado en:

a. Sevilla
b. Málaga
c. Granada
d. Córdoba

1070. La presencia de dextrano (expansor de plasma) en la sangre provoca interferencias en algunos métodos de medida de proteínas y bilirrubina a causa de:

a. Cambios en el pH
b. Formación de complejos
c. Formación de precipitados que aumentan la turbidez
d. Absorción en el mismo rango de longitudes de onda

1071. Sobre Haemophilus influenzae:

a. Crece bien en agar chocolate
b. Crece bien incubado con 5-10% de CO2
c. Bacilo o cocobacilo Gram negativo
d. Las tres son correctas

1072. Sobre la proteinuria de Bence-Jones, es FALSO:

a. Determina la presencia de cadenas ligeras de inmunoglobulinas en orina
b. Se asocia a mieloma múltiple, macroglobulinemia y linfomas malignos
c. La electroforesis y la inmunofijación son los mejores métodos de identificación y cuantificación
d. La presencia de proteína de Bence-Jones es detectada siempre por las reactivas de orina

1073. Qué dos enzimas se analizan principalmente, por aumentar la especificidad de la elevación de la fosfatasa alcalina en las alteraciones hepáticas:

a. PSA y LDH
b. GGT y LDH
c. Leucin-aminopeptidasa y 5-NT
d. GOT y GGT

1074. En cromatografía de gases, el gas portador utilizado:

a. Debe ser un gas inerte, evitando su reacción con el analito o la columna
b. Reacciona con el analito para poder identificar a éste
c. Interacciona con la columna cromatográfica
d. No puede ser un gas noble

1075. La isoniazida se utiliza para tratar qué enfermedad:

a. Infecciones Urinarias por Escherichia coli
b. Diarreas infecciosas por Salmonella
c. Tuberculosis
d. Faringitis gonocócica

1076. En la actualidad, el Hospital Universitario 'Marqués de Valdecilla' pertenece a la Gerencia de Atención Especializada Área:

a. I   b. II   c. III   d. IV

1077. Cuál de estas poliglobulias es verdadera y primaria:

a. Poliglobulias hipoxémicas
b. Policitemia vera
c. Poliglobulias por hipoxia citotóxica
d. Poliglobulias por hipoxia local renal

1078. Ante la sospecha de daño en los túbulos renales, qué parámetro de los que se citan a continuación determinaría en suero:

a. ß2 -microglobulina
b. Albúmina
c. pH
d. ß-hidroxibutirato

1079. La Hemofilia es un déficit congénito de un factor. Si en una pareja él es hemofílico y ella sana (no portadora), qué ocurriría con sus hijos:

a. Todos sus hijos varones padecerán la enfermedad
b. El 50% de las hijas serán portadoras
c. El 50% de los hijos varones padecerán la enfermedad
d. Todas las hijas serán portadoras

1080. En la alcalosis metabólica hay:

a. Una carencia primaria de bicarbonato
b. Un exceso primario de bicarbonato
c. Una carencia primaria de ácido carbónico
d. Un exceso primario de ácido carbónico

1081. Los Ag (antígenos. endógenos son procesados y presentados al TCR (receptor de células T) por:

a. MHC (Complejo Mayor de Histocompatibilidad) de clase I
b. MHC de clase II
c. MHC de clase III
d. Ig (inmunoglobulinas) de superficie

1082. Una vez realizado el grupo ABO, se realiza el grupo Rh del paciente, siendo el resultado obtenido D positivo débil (Du):

a. Debe considerarse Rh (-) para recibir transfusiones
b. Sí donara sangre debería considerarse Rh (-)
c. Por la debilidad del antígeno debe evitarse en la medida de lo posible recibir sangre
d. Ninguna de las tres

1083. La función principal de las partículas hdl es:

a. Transportar colesterol desde el hígado a los tejidos
b. Transportar colesterol desde los tejidos al hígado
c. Median en el transporte de la grasa de la dieta
d. La activación y proliferación de las células musculares lisas de las arterias

1084. Cuál de estas sustancias NO se considera un estimulante del Sistema Nervioso Central:

a. Anfetaminas
b. Nicotina
c. Opio
d. Tricíclicos

1085. Las proenzimas son formas precursoras inactivas de las enzimas. A este grupo pertenecen las enzimas:

a. Proteolíticas
b. Almidón
c. Bacterias
d. Levaduras

1086. Cuál NO es una característica de las células plasmáticas:

a. Puede contener vacuolas
b. Su citoplasma es muy basófilo
c. Su núcleo es grande
d. Son redondeadas u ovaladas

1087. Sobre las funciones y medidas de las Apolipoproteínas, es FALSO:

a. la Apolipoproteína B (Apo-B) es el principal mecanismo de transporte para el colesterol endógeno
b. la Apolipoproteína B (Apo-B) es el principal componente polipeptídico de las Lipoproteínas de Alta Densidad (HDL)
c. la metodología inmunoturbidimétrica se usa para la determinación de las Apolipoproteínas (Apo A y Apo B)
d. Para la medición de las Apoproteínas el paciente debe tener un ayuno de 12 a 14 horas

1088. Probabilidad de la existencia de un tumor entre un grupo de control heterogéneo, ante un resultado positivo de la prueba analítica:

a. Valor predictivo positivo
b. Valor predictivo negativo
c. Especificidad
d. Sensibilidad

1089. El anticoagulante que se utiliza preferentemente en los estudios bioquímicos procedentes de urgencias es:

a. Heparina de litio
b. EDTA
c. Citrato trisódico
d. Heparina sódica

1090. Para la determinación de lípidos es frecuente utilizar en laboratorios clínicos:

a. Absorción atómica
b. Técnica continua. Método de Jendrassik
c. Electrodos selectivos
d. Ninguna de las anteriores

1091. En la ambulancia medicalizada en los dispositivos de cuidados críticos y urgencias, qué material es opcional dependiendo de la idiosincrasia del dispositivo:

a. Fonendoscopio
b. Sistema de oxigenoterapia
c. Respirador
d. Medicación oral y parenteral

1092. Cuál es la técnica usada en la carga viral para la amplificación de la señal:

a. Amplificación ADN
b. Amplificación QB
c. NASBA
d. Ninguna de las tres

1093. Para la identificación de las bacterias según su metabolismo proteico se utilizan las siguientes pruebas, EXCEPTO:

a. Prueba de la coagulasa
b. Producción de indol
c. Producción de ácido sulfhídrico
d. Prueba de la catalasa

1094. Las cinco fracciones que obtenemos en un proteinograma son:

a. Albúmina y las lipoproteínas α1, α2, β y γ
b. Prealbúmina, albúmina y las globulinas α, β y γ
c. Albúmina y las globulinas α1, α2, β y γ
d. Albúmina, enzimas y globulinas α1, α2, y γ

1095. Sobre el microscopio electrónico:

a. Las lentes son campos magnéticos
b. Se producen electrones secundarios y fluorescencia Rx
c. En el microscopio electrónico de barrido se emplean dos técnicas preparatorias: Secado por punto crítico y secado por congelación
d. Las tres son correctas

1096. Indique la FALSA:

a. La reacción de Liebermann Burchard es una reacción cromogénica
b. El método de Kessler es un método para aislamiento de HDL
c. El método de Bucolo y David es un método enzimático
d. El método de Folch es un método de extracción de lípidos

1097. Las cabinas de seguridad biológica que generan una barrera vertical de aire protegiendo al trabajador, entorno y producto son de:

a. Tipo I
b. Tipo II
c. Tipo III
d. Tipo IV

1098. Presencia de una copia extra de un segmento de un cromosoma:

a. Deleción
b. Duplicación
c. Inversión
d. Traslocación

1099. Hasta qué edad NO se requiere prueba cruzada con muestras del niño antes de la perfusión de hematíes:

a. 9 meses
b. 4 meses
c. Un año
d. Indefinidamente hasta los 3 años

1100. En cuál, de los siguientes procesos patológicos, esperaría encontrar una eosinofilia:

a. Enfermedades autoinmunes
b. Parasitosis
c. Viriasis
d. Leucemia linfática crónica

1101 C	1126 B	1151 A	1176 D
1102 B	1127 C	1152 B	1177 A
1103 D	1128 B	1153 B	1178 B
1104 D	1129 C	1154 B	1179 A
1105 D	1130 D	1155 B	1180 C
1106 C	1131 D	1156 A	1181 B
1107 D	1132 C	1157 B	1182 D
1108 D	1133 C	1158 D	1183 A
1109 A	1134 A	1159 A	1184 D
1110 D	1135 D	1160 D	1185 B
1111 B	1136 B	1161 D	1186 B
1112 D	1137 D	1162 A	1187 A
1113 B	1138 C	1163 D	1188 C
1114 A	1139 D	1164 D	1189 B
1115 B	1140 D	1165 A	1190 B
1116 D	1141 A	1166 D	1191 B
1117 D	1142 B	1167 B	1192 B
1118 B	1143 A	1168 D	1193 D
1119 C	1144 B	1169 D	1194 A
1120 D	1145 B	1170 A	1195 C
1121 C	1146 C	1171 D	1196 A
1122 A	1147 B	1172 B	1197 D
1123 A	1148 C	1173 D	1198 D
1124 B	1149 A	1174 C	1199 D
1125 B	1150 A	1175 C	1200 D

FALLOS:

1101. Una de estas proteínas se combina con la hemoglobina:

a. apoferritina
b. ferritina
c. haptoglobina
d. transferrina

1102. El método de Friedewald para la cuantificación de LDL-Colesterol:

a. Es un método directo
b. No se puede aplicar para concentraciones de Triglicéridos superiores a 400 mg/dl
c. Calcula la concentración por diferencia entre el Colesterol total y el HDL-Colesterol
d. Usa como precipitante el Fosfotungstato de Magnesio

1103. Riesgos que presentan los residuos sanitarios del grupo III:

a. Citotóxico y citostático
b. Residuos sanitarios asimilables a urbanos
c. Residuos específicos de riesgo
d. Riesgo de infección o biorriesgo

1104. Dentro del equilibrio ácido-básico los valores normales en sangre arterial de pH son'

a. 7,35 - 7,40
b. 7,31 -7,41
c. 7,31 - 7,45
d. 7,35 - 7,45

1105. En cuanto a la terminología relativa a drogas de abuso, se define como deterioro acusado y progresivo de la memoria para los hechos recientes a:

a. Consumo perjudicial
b. trastorno psicótico
c. Síndrome de abstinencia
d. Síndrome amnésico

1106. La riqueza en hematíes de uno de los siguientes marcadores tumorales, puede originar FALSO positivo por hemólisis:

a. CEA (antígeno carcinoembrionario)
b. AFP (alfafetoproteína)
c. NSE (enolasa neuronal específica)
d. Ninguno de los anteriores

1107. El hexaclorofeno (bifenoles) está indicado para:

a. Desinfección de superficies mezclados con fenoles y otras sustancias
b. Limpieza de suelos y superficies en general
c. Potabilización del agua
d. Está prohibido su uso en mucosas a pesar de su baja toxicidad

1108. Las isoenzimas o isozimas son:

a. Formas simples de una determinada enzima
b. Formas cilíndricas de una determinada enzima
c. Formas esféricas de una determinada enzima
d. Formas múltiples de una determinada enzima y catalizan la misma reacción

1109. No es una prueba de anemias regenerativas:

a. Sideremia
b. Electroforesis de Hb
c. Análisis de ADN
d. Vida media eritrocitaria

1110. Cuando son positivos los marcadores de HBsAg, HBcAc-IgM y HBeAg, probablemente nos encontramos frente a:

a. Una hepatitis B crónica
b. Una infección por virus Delta
c. El período de ventana de la hepatitis B
d. Una infección aguda de hepatitis B

1111. La enfermedad de Hodgkin es el linfoma más frecuente. Cuál es la célula cuya presencia va a diagnosticar dicha enfermedad:

a. Sombras de Gumprecht
b. Reed-Sternberg
c. Mieloblastos diferenciales
d. [VACÍO]

1112. Qué prueba generalmente NO se realiza con carácter de urgencia:

a. Glucosa, iones
b. Hematimetría
c. Transaminasas
d. Catecolaminas

1113. En qué caso se obtiene una disminución de glucosa en LCR:

a. Hipertensión endocraneal debida a tumores o abscesos cerebrales
b. Meningitis tuberculosa
c. Neurosífilis
d. Encefalitis epidémica, poliomielitis

1114. La absorción de un fármaco es su acceso a la circulación sistémica, fenómeno que depende de:

a. Factores biológicos, fisiológicos y/o patológicos
b. Del examen citológico realizado
c. Del examen químico
d. Del examen microbiológico

1115. Cómo se conoce también a la hormona tiroxina:

a. T3
b. Tetrayodotironina
c. Calcitonina
d. TSH

1116. El aumento total de un microscopio óptico viene determinado por:

a. La suma de los aumentos del objetivo y el aumento del ocular
b. La suma del poder de resolución y el aumento del objetivo
c. El producto del poder de resolución y el aumento del objetivo
d. El producto del aumento del objetivo y el aumento del ocular

1117. El elemento más común para medir un volumen es:

a. El matraz
b. La pipeta
c. La bureta
d. La probeta

1118. Cuál de estos tipos NO es una verdadera isoenzima de la fosfatasa alcalina:

a. Hepática
b. Prostética
c. Ósea
d. Placentaria

1119. Con respecto a la monocitosis:

a. Nunca es fisiológica en el recién nacido
b. Aparece en el estrés inflamatorio
c. Es un hallazgo relativamente común en pacientes que están en la fase de recuperación de algunas infecciones agudas
d. Puede producirla la administración permanente de corticoesteroides

1120. Las aféresis de granulocitos:

a. Deben ser transportadas entre 2°C y 6°C sin agitación
b. Deben ser transportadas entre 2°C y 6°C con agitación
c. Deben ser transportadas entre 5°C y 15°C con agitación
d. Deben ser transfundidas tan pronto como sea posible tras su recolección

1121. La plasmina, al actuar sobre la fibrina, produce:

a. dímeros D
b. PDF (Productos de degradación del fibrinógeno)
c. dímeros D y PDF
d. monómeros de fibrina

1122. Cuando hay una anemia inflamatoria, la liberación de hepcidina produce:

a. un bloqueo de Fe (hierro) de los depósitos
b. una mayor salida de Fe (hierro) de los depósitos
c. una absorción facilitada del Fe (hierro) en intestino
d. una mayor síntesis de ferroportina 1

1123. Qué tipo de cristales esperaría encontrar, en el examen microscópico de una orina con ph alcalino:

a. Fosfato amónico magnésico
b. Oxalato cálcico
c. Ácido úrico
d. Tirosina

1124. Órgano que tiene entre sus funciones la síntesis de la albúmina:

a. Bazo
b. Hígado
c. Páncreas
d. Riñones

1125. El grupo 0 presenta:

a. Antígeno A
b. No presenta antígeno
c. Antígenos Ay B
d. Antígeno B

1126. Cuál de estos es un lípido insaponificable:

a. Triglicéridos
b. Colesterol
c. Fosfolípidos
d. Glucolípidos

1127. El síndrome de hiper-IgM tipo I (con déficit de IgG):

a. Muestra una herencia autosómica recesiva
b. El gen mutado es el que se codifica para CD40
c. Las células B son intrínsecamente normales, pero existe un problema de cambio de isotipo de las inmunoglobulinas
d. La función de las células T está deprimida en los estudios de activación in vitro

1128. Cuándo debe de utilizarse la PCR en el diagnóstico de VIH:

a. Actualmente se emplea como primera prueba diagnóstica de la infección
b. Para la confirmación de algunos Western Blot indeterminados
c. Solo se emplea en laboratorios muy especializados
d. Solo se emplea en el seguimiento de la infección

1129. En la enfermedad de Von Willebrand el dato de laboratorio más importante para diagnosticarlo es:

a. Tiempo de protrombina disminuido
b. Disminución del factor IX
c. Tiempo de sangría prolongado
d. Recuento de plaquetas disminuido

1130. Método utilizado para carga viral en VHB y VHC

a. PCR competitiva
b. PCR a tiempo real
c. bDNA
d. Las tres son correctas

1131. Es una isoenzima de la creatina quinasa:

a. Creatina quinasa - MM
b. Creatina quinasa - MB
c. Creatina quinasa - BB
d. Hay más de una respuesta correcta

1132. Respecto a la realización de antibiogramas en placa es FALSO:

a. En el método disco-placa la CMI se valora en relación al diámetro del halo de inhibición
b. En el método E-test (Épsilon-test) se utiliza una tira con cantidades crecientes de antibiótico
c. La variación en el tamaño del inoculo no es importante a la hora de valorar los resultados
d. Las condiciones de incubación afectan a los resultados de las pruebas de sensibilidad

1133. Las fimbrias y pili de las bacterias, a qué estructuras diríamos que son muy semejantes:

a. A los ribosomas
b. A las inclusiones
c. A los flagelos
d. A las cápsulas

1134. La prueba de bacitracina sirve para:

a. Diferenciar Streptococcus pyogenes de otros Streptococcus beta-hemolíticos
b. Diferenciar Staphilococcus aureus de Stafilococcus epidermidis
c. Diferenciar tipos de Streptococcus alfa-hemolíticos
d. Diferenciar tipos de Streptococcus gamma-hemolíticos

1135. Sobre la GGT, es FALSO:

a. Se encuentra aumentada en las hepatitis agudas y en la ictericia obstructiva
b. El etanol incrementa su síntesis
c. A diferencia de la fosfatasa alcalina, no aumenta en patologías óseas
d. La hemólisis interfiere en su determinación

1136. Cuál de estos fundamentos éticos es de obligado cumplimiento para los profesionales sanitarios en su trabajo cotidiano:

a. La autonomía
b. La no maleficencia
c. La beneficencia
d. Ninguna es cierta

1137. Cuál de estas afirmaciones acerca del poder de resolución de un microscopio óptico es cierta:

a. Es el poder que tiene una lente para mostrar detalles
b. El poder de resolución de un microscopio óptico está determinado por la longitud de onda de luz
c. El poder de resolución de un microscopio óptico está determinado por la propiedad del objetivo y de la lente del condensador
d. Todas las afirmaciones son correctas

1138. En relación con la historia clínica del paciente:

a. El objetivo principal de la historia clínica es servir de prueba judicial

b. Los informes de las exploraciones complementarias solamente se reflejarán en la historia clínica en los pacientes hospitalizados

c. Los objetivos principales de la historia clínica son asistenciales

d. El informe clínico de alta no forma parte de la historia clínica

1139. NO es un mecanismo de acción de los antimicrobianos:

a. Inhibir la síntesis de ácidos nucleicos

b. Inhibir la síntesis de la pared bacteriana

c. Desestructurar la membrana citoplasmática

d. Favorecer la síntesis proteica en el ribosoma

1140. Qué tipo de inmunoglobulina aparece primero en la hipersensibilidad inmediata:

a. IgA   b. IgD   c. IgM   d. IgE

1141. Las principales enzimas para determinar lesión celular hepática son:

a. Transaminasas

b. Fosfatasa alcalina

c. 5'-nucleotidasa

d. Todas las anteriores son correctas

1142. Cuál es la relación normal entre la concentración de glucosa LCR y la glucosa plasmática:

a. LCR es de 5-10% del plasma

b. LCR es 50-80% del plasma

c. LCR es igual a la del plasma

d. LCR es 10-20% del plasma

1143. El cuello del espermatozoide también se conoce como:

a. Cuerpo

b. Cabeza

c. Cola

d. Base genética

1144. Cuál de estas sustancias NO sublima a temperatura ambiente:

a. Yodo

b. Benceno

c. Naftaleno

1145. Es FALSO:

a. La tinción de Kinyoun se utiliza para bacilos ácido-alcohol-resistentes

b. La reacción de Quellung sirve para identificar Klebsiella

c. Streptococo pneumoniae es α-hemolítico

d. Neisseria meningitidis es oxidasa positivo

1146. En relación al virus de la hepatitis delta:

a. Es un virus completo que se asocia al virus de la hepatitis B y provoca cuadros de hepatitis fulminante

b. Es un virus defectuoso que sólo puede infectar a los hepatocitos cuando esté presente el VHC

c. Es un virus defectuoso que se asocia al virus de la hepatitis B (coinfección) en cuadros de hepatitis aguda fulminante

d. En nuestro medio la infección por VHD NO está presente en usuarios de drogas por vía parenteral

1147. Qué prueba es más adecuada para el estudio de la vía extrínseca de la coagulación:

a. Tiempo de trombina

b. Tiempo de protrombina

c. Tiempo de tromboplastina parcial activada

d. Recuento de plaquetas

1148. Para el diagnóstico de Infarto agudo de miocardio Cuál es el marcador de elección:

a. CK

b. GOT

c. Troponina

d. Amilasa

1149. Las siguientes hormonas se producen en la corteza suprarrenal, EXCEPTO:

a. Catecolaminas

b. Aldosterona

c. Cortisol

d. Androstendiona

1150. Cuál de estas sustancias NO puede estar presente en un medio de cultivo no selectivo:

a. Bacitracina

b. Agar

c. Pepton

1151. El tampón bicarbonato actúa:

a. En el exterior de la célula

b. En el sistema amortiguador pulmonar

c. A nivel de la membrana celular

d. Dentro de la célula

1152. Con qué método se detecta el anticoagulante lúpico:

a. Por inmunofluorescencia

b. Mediante pruebas coagulométricas

c. Nefelometría

d. Ninguna de las anteriores es correcta

1153. Es un tipo de leucemia crónica:

a. leucemia perniciosa

b. leucemia linfocítica

c. leucemia macrocítica

d. leucemia microcítica

1154. Apoproteína predominante en las partículas lipoproteícas de Quilomicrones:

a. Apoproteína A I

b. Apoproteína B 48

c. Apoproteína E

d. Apoproteína A II

1155. En cuál de estas condiciones se produce hipopotasemia:

a. Quemaduras

b. Síndrome de Cushing

c. Aplastamiento

d. Hemólisis masiva

1156. La Epimediología descriptiva:

a. Estudia la frecuencia y distribución de las enfermedades de la población

b. Recoge datos sobre las enfermedades intentando averiguar las causas de las mismas y los factores de riesgo que puedan intervenir en su aparición

c. Intenta comprobar mediante investigaciones los hechos observados o la veracidad de una hipótesis que previamente se ha formulado

d. Ninguna de las tres

1157. Existen en la actualidad múltiples técnicas rápidas que se utilizan en Microbiología para la detección de gérmenes de interés clínico, en orina (pneumococo, legionella, etc.), en sangre (plasmodium) o en muestras respiratorias (VRS), como apoyo al diagnóstico. Cuál es el método utilizado principalmente en estas técnicas:

a. Inmunofluorescencia

b. Inmunocromatografía

c. Inmunoensayo

d. Ninguna de las tres

1158. Sistema que permite comparar dos valores consecutivos de un mismo paciente para una prueba determinada con la finalidad de detectar cambios abruptos:

a. Variabilidad biológica

b. Coeficiente de variación

c. Sesgo.

d. Delta check

1159. Un microorganismo se considera resistente a un antimicrobiano cuando:

a. La concentración máxima del medicamento que se puede administrar no le afecta

b. La concentración mínima del medicamento que se puede administrar no le afecta

c. La concentración máxima del medicamento que se puede administrar le afecta

d. En el antibiograma aparecen halos de inhibición

1160. La interpretación del grupo sanguíneo en porta es:

a. Si aglutina el reactivo Anti-A y Anti-B: A negativo
b. Si aglutina el reactivo Anti-B y Anti-D: B negativo
c. Si solamente aglutina el reactivo D: O negativo
d. Si aglutina los tres reactivos (Anti-A, Anti-B, Anti-D): AB positivo

1161. Es considerado como material fungible o 'no inventariable':

a. El material desechable
b. Material que no se deteriora con el uso
c. El material reutilizable
d. Son correctas A y C

1162. Sobre el comportamiento de la materia ante la radiación electromagnética:

a. Cuando se incide sobre la materia con una energía radiante, tiene lugar determinadas transiciones electrónicas desde unos orbitales a otros
b. La energía radiante puede manifestarse como movimiento rectilíneo
c. Cuando la radiación incidente es menos energética como la radiación X, se produce excitación en electrones más internos
d. La radiación gamma es mucho más energética y penetrante. Su acción se localiza a nivel orbital

1163. Para determinar la susceptibilidad de un antibiótico siempre hay que tener en cuenta:

a. El cultivo tiene que ser puro
b. La temperatura de incubación tiene que ser la temperatura ambiente
c. La concentración del antibiótico tiene que ser conocida
d. A y C son ciertas

1164. La prueba de la optoquina se realiza para detectar infecciones por:

a. S. aureus
b. S. agalactiae
c. S. pyogenes
d. S. pneumoniae

1165. Cuando los datos de carácter personal no hayan sido recabados del interesado, éste deberá ser informado de forma expresa, precisa e inequívoca por el responsable del fichero o su representante:

a. Dentro de los tres meses siguientes al momento del registro de los datos
b. Dentro de los seis meses siguientes al momento del registro de los datos
c. Dentro de los cinco meses siguientes al momento del registro de los datos
d. Dentro de los doce meses siguientes al momento del registro de los datos

1166. Cuál de estos factores pueden dar un resultado FALSO positivo en un urocultivo:

a. Uropatía obstructiva
b. Tratamiento previo con antibióticos
c. Muestra de orina muy diluida
d. Transporte inadecuado de la muestra

1167. En un Hipotiroidismo Primarlo:

a. LA T3 y T4 estarán aumentadas y la TSH disminuida
b. La T3 y T4 estarán disminuidas y la TSH aumentada
c. La T3 ,T4 y TSH estarán disminuidas
d. Ninguna de las tres

1168. La tinción de PAS:

a. Se emplea en el diagnóstico diferencial de las leucemias agudas
b. Es positiva en la L.A. linfoblástica
c. Es negativa en la L.A. mieloblástica
d. Las tres son correctas

1169. Es FALSO:

a. La elastasa fecal sirve para determinar la existencia de posibles alteraciones pancreáticas
b. La determinación de calproteotina en heces indica el grado de inflamación intestinal
c. El método del guayaco determina la existencia de sangre oculta en heces
d. El test de Van de Kamer es un método cualitativo

1170. Cuál de estos parámetros nos ayudará más a diferenciar una anemia regenerativa de una arregenerativa:

a. Reticulocitos
b. VCM
c. Hto
d. CHCM

1171. Sobre el ISI:

a. Es el índice de Sensibilidad Internacional
b. Cada tromboplastina tiene su propio ISI
c. Se utiliza para el cálculo del INR
d. Las tres son correctas

1172. La constante de disociación para alcanzar el punto de equilibrio es:

a. S
b. K
c. P
d. T

1173. En cuáles de las siguientes determinaciones de bioquímica, debemos evitar la hemólisis de la muestra para no cometer errores diagnósticos:

a. Proteínas totales
b. GPT
c. Amilasa
d. Son correctas A y B

1174. El medio usado para aislamiento de Yersinias es:

a. BCYE
b. CCFA
c. CIN
d. CNA

1175. Uno de los siguientes factores NO es dependiente de la vitamina K:

a. X
b. IX
c. VIII
d. II

1176. La adición de adenina a las bolsas de sangre completa con el conservante Citrato-Fosfato-Dextrosa tiene como finalidad:

a. Disminuir la hemólisis durante la conservación
b. Incrementar la vida útil de la bolsa hasta 1 mes
c. Incrementar el tiempo máximo de almacenamiento hasta 42 días
d. Ninguna de las anteriores es correcta

1177. A qué temperatura se desnaturalizaría la estructura de DNA en un termociclador:

a. 95ºC
b. 52ºC
c. 72ºC
d. 45ºC

1178. Cuál NO es una característica de los eritrocitos:

a. Son los elementos más abundantes en la sangre periférica
b. Poseen núcleo y organelas citoplasmáticas
c. Se producen en la médula ósea
d. Tiene una vida media en la circulación de 120 días

1179. El material semicrítico requiere:

a. Debe estar desinfectado
b. Debe tener asepsia total
c. Es imprescindible su esterilización
d. Son correctas A y C

1180. Para el cultivo del Mycobacterium tuberculosis se utiliza el medio:

a. Agar Chocolate
b. Medio Chapman
c. Lowestein-Jensen
d. Thayer Martin

1181. De las siguientes muestras biológicas Cuál NO necesita descontaminación previa al cultivo para micobacterias:

a. Esputo
b. Líquido cefalorraquídeo
c. Aspirado gástrico
d. Orina

1182. Qué parámetro bioquímico debe acompañara la determinación de los niveles séricos de digoxina y por tanto formar parte del protocolo de monitorización de dicho fármaco:

a. Calcio
b. Magnesio
c. Potasio
d. Los tres

1183. Al realizar la prueba sérica de determinación del Grupo Sanguíneo, si se produce aglutinación sólo con los hematíes del grupo A, a qué grupo sanguíneo pertenecerá:

a. B
b. A
c. AB Débil
d. O

1184. Cuál es la enzima encargada de catalizar la incorporación de dNTP a la cadena de DNA que se va sintetizando en la PCR:

a. ECA
b. Catalasa
c. Polimerasa DNA
d. Taq DNA polimerasa

1185. Qué isoforma de la troponina es más cardioespecífica:

a. Troponina C
b. Troponina I
c. Troponina K
d. Troponina T

1186. En una anemia sideroblástica:

a. el hierro sérico está disminuido
b. el hierro sérico está aumentado
c. los hematíes son normocíticos
d. la ferritina está disminuida

1187. La determinación de enzimas pancreáticas en suero (amilasa, lipasa) es esencial en:

a. El diagnóstico de pancreatitis aguda
b. El diagnóstico de pancreatitis crónica
c. El diagnóstico de ambas pancreatitis
d. No tiene una importancia real

1188. El valor de un control para un determinado parámetro tiene una media de 50 y una DE de 5. Tomando como límite de confianza el 95%, cuál de estos valores debería ser rechazado:

a. 47
b. 58
c. 62
d. 41

1189. En los estudios de infertilidad femenina, qué hormonas de origen hipofisiario se cuantifican:

a. Estradiol progesterona
b. FSH y LH
c. Somatotropina coriónica y hCG
d. Ninguna de las tres

1190. El hígado elimina el amoníaco sanguíneo transformándolo en:

a. Creatinina
b. Urea
c. Ácidos biliares
d. Bilirrubina

1191. Los Estafilococos son:

a. Catalasa negativo
b. Catalasa positivo
c. Indol positivo
d. Indol negativo

1192. Sobre los medios de cultivo:

a. Los medios de enriquecimiento deben ser necesariamente sólidos
b. El caldo selenita se comporta simultáneamente como medio selectivo para unas especies bacterianas y de enriquecimiento para otras
c. El agar CLED (cistina-lactosa-electrolito deficiente) tiene una utilidad limitada en el urocultivo ya que no permite el crecimiento de Enterococcus y otros Gram positivos
d. La nistatina añadida al medio de Thayer Martin, junto a la vancomicina y el ácido nalidixico, consigue inhibir por completo el crecimiento de levaduras del género Candida

1193. Los hongos pueden ser:

a. Unicelulares
b. Pluricelulares
c. Dimórficos
d. Las tres son correctas

1194. Para una prueba de Coombs directa se debe utilizar:

a. hematíes del paciente
b. suero del paciente
c. hematíes del paciente y suero del donante
d. plasma del paciente y hematíes del donante

1195. Entre los factores que influyen en la VSG, hay proteínas que favorecen la sedimentación y se denominan aglomerinas. Una de ellas es:

a. Al Glicoproteina
b. Transferrina
c. A2 ceruloplasmina
d. Prealbumina

1196. Sobre los trastornos adquiridos de la coagulación:

a. Son más frecuentes que los trastornos congénitos
b. Suelen afectar a un solo factor
c. En ellos el sangrado suele aparecer en un solo sitio
d. Ninguna de las tres

1197. La seguridad como prevención viene definida por una serie de barreras. Es FALSO que.

a. Las barreras primarias se localizan en torno al riesgo
b. Las barreras secundarias se localizan en el círculo del operador
c. Las barreras terciarias se localizan alrededor del laboratorio
d. Las tres son correctas

1198. Los macrólidos son:

a. un tipo de antivirales
b. un tipo de virus
c. bacterias grampositivas
d. un tipo de antibióticos

1199. En qué consiste fenotipar hematíes:

a. En identificar los antígenos que esos hematíes expresan en su superficie
b. En conocer los anticuerpos que existen en suero frente a los hematíes
c. En enfrentar los hematíes con antisueros frente a diversos antígenos eritrocitarios
d. Son correctas A y C

1200. La secreción de cortisol se produce de respuesta a:

a. La ACTH
b. El ritmo circadiano
c. El estrés
d. Las tres son correctas

1201 A	1226 C	1251 A	1276 B
1202 A	1227 B	1252 C	1277 A
1203 C	1228 A	1253 A	1278 C
1204 C	1229 C	1254 B	1279 B
1205 B	1230 D	1255 B	1280 B
1206 B	1231 A	1256 D	1281 B
1207 C	1232 D	1257 D	1282 A
1208 A	1233 A	1258 C	1283 B
1209 B	1234 A	1259 A	1284 C
1210 B	1235 A	1260 B	1285 C
1211 D	1236 A	1261 C	1286 B
1212 D	1237 A	1262 B	1287 A
1213 C	1238 B	1263 D	1288 C
1214 D	1239 D	1264 C	1289 C
1215 A	1240 C	1265 B	1290 B
1216 A	1241 B	1266 A	1291 A
1217 C	1242 D	1267 B	1292 C
1218 B	1243 B	1268 D	1293 B
1219 C	1244 A	1269 A	1294 D
1220 B	1245 D	1270 A	1295 C
1221 B	1246 C	1271 D	1296 A
1222 C	1247 D	1272 B	1297 B
1223 C	1248 B	1273 D	1298 D
1224 D	1249 C	1274 D	1299 D
1225 A	1250 B	1275 D	1300 D

FALLOS:

1201. Sobre los métodos combinados antígeno-anticuerpo para el diagnóstico de infección por VIH:

a. Ofrecen un diagnóstico más precoz que los anteriores métodos (acortan el periodo ventana)
b. No necesitan de confirmación posterior
c. No se obtienen falsos positivos
d. Permite diferenciar infección por VIH-1 y VIH-2

1202. La diferencia fundamental entre las técnicas de precipitación y aglutinación es:

a. El tamaño del antígeno
b. La relación antígeno/anticuerpo
c. El tipo de anticuerpo
d. Todas las anteriores

1203. La asociación de los marcadores CA 125 y HE4 (proteína epididimal humana 4) mejora la sensibilidad diagnóstica en una de las siguientes neoplasias:

a. pulmón
b. colon
c. ovario
d. hígado

1204. La afinidad electrónica:

a. decrece en un periodo del Sistema Periódico conforme aumenta el número atómico
b. decrece conforme se asciende en un grupo del Sistema Periódico
c. se incrementa en un periodo del Sistema Periódico conforme aumenta el número atómico

1205. Las sombras de Gümprecht observadas en sangre periférica son típicas de:

a. Leucemia prolinfocítica
b. Leucemia linfática crónica
c. Tricoleucemia
d. Leucemia de linfocitos grandes granulares

1206. Para determinar un antígeno D débil se emplea:

a. Prueba de Coombs directa
b. Prueba de Coombs indirecta
c. Tipado con antiD de título alto
d. Tipado con antiD de título alto y albúmina

1207. Principal indicación de la combinación de los siguientes marcadores tumorales Alfafetoproteína junto a la Beta HGC (Hormona Gonadotropina Coriónica):

a. carcinoma de tiroides
b. carcinoma colorrectal
c. tumores testiculares no seminomas
d. melanoma

1208. Las micobacterias son:

a. Inmóviles
b. Oportunistas
c. Anaeróbicas
d. Las tres son correctas

1209. 'Interferencia' es:

a. La aparición de errores no programados en la realización de una prueba
b. La presencia de sustancias que alteran la determinación de un analito específico
c. La disminución de la sensibilidad de una prueba
d. La mala utilización de un método

1210. Para la manipulación de muestras biológicas procedentes de pacientes infectados con virus Ébola, se debe utilizar:

a. Cabina de bioseguridad clase I
b. Cabina de bioseguridad clase III
c. Cabina de bioseguridad clase IV

1211. Qué tipo de pacientes de urgencias se clasifican con prioridad 1:

a. Pacientes traumatológicos
b. Pacientes pediátricos
c. Pacientes obstétricos ginecológicos
d. Pacientes críticos

1212. La CMI:

a. Es la mínima concentración de antibiótico que resulta letal para el microorganismo en los ensayos de susceptibilidad antimicrobiana
b. Es la mínima concentración de antibiótico que hay que utilizar en la prueba de susceptibilidad para evitar el crecimiento de todos los microorganismos
c. Es la mínima concentración en la serie de diluciones a testar en una prueba de microdilución
d. Es la concentración mínima de antibiótico en el ensayo de susceptibilidad antimicrobiana que evita el crecimiento de un determinado microorganismo

1213. Dentro de la clasificación etiopatogénica de la hipercolesterolemia, se reconocen como causas patológicas secundarias todas, salvo:

a. Hipotiroidismo
b. Diabetes mellitus
c. Disbetalipoproteinemia
d. Tratamiento con ciclosporina

1214. Cuál es el factor estabilizante de la fibrina:

a. V
b. VII
c. IX
d. XIII

1215. Cuál de estos iones contribuye de manera más importante a la osmolalidad:

a. Sodio
b. Potasio
c. Cloruro
d. Calcio

1216. Los leucocitos se subdividen en:

a. Granulocitos, linfocitos y monocitos
b. Neutrófilos, eosinófilos y basófilos
c. Eosinófilos, linfocitos y basófilos
d. Granulocitos, linfocitos y eosinófilos

1217. Las bacterias grampositivas son las que se caracterizan por:

a. Se decoloran con alcohol-clorhídrico
b. El cristal violeta se elimina con alcohol-acetona
c. Se retienen el cristal-violeta al finalizar la técnica
d. Se tiñen con el colorante de contraste al finalizar la técnica

1218. El fibrinógeno interviene en:

a. Formación del trombo
b. Formación del coágulo
c. Activación en cascada de la coagulación
d. Lisis del coágulo

1219. La capacidad que poseen las plaquetas para adherirse entre sí se llama:

a. Formación del tapón hemostático
b. Reacción de liberación de fibrina
c. Agregación plaquetaria
d. Ninguna de las tres

1220. Respecto a las distintas técnicas cromatográficas, qué caracteriza a la Cromatografía de Exclusión:

a. Utiliza para separar sustancias interacciones biológicas muy específicas, como las de antígeno-anticuerpo
b. La separación de sustancias sólo depende de la forma, tamaño de las sustancias y de los poros del gel
c. Consigue separar las sustancias tomando como base su diferente distribución entre dos fases líquidas inmiscibles
d. Consigue separar las sustancias sobre la base de las interacciones electrostáticas entre la fase estacionaria y la fase móvil

1221. Qué es un isoantígeno:

a. Es un Ag extraño a la especie a la que pertenece el organismo (bacterias)
b. Es un Ag propio de la especie, pero extraño al individuo
c. Es un Ag que pertenece al propio individuo
d. Ninguna de las tres

1222. Qué significa el término 'sistemas abiertos' en los sistemas automatizados:

a. Aquellos en los que los reactivos se equilibran en contacto con el aire
b. Aquellos en los que la toma de aire de los sistemas hidroneumáticos es directamente de la atmósfera
c. Aquellos en los que el operador puede modificar parámetros de los ensayos y adquirir reactivos de distintos proveedores
d. Aquellos en los que la salida de los desechos no está sellada

1223. Aparato que mantiene la temperatura necesaria en cada etapa del ciclo de la PCR:

a. Densitómetro
b. Gasometría
c. Termociclador
d. Tensiómetro

1224. Cómo se calcula el volumen corpuscular medio:

a. Dividiendo el valor del hematocrito, en tanto por ciento, por el número de hematíes, en millones por mm., y todo ello multiplicado por 10
b. Dividiendo la hemoglobina por el hematocrito multiplicado por 10
c. Dividiendo la hemoglobina por el número de hematíes multiplicado por 10
d. Ninguna de las tres

1225. En qué tipo de recipiente se deben conservar las sustancias radioactivas:

a. Hermético y blindado
b. No hermético y blindado
c. Negro, no blindado y no hermético
d. Negro, no hermético

1226. La fuerza centrifuga relativa en un proceso de centrifugación se mide en:

a. R.P.M.
b. Newtons
c. g
d. cm

1227. Ángulo apropiado de inserción de la aguja para la flebotomía:

a. 5 °
b. 15 °
c. 30 °
d. 45 °

1228. Si se realizan 20 determinaciones de glucosa de una única muestra de plasma los resultados NO serán todos exactamente iguales debido a:

a. Error aleatorio
b. Error sistemático
c. Inexactitud
d. Una variación sistemática

1229. En qué unidades se mide, generalmente, el volumen plaquetario medio:

a. gramos
b. centímetros cúbicos
c. femtolitros
d. porcentaje

1230. De las siguientes patologías producidas por hongos, cuál se desarrolla preferentemente en los pulmones:

a. Micetoma
b. Cromoblastomicosis
c. Tiña negra palmar
d. Aspergilosis

1231. Es FALSO:

a. El BNP es una molécula más estable que el NT-proBNP en las muestras de suero y plasma
b. Los péptidos natriuréticos actúan sobre el glomérulo renal
c. En circulación se detectan fragmentos de BNP y de NT- proBNP
d. Existe un péptido natriurético de tipo D, llamado DNP

1232. Con qué tipo de bacteria se relaciona la Fiebre Q:

a. Mycoplasma
b. Treponema
c. Chlamydias
d. Coxiella burnetii

1233. Cuáles son las vías de entrada más frecuentes en un laboratorio de microbiología, para que se produzca un accidente por agente biológico:

a. Aérea y la inoculación
b. A través de una aguja
c. Por la utilización de maquinaria específica
d. Por vía parenteral

1234. Cuál de estos agentes infecciosos es de origen micótico:

a. Cryptococcus
b. Giardia lamblia
c. Entamoeba hystolytica
d. Haemophilus

1235. El VIH 1 es un virus:

a. RNA
b. DNA
c. RNA que no necesita transcripción inversa para formar DNA
d. DNA que necesita retrotranscribirse en su ciclo replicativo

1236. Una sarcina es:

a. Una agrupación de cocos con morfología cuboidea a modo de rectángulos
b. Una sustancia de carácter pegajoso
c. Una agrupación de cocos de dos en dos
d. Ninguna es cierta

1237. El International Normalized Ratio (INR) es una forma de estandarizar los cambios obtenidos a través del tiempo de:

a. Protrombina
b. Cefalina
c. Trombina

1238. Un componente del complemento con función de opsonización es el fragmento:

a. C3a   b. C3b
c. C4b   d. C4b2

1239. Sobre el método de Biuret para determinar proteínas plasmáticas:

a. Tiene baja especificidad
b. Es un método enzimático
c. La reacción tiene lugar en medio acido
d. Es un método colorimétrico

1240. Anticuerpos más útiles para la monitorización de un paciente con Lupus Eritematoso Sistémico:

a. Anticuerpos antinucleares
b. Anticuerpos anti-SSA
c. Anticuerpos anti-DNA nativo
d. Anticuerpos antifosfolípidos

1241. Francisco es un niño afecto de fenilcetonuria, enfermedad autosómico recesiva debida a mutaciones del gen de la fenilalanina hidroxilasa. Qué posibilidades tienen sus padres de tener otro hijo afecto de dicha enfermedad:

a. Un 50% independientemente de su sexo
b. Un 25% independientemente de su sexo
c. Un 50% si es niño y un 25% si es niña
d. Un 25% si es niño y un 50% si es niña

1242. Durante el año pasado hemos estado estudiando la incidencia de la gripe en 1.000 individuos mayores de 65 años de nuestra área sanitaria con una población total de 20.000 habitantes. Durante ese periodo hemos diagnosticado 7.000 casos en hombres y 8.000 casos en mujeres, de los cuales 650 casos formaban parte de nuestro grupo de estudio. Con estos datos, cuál sería la tasa de incidencia de la gripe ese años en nuestra área sanitaria:

a. 0,65   b. 0,03
c. 0,4   d. 0,75

1243. En la función endocrina, las moléculas hormonales secretadas por la células endocrinas actúan:

a. Sobre células diana que se encuentran en el mismo lugar mediante la simple difusión a través del líquido intersticial que las separa
b. Sobre células diana que se encuentran alejadas, siendo transportadas por la circulación sanguínea a los diversos tejidos donde actuarán
c. Retrógradamente sobre sus células de origen para modular su propia secreción
d. Mediante un sistema híbrido

1244. Qué metodología en la monitorización de fármacos inmunosupresores es la técnica de referencia por presentar menos reacciones cruzadas con los metabolitos:

a. La cromatografía líquida de alta resolución acoplada a la espectrometría de masas
b. La cromatografía líquida de alta resolución acoplada a un detector ultravioleta
c. El inmunoensayo
d. Ninguna de las anteriores

1245. El marcador tumoral CA15.3 se usa para el seguimiento de tumores de:

a. Estómago
b. Pulmón
c. Testículo
d. Mama

1246. Se debe solicitar el consentimiento informado a un paciente antes de:

a. Realizar una extracción sanguínea para estudio analítico
b. Ingresar en el hospital
c. Realizar una técnica diagnóstica o terapéutica que suponga riesgo para el paciente
d. En todos estos casos

1247. Si utilizamos fitohemaglutinina en un cultivo de citogenética qué tipo celular estaremos estimulando:

a. Plaquetas
b. Linfocitos B
c. Hematíes
d. Linfocitos T

1248. Cuál de estas determinaciones se ve más afectada por la hemósis de la muestra:

a. Proteínas totales
b. LDH
c. Calcio
d. Magnesio

1249. En gasometrías, las muestras de sangre venosa se recomiendan para:

a. Conocer el estado de oxigenación del paciente
b. Evaluar la efectividad de la oxigenoterapia
c. Valorar el estado del equilibrio ácido-base
d. Medir la cooximetría

1250. En la reacción de Biuret:

a. El fundamento de la prueba es que, en presencia de sales de cobre y medio ácido, se forma un compuesto coloreado
b. En orina muestra escasa sensibilidad
c. Es un método de cuantificación de lípidos
d. Es un método refractométrico

1251. Sobre la donación de médula ósea. (Señala la INCORRECTA):

a. Sólo pueden donar adultos de entre 30 y 55 años
b. Normalmente se realiza por punción en la cadera
c. No presentar patologías crónicas en tratamiento
d. No presentar enfermedades infecciosas

1252. Indica el valor normal de PH en sangre arterial:

a. 7.45 a 7.55
b. 7.25 a 7.35
c. 7.35 a 7.45
d. 7.15 a 7.25

1253. Cuál de estos electrodos sirve para medir el pH:

a. Electrodo de vidrio
b. Electrodo de Severinghaus
c. Electrodo de Clark
d. Electrodos selectivos

1254. Líquido cefalorraquídeo de apariencia turbia nos hace sospechar:

a. Meningitis vírica
b. Meningitis bacteriana
c. Ictericia o bloqueo medular
d. Traumatismos de la punción

1255. Hematocrito es:

a. La proporción entre leucocitos y el plasma
b. La proporción entre eritrocitos y el plasma
c. La proporción entre plaquetas y el plasma
d. La proporción de leucocitos, eritrocitos, plaquetas y el plasma

1256. Sobre la cinética enzimática, es FALSO:

a. La velocidad de trasformación del substrato en producto depende de la afinidad de la enzima por el substrato
b. La velocidad de trasformación depende de la cantidad de enzima presente
c. La velocidad de trasformación también depende de la cantidad de substrato presente
d. Cuanto menor es la Km (constante de Michaelis-Menten) menor es la velocidad de acción de una enzima

1257. Los cuerpos de Howell-Jolly son:

a. restos de membrana nuclear
b. agregados ribosómicos
c. precipitados de Hb (Hemoglobina)
d. restos nucleares

1258. El recuento automatizado de reticulocitos puede hacerse por:

a. método de la impedancia
b. método de la dispersión lumínica
c. citometría de flujo
d. Las tres son correctas

1259. Para recolectar muestra para hemocultivos en microbiología se emplea

a. ACD (Ácido Citrato Dextrosa)
b. Heparina sódica
c. EDTA K3 (Etilendiaminotetracetico Tri-potásico)
d. Citrato de sodio

1260. Los métodos químicos para la determinación del colesterol se basan en:

a. Reacciones enzimáticas
b. Reacciones cromogénicas
c. Reacciones isoeléctricas
d. Ninguna de las anteriores

1261. Si tenemos cuatro elementos (X, Y, Z, W) con electronegatividades, según la escala de Carl Pauling de X=4.0, Y=1.5, Z=0.9, W=1.6. Indicar cuál de los siguientes compuestos tiene mayor carácter iónico:

a. YW   b. YX   c. ZX

1262. En el estudio del líquido sinovial señale lo FALSO:

a. la microscopía de polarización es usada en la identificación de algunos cristales

b. en ayunas la glucosa en sangre es el doble que en líquido sinovial

c. si usamos anticoagulantes, la heparina sódica es el anticoagulante de elección

d. el líquido sinovial es un ultra-filtrado del plasma, excepto el ácido hialurónico que es producido por las células sinoviales

1263. Cuál de estos medios de cultivo NO es selectivo:

a. Medio de Loeffler

b. McConkey

c. Thayer-Martin

d. Mueller-Hinton

1264. Respecto a marcadores tumorales, qué asociación es INCORRECTA:

a. CA 15.3-adenocarcinoma de origen mamario

b. CA 125-adenocarcinoma seroso de ovario

c. CA 19.9-adenocarcinoma de próstata

d. SCC-carcinoma epidermoide de pulmón

1265. Las ecuaciones para la estimación del filtrado glomerular (FG), son ejemplos ecuación de Cockcroft-Gault y la ecuación MDRD-4 ('Modification of Diet in Renal Disease'), tratan de obtener una estimación del FG con todos los siguientes excepto:

a. la concentración de creatinina sérica

b. la concentración de creatinina en orina

c. variables antropométricas (peso, talla y etnia)

d. edad y sexo del paciente

1266. El método más sensible para el diagnóstico de la tosferina es:

a. Métodos de amplificación de ácidos nucleicos a partir de torundas de Dacron

b. Cultivos a partir de torundas de algodón

c. Métodos de amplificación de ácidos nucleicos a partir de torundas de algodón

d. Cultivos de saliva en agar sangre a partir de torundas de algodón

1267. Paciente varón de 50 años de edad. Presenta anticuerpos antimitocondriales (AMA) con un título 1/160:

a. Nos sugieren infección crónica como mononucleosis

b. Nos pueden ayudar en el diagnóstico diferencial de la cirrosis biliar primaria

c. Nos sugiere cirrosis antigua de carácter grave

d. Todo dependerá de si el patrón es moteado o periférico

1268. Qué fase o fases de la coagulación mide el tiempo de protrombina:

a. Vía extrínseca

b. Vía intrínseca

c. Vía común

d. Son correctas A y C

1269. Aparato en el que se lleva a cabo la reacción en cadena de la polimerasa (PCR):

a. Termociclador   b. Cromatógrafo

c. Polarímetro   d. Espectrofotómetro

1270. La mononucleosis infecciosa es una enfermedad que puede ser causada por:

a. Virus de Epstein-Barr

b. Papilomavirus humano

c. Rotavirus

d. Giardia lamblia

1271. Las enfermedades de declaración obligatoria incluyen:

a. Herpes zóster

b. Hepatitis B

c. Resfriado común

d. Son correctas A y B

1272. Sobre las hormonas tiroideas, es FALSO:

a. Las hormonas tiroideas aumentan la transcripción de una gran cantidad de genes

b. Las hormonas tiroideas inactivan receptores nucleares

c. Las hormonas tiroideas incrementan el número y la actividad de las mitocondrias

d. Casi toda la tiroxina secretada por el tiroides se convierte en triyodotironina

1273. El hígado es el encargado de trasformar el amoniaco (compuesto nitrogenado de carácter neurotóxico) en:

a. Glucógeno

b. Bilirrubina

c. Albúmina

d. Urea

1274. El anticoagulante que se utiliza para procedimientos de coagulación, incluidos los tiempos de protrombina y tromboplastina y que ayuda a evitar el rápido deterioro de los factores lábiles de la coagulación como el factor V y el factor VII es:

a. Heparina sódica   b. EDTA

c. Heparina de litio   d. Citrato sódico

1275. Sobre la Elastasa pancreática:

a. se mide habitualmente en muestra aislada de heces

b. es muy usada en el control de la malabsorción de la fibrosis quística del páncreas

c. habitualmente se mide por enzimoinmunoanálisis

d. Las tres son ciertas

1276. Cuando se realizan diluciones seriadas, qué característica presenta el factor de dilución:

a. Varía en cada paso de dilución de forma aleatoria

b. Es el mismo en cada paso de dilución

c. Siempre es 1/10

d. Varía en 2 unidades en cada paso de dilución

1277. Qué es un microarray:

a. Un ensayo de hibridación en soporte sólido

b. Un ensayo de hibridación en soporte líquido

c. Un ensayo de hibridación Nothern

d. Un ensayo de hibridación sin soporte específico

1278. Cómo se llama la presencia de grasa en heces:

a. Grasorrea

b. Lipidosis

c. Esteatorrea

d. Melenas

1279. Cuál de estas proteínas se utiliza como marcador del estado nutricional:

a. Transferrina

b. Prealbúmina

c. Ceruloplasmina

d. Ferritina

1280. Dada una disolución tampón de ácido acético/acetato sódico, con una concentración igual de ácido y sal, y pka=4,8 (ka constante de disociación del ácido acético), el pH de la disolución es:

a. 3,8   b. 4,8   c. 5,8

1281. Las granulaciones citoplasmáticas de las plaquetas son:

a. Gránulos densos, Alfa y Beta

b. Gránulos densos, Alfa y lisosomas

c. Gránulos Alfa, Beta y Y

d. Gránulos Alfa y Beta

1282. Los guantes que utiliza el técnico de laboratorio contaminados con muestra de un paciente se clasificarían dentro del Grupo:

a. II   b. I   c. VI   d. VII

1283. Sobre la prueba de laboratorio llamada 'tiempo de trombina (TT)':

a. En presencia de heparina no presenta un tiempo alargado

b. Está alterada en una hipofibrinogenemia o afibrinogenemia

c. Es sensible a la concentración de todos los factores de la coagulación

d. Se realiza para el estudio del factor Von Willebrand

1284. La tinción de la peroxidasa es negativa en los:

a. neutrófilos

b. monocitos

c. linfocitos

d. basófilos

1285. Qué tipo de microscopia está fundamentada en la conversión de pequeñas diferencias del índice de refracción:

a. Microscopía campo oscuro

b. Microscopía de fluorescencia

c. Microscopía de contraste de fase

d. Microscopía de polarización

1286. En la fase conceptual o técnica del método científico NO está la:

a. Definición de variables
b. Definición de la población
c. Definición operacional de términos
d. Definición del problema de investigación

1287. La destrucción de la fibrina está realizada por:

a. La plasmina
b. La proteína C
c. La proteína S
d. Las tres son correctas

1288. La disminución del HLP en la sangre materna puede ser un signo de:

a. Toxemia
b. Alteración genética
c. Insuficiencia placentaria
d. Ninguna de las tres

1289. Qué residuos generados por actividades sanitarias NO se encuadran como residuos sanitarios específicos o de riesgo o tipo III:

a. Residuos sanitarios o infecciosos
b. Residuos anatómicos
c. Residuos citostáticos
d. Vacunas vivas y atenuadas

1290. Qué microorganismo es más probable que aparezca en pacientes inmunodeprimidos:

a. Escherichia coli
b. Candida albicans
c. Staphylococcus aureus
d. Citomegalovirus

1291. A partir de un cultivo de linfocitos podemos obtener extensiones sobre portaobjetos de metafases. Indica el orden del proceso:

a. Sacrificio, choque hipotónico, fijación y extensión
b. Sacrificio, choque hipotónico, extensión y fijación
c. Choque hipotónico, extensión, sacrificio y fijación
d. Fijación, extensión, choque hipotónico y sacrificio

1292. NO es un método enzimático para determinar la glucosa:

a. Glucosa-deshidrogenasa
b. Hexocinasa
c. Método de la o-toluidina
d. Todos son métodos enzimáticos

1293. Qué enzima es más específica del hígado:

a. GOT
b. GPT
c. LDH
d. Fosfatasa alcalina

1294. Al observar un compuesto fluorescente en un microscopio de fluorescencia:

a. Las ondas luminosas emitidas por la sustancia fluorescente son de menor longitud de onda que las incidentes
b. Las ondas luminosas emitidas por la sustancia fluorescente atraviesan dos filtros
c. Las ondas luminosas incidentes tienen mayor longitud de onda que las emitidas por la sustancia fluorescente
d. Las ondas luminosas emitidas por la sustancia fluorescente son de mayor longitud de onda que las incidentes

1295. Sobre los Ac (anticuerpos), las variaciones en las regiones constantes de las cadenas pesadas y ligeras presentes en todos los individuos sanos de la especie son:

a. Idiotipos
b. Alotipos
c. Isotipos
d. Idiotipos públicos

1296. Para realizar un antibiograma se debería utilizar el medio:

a. Mueller-Hinton
b. Hektoen
c. Roiron
d. Simona

1297. La composición de los antígenos del sistema rh presentes en la membrana eritrocitaria está formado por:

a. Proteínas
b. Lipoproteínas
c. Glucolípidos
d. Glucoesfingolípidos

1298. El pH de una muestra se ve afectado por:

a. El tiempo transcurrido hasta que se realiza
b. El anticoagulante empleado
c. Cómo haya sido transportada la muestra
d. Todas las anteriores son correctas

1299. En el laboratorio de hematología puede producirse una pseudotrombopenia cuando se usa como anticoagulante para su recuento en tubo:

a. Citrato
b. Heparina
c. Calcio
d. EDTA

1300. Para recoger muestras de esputo el paciente debe:

a. estar en ayunas
b. lavarse los dientes
c. enjuagarse con suero salino
d. Las tres cosas

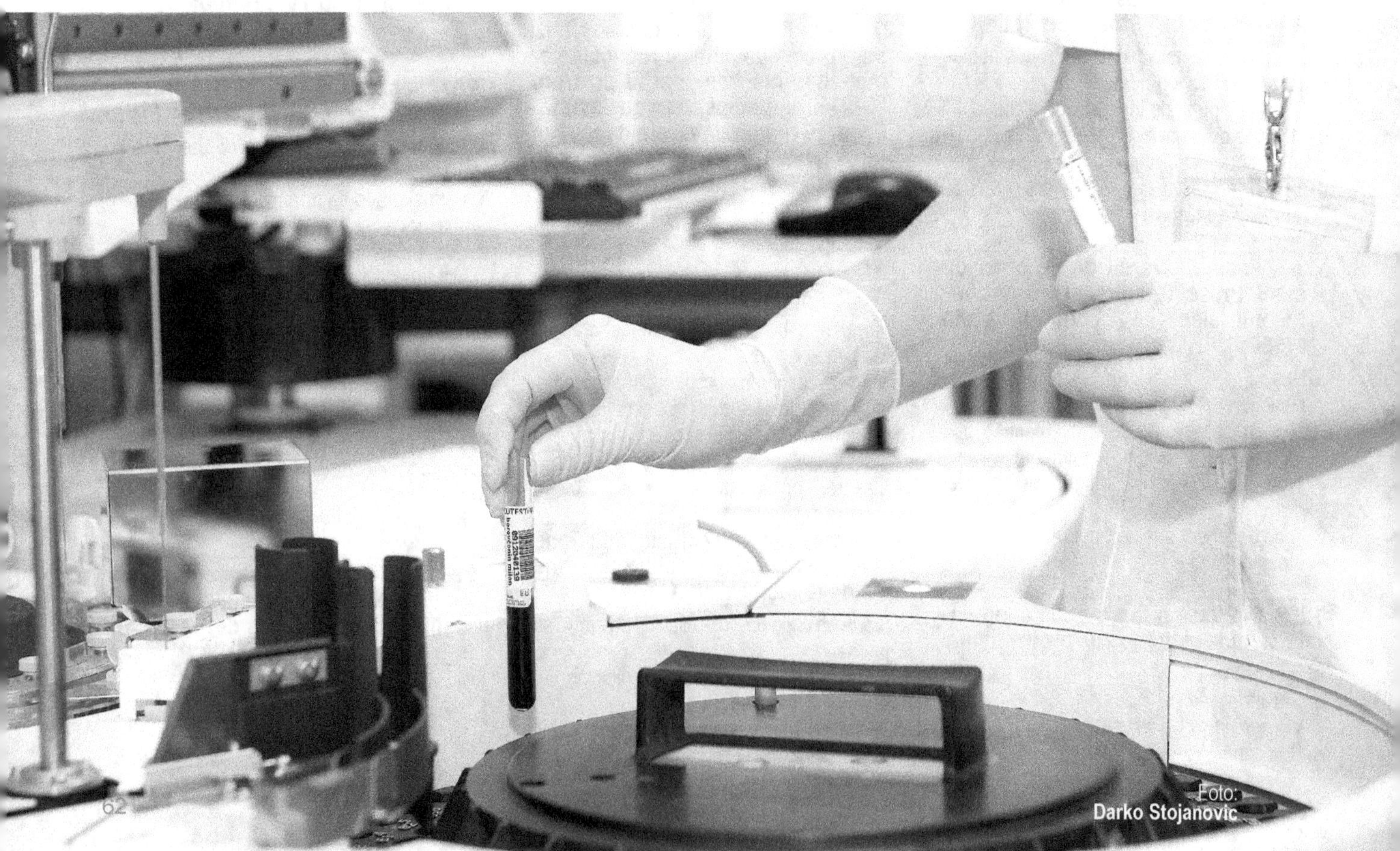

1301 **B**	1326 **B**	1351 **C**	1376 **B**
1302 **D**	1327 **A**	1352 **C**	1377 **C**
1303 **A**	1328 **A**	1353 **C**	1378 **A**
1304 **D**	1329 **C**	1354 **B**	1379 **C**
1305 **B**	1330 **C**	1355 **A**	1380 **B**
1306 **C**	1331 **B**	1356 **B**	1381 **D**
1307 **C**	1332 **C**	1357 **C**	1382 **C**
1308 **C**	1333 **A**	1358 **C**	1383 **B**
1309 **A**	1334 **D**	1359 **C**	1384 **D**
1310 **A**	1335 **D**	1360 **D**	1385 **A**
1311 **A**	1336 **B**	1361 **C**	1386 **C**
1312 **B**	1337 **B**	1362 **A**	1387 **C**
1313 **B**	1338 **A**	1363 **B**	1388 **B**
1314 **D**	1339 **B**	1364 **A**	1389 **B**
1315 **A**	1340 **C**	1365 **A**	1390 **C**
1316 **C**	1341 **A**	1366 **D**	1391 **B**
1317 **A**	1342 **A**	1367 **B**	1392 **A**
1318 **B**	1343 **D**	1368 **C**	1393 **A**
1319 **D**	1344 **D**	1369 **C**	1394 **D**
1320 **B**	1345 **C**	1370 **B**	1395 **C**
1321 **C**	1346 **D**	1371 **A**	1396 **B**
1322 **C**	1347 **C**	1372 **A**	1397 **D**
1323 **B**	1348 **C**	1373 **C**	1398 **C**
1324 **D**	1349 **A**	1374 **A**	1399 **C**
1325 **D**	1350 **C**	1375 **A**	1400 **D**

FALLOS:

1301. Cuál de estos antibióticos es una cefalosporina de tercera generación:

a. Cefalotina
b. Ceftriaxona
c. Cefoxitina
d. Cefepima

1302. Qué métodos sirven para determinar la CK-MB:

a. Enzimoinmunología
b. Electroforesis
c. Cromatografía
d. Las tres son correctas

1303. Es una euploidía:

a. 46, XY
b. 45, XO
c. 69, XO
d. 47, XXY

1304. Sobre el pH urinario, es FALSO:

a. El pH de la orina oscila entre 4,5 y 8,0
b. Los valores suelen ser más bajos después del ayuno
c. Se miden con tiras reactivas que contienen como indicador el rojo de metilo y el azul de bromotimol
d. Presentan falsos negativos en orinas con altas concentraciones de proteínas

1305. Las anemias sideroblásticas cursan con:

a. VCM y HCM aumentados
b. VCM y HCM disminuidos
c. VCM y HCM normales
d. Ninguna de las tres

1306. A qué fase corresponden estos dos periodos: Formación del coágulo y lisis del coágulo:

a. Fase vascular
b. Fase plaquetaria
c. Fase de coagulación plasmática
d. Todas correctas

1307. En la tinción de Gram, cómo se observarán las bacterias gramnegativas:

a. Teñidas de azul
b. Teñidas de un fondo verde
c. Teñidas de rosa
d. De ninguna de las anteriores

1308. La anomalía de Pelger-Huet es una alteración morfológica de

a. Eritrocitos
b. Linfocitos
c. Granulocitos
d. Monocitos

1309. Propicia el incremento de reabsorción de sodio y agua:

a. Aldosterona
b. Angiotensina
c. Renina
d. Angiotensinógeno

1310. En la observación microscópica del sedimento urinario:

a. los gránulos de almidón proceden siempre de contaminación por heces
b. los gránulos de almidón se confunden con células de descamación de vías bajas
c. en orina ácida es frecuente observar cristales de fosfato cálcico
d. los cristales de ácido úrico son característicamente esféricos

1311. En la clasificación de residuos generados en los centros sanitarios están los residuos sólidos como:

a. Restos humanos de quirófano
b. Mezclas explosivas
c. Residuos radioactivos
d. Líquidos corrosivos

1312. Sobre la prueba VDRL para el diagnóstico de sífilis, es FALSO:

a. Se trata de una técnica de aglutinación
b. Es una prueba treponémica
c. Se emplea como indicador de infección en fase aguda
d. Es útil para control de respuesta al tratamiento

1313. Las isoenzimas son:

a. Proteínas biológicas especializadas en la catálisis de reacciones orgánicas
b. Formas múltiples de una determinada enzima y catalizan la misma reacción
c. Son asociaciones de enzimas que catalizan reacciones consecutivas
d. Son formas precursoras inactivas de las enzimas

1314. Los blastos suelen contener bastones de Auer en la:

a. Leucemia mieloide crónica
b. Leucemia linfoide aguda
c. Leucemia linfoide crónica
d. Leucemia mieloide aguda

1315. Uno de los siguientes aminoácidos es sulfatado y la medición de su concentración en plasma es útil para evaluar el riesgo cardiovascular:

a. Homocisteína   b. Valina
c. Glicina   d. Leucina

1316. En un análisis de orina, qué parámetro nos indica la presencia de bacterias:

a. Glucosa
b. Cuerpos cetónicos
c. Nitritos
d. Proteínas

1317. Cuando un paciente se somete a una extracción de sangre sin haber hecho el periodo de ayunas, la turbidez que se observa en el plasma se debe a la presencia de:

a. QM (quilomicrones)
b. VLDL-colesterol
c. LDL-colesterol
d. HDL-colesterol

1318. En el complemento, el MAC (Complejo de Ataque a Membrana) está formado por:

a. los componentes de la membrana y el 9
b. los componentes 5b al 9
c. los componentes 1 al 9
d. los componentes 5 al 9

1319. Un color blanco turbio en la orina, en el contexto de formación de cristales, puede deberse a una:

a. Precipitación de uratos en orinas alcalinas
b. Precipitación de fosfatos en orinas acidas
c. La presencia de cristales NO provoca turbidez
d. Precipitación de fosfatos en orinas alcalinas

1320. Si un microorganismo es teñido con Ziehl-Nieelsen es debido a la presencia en su pared de:

a. Ácidos teicóicos
b. Ácidos micólicos
c. Mureína
d. Histidina

1321. Sobre el Síndrome de Klinefelter, es FALSO:

a. Es una anomalía cromosómica que afecta solamente a los hombres y ocasiona hipogonadismo
b. Es considerado la causa más frecuente de hipogonadismo hipergonadotrópico
c. En el síndrome de Klinefelter existe un cromosoma X adicional sin un Y
d. El cromosoma adicional en los pacientes con síndrome de Klinefelter a menudo es adquirido por un error de disyunción durante la gametogénesis de alguno de los padres, originando gametos con 24 cromosomas debido a un cromosoma 'X' supernumerario

1322. Cuál de estas drogas NO pertenece al tipo de los opiáceos:

a. Heroína
b. Codeína
c. Mescalina
d. Metadona

1323. Cuál de estos compuestos NO es patrón primario alcalino:

a. Carbonato sódico
b. Hidróxido sódico
c. Yodato potásico

1324. No es un método de análisis serológico utilizado en biología para estudiar seroconversión:

a. Florescencia indirecta de anticuerpos
b. Inmunoanálisis en fase sólida
c. Análisis de la transferencia de Western
d. Sondas de ADN con secuencias complementarias

1325. El método de Ivy:

a. Es el tiempo de sangría
b. Valora las alteraciones cuantitativas de las plaquetas
c. Valora las alteraciones cualitativas de las plaquetas
d. Las tres son correctas

1326. Cuál de estos microorganismos es un protozoo intestinal:

a. Enterobius vermicularis
b. Entamoeba histolytica
c. Trichuris trichiura
d. Hymenolepys nana

1327. Infecciones que se adquieren en el hospital, sobre todo en las unidades de vigilancia intensiva:

a. Infecciones nosocomiales
b. Infecciones comunitarias
c. Infecciones relacionadas con la actividad sanitaria
d. Infecciones graves

1328. Cuáles son los factores comunes a las vías extrínseca e intrínseca:

a. I, II, V, X
b. II, V, X. XI
c. I, II, VII, XI
d. I. II, VII, VIII

1329. Un volumen de una lambda es:

a. Un decilitro
b. Un milímetro
c. Un microlitro
d. Un hectolitro

1330. Qué medio se utiliza para el aislamiento de gonococos:

a. Sabouraud
b. Agar nutritivo
c. Thayer-Martin
d. Manitol salado

1331. En la electroforesis, una de las proteínas principales de la fracción ß-globulinas:

a. Ceruloplasmina
b. Transferrina
c. Haptoglobina
d. Protrombina

1332. El virus de la hepatitis d (vhd), es un virus incompleto que requiere.

a. VHC para su replicación
b. VHA para su replicación
c. VHB para su replicación
d. Todas son válidas

1333. La Bordetella pertussis produce en el ser humano:

a. La tosferina
b. La varicela
c. El sarampión
d. La gripe

1334. Cuál de estos fenotipos corresponde a un individuo Rh negativo:

a. Dce/dce
b. Dce/Dce
c. Dce/dcE
d. dce/dce

1335. Al observar un sedimento de orina al microscopio, se presentan unos cristales con forma de ataúd, de qué cristales se trata:

a. Cristales de oxalato cálcico
b. Cristales de ácido úrico
c. Cristales de urato amónico
d. Cristales de fosfato triple

1336. El tampón de las proteínas plasmáticas funciona principalmente en:

a. Sangre
b. Tejidos
c. Células
d. SNC

1337. Los cuerpos de Döhle con coloraciones panópticas se ven como:

a. Inclusiones en forma de agujas rojo violáceo
b. Inclusiones ovaladas, excéntricas, azul pálido
c. Inclusiones grandes, redondeadas y excéntricas con halo
d. Gruesos gránulos azurófilos irregulares

1338. En diagnóstico prenatal se continua el estudio cuando:

a. Los MdM (expresión de los resultados en múltiplos de mediana) de la a-fetoproteína en suero materno son superiores a 3
b. El cálculo de riesgo de trisomía 21 es de 1/400
c. Los MdM de uE3 son de 1,00
d. Los MdM de ß-HCG son de 1,80

1339. Derivado de la hemoglobina que se caracteriza por el estado oxidado de sus átomos de hierro y que es incapaz de unir oxígeno:

a. Carboxihemoglobina
b. Metahemoglobina
c. Oxihemoglobina
d. Sulfohemoglobina

1340. La técnica de recuento de bacterias que se hace en medio líquido y que mide la turbidez de la muestra utilizando la escala de Mac-Farland:

a. Se basa en el principio de que una única célula viva puede desarrollarse y producir un cultivo turbio
b. Es el método del número más probable
c. Compara la turbidez de un medio con la de una solución de sulfato de bario a distintas concentraciones
d. Es una técnica de recuento Directa

1341. La hipocalciuría en la orina puede originarse por:

a. Raquitismo
b. Hiperparatiroidismo
c. Hipertiroidismo
d. Mieloma múltiple

1342. La prueba de la fragilidad osmótica, sirve para diagnosticar:

a. Anemias hemolíticas
b. Anemias ferropénicas
c. Anemias megaloblásticas
d. Anemias de Addison

1343. En una analítica de lípidos para obtener una mayor fiabilidad en los resultados:

a. La muestra debe de centrifugarse tres horas después de la extracción
b. Los anticonceptivos pueden influir en la concentración plasmática de las lipoproteínas
c. Debe aconsejarse la abstención alcohólica, por lo menos 72 horas antes de la extracción
d. Son correctas B y C

1344. En el plasma la transferrina transporta el hierro y lo deposita mediante su receptor:

a. a los eritroblastos
b. al músculo
c. al hígado
d. Las tres son correctas

1345. Cuál es cuantitativamente el cuarto catión del organismo y el segundo intracelular:

a. (Cinc) Zn
b. potasio
c. magnesio
d. litio

1346. Qué medio de cultivo NO sería necesario para la siembra de un líquido cefalorraquídeo con sospecha de meningitis bacteriana:

a. Agar sangre
b. Agar chocolate
c. Caldo de tioglicolato
d. Agar MacConckey

1347. El medio de Agar sangre:

a. Se utiliza para la investigación de los distintos tipos de hemólisis
b. Es un medio enriquecido
c. Ambas son correctas
d. Ninguna lo es

1348. En lo referente a la determinación del péptido natriurético ventricular (BNP), señale la respuesta FALSA:

a. Produce un aumento de la diuresis
b. La elevación de su valor en plasma o suero es indicativa de insuficiencia cardíaca congestiva
c. Es una prueba poco específica por lo que se acompaña de la determinación de CPK y Troponina en el diagnóstico de insuficiencia cardíaca
d. El BNP es una hormona con función autocrina, paracrina, endocrina

1349. En general, cuando el procesamiento de una muestra para cultivos fúngicos no vaya a realizarse de inmediato, puede conservarse un corto periodo de tiempo a una temperatura:

a. De 4°C
b. Entre 36 y 37°C
c. Entre 30 y 32°C
d. Entre 18 y 22°C

1350. El marcador tumoral 15.3 se usa en el seguimiento de tumores de:

a. Hígado
b. Pulmón
c. Mama
d. Testículo

1351. Cuál es FALSA:

a. El marcador de preferencia del IAM es la Troponina
b. El IAM refleja la pérdida de células cardiacas (necrosis)
c. La troponina es cardioespecífica y detectable en las primeras dos horas
d. Ante la ausencia de medición de troponina, la CK-MB masa es el mejor indicador

1352. Qué secuencia del virus VIH amplifica el método RT- PCR:

a. El gen pang
b. El gen 18
c. El gen gag
d. El gen SK

1353. La digoxina:

a. Presenta una relación dosis-concentración muy estable
b. Es un fármaco psicoactivo
c. Tiene un estrecho margen terapéutico
d. No presenta efectos secundarios lesivos

1354. Mediante la utilización de plaquetas marcadas con 51Cr ó 111In, podemos:

a. Realizar un estudio de la integridad vascular
b. Establecer la vida media plaquetaria (V.N.: 8-10 días)
c. Hacer un seguimiento del recorrido plaquetar
d. Establecer la vida media plaquetaria, salvo consumo por sangrado (V.N.: 10-15 días)

1355. El método de tinción más empleado para una detección rápida de Plasmodium en sangre:

a. Tinción Giemsa
b. Microscopía electrónica
c. Hidróxido de potasio
d. PAS

1356. Producto molecular metabolizado y secretado por el tejido neoplásico que sea susceptible de ser cuantificado en células o fluidos corporales:

a. Enzima
b. Marcador tumoral
c. Catalizador
d. Marcador fluorescente

1357. En líquido sinovial, qué muestra NO debe refrigerarse:

a. muestra para medida de glucosa
b. muestra para medida de ácido hialurónico
c. muestras para cultivos microbiológicos
d. muestra observación de cristales

1358. El germen que provoca faringitis principalmente es:

a. Streptococos grupos C y D
b. Streptococo aureus
c. Streptococo pyogenes
d. Streptococo agalactiae

1359. Para realizar una correcta recogida de orina de 24 horas:

a. Se desecha la primera micción del día y, a partir de ahí, se recoge toda la orina de ese día hasta las 12 p.m.
b. Se recoge la orina desde la primera micción del día hasta la primera micción de la mañana siguiente
c. Se desecha la primera micción del día y, a partir de ahí, se recoge toda la orina de ese día, incluida la primera micción de la mañana siguiente
d. Se recoge la orina desde la primera micción del día y se desecha la primera micción de la mañana siguiente

1360. El objetivo de la PCR (reacción en cadena de la polimerasa) es:

a. Encadenar fragmentos específicos de ADN
b. Eliminar alguna secuencia de ARN
c. Encadenar fragmentos específicos de ARN
d. Amplificar una secuencia específica de ADN

1361. Cuál NO es el método adecuado para reducir el tamaño de una muestra sólida de laboratorio y mantener su representatividad:

a. Mediante un divisor mecánico
b. Mediante el método de cuarteo
c. Mediante una bayoneta mecánica

1362. Según la fórmula de Friedewald, calcule el LDL de un paciente, sabiendo que su colesterol total es de 236 mg/dl, los triglicéridos 58 mg/dl y el HDL 74 mg/dl:

a. 150 mg/dl
b. 70 mg/dl
c. 200 mg/dl
d. 104 mg/dl

1363. Cuál es el microorganismo que con mayor frecuencia provoca infección del tracto urinario:

a. Proteus mirabilis
b. E. coli
c. Enterococcus
d. Pseudomona

1364. Si inoculamos una bacteria en un tubo con medio Kliger y aparece color negro, podemos decir que:

a. produce SH2
b. fermenta la glucosa
c. fermenta la lactosa
d. es una Salmonella typhimurium

1365. Definimos la sensibilidad diagnóstica como:

a. Capacidad de la prueba para detectar la enfermedad cuando está presente
b. Capacidad de la prueba para detectar la enfermedad cuando no está presente
c. Probabilidad de que un paciente tenga la enfermedad cuando se obtenga un resultado positivo
d. Probabilidad de que un sujeto con un resultado negativo en la prueba esté realmente sano

1366. Indicador más precoz de infarto de miocardio:

a. Troponina T
b. CPK
c. LDH
d. Mioglobina

1367. en cuál de las siguientes circunstancias suele haber monocitosis:

a. Síndrome de Cushing
b. Infecciones granulomatosas
c. Tratamiento con esteroides
d. Tricoleucemia

1368. Denominamos hematoquecia a:

a. Aparición de vómitos sanguíneos
b. Aparición de heces negras
c. Aparición de sangre roja brillante en heces
d. Hemorroides

1369. En el supuesto de que una prueba determinada no se está realizando de una manera única cada vez que se repite en el laboratorio, debemos implantar:

a. Manual de calidad
b. Controles de calidad
c. Procedimiento normalizado de trabajo
d. Una calibración

1370. Cuál de estos trastornos NO es causa de hemorragia:

a. Déficit de plaquetas
b. Déficit de la Antitrombina III
c. Déficit de la Vitamina K
d. Hemofilia A

1371. Respecto a los niveles de calcio plasmático:

a. El calcio total debe valorarse conjuntamente con la concentración de proteínas
b. El hipoparatiroidismo es causa de hipercalcemia
c. En situación de acidosis, disminuye el calcio iónico
d. La calcitonina produce elevación de los niveles de calcio

1372. Entre las causas de hemólisis de muestras de suero, están todas las siguientes, excepto:

a. La exposición a la luz
b. Extracción dificultosa
c. Permanencia prolongada de la muestra sin centrifugar
d. Choque térmico

1373. Si nos encontramos un aumento de dióxido de carbono y un pH de 7.1, estamos hablando de:

a. Acidosis metabólica
b. Alcalosis respiratoria
c. Acidosis respiratoria
d. Alcalosis metabólica

1374. La luz emitida por un microscopio son:

a. ondas electromagnéticas de una determinada longitud
b. neutrones de energía
c. emisiones de rayos gamma y ultravioleta
d. electrones luminiscentes

1375. En los virus, el soporte de la información genética de la capacidad de replicación y de su potencial infeccioso reside en:

a. El ácido nucleico
b. La cápside
c. Las enzimas
d. La envoltura

1376. Respecto a la recogida de muestras para el diagnóstico de infecciones por micobacterias:

a. Para la búsqueda de micobacterias en sospecha de enfermedad tuberculosa renal es necesario obtener la orina por sondaje
b. Las muestras de lavado gástrico deben ser procesadas de inmediato porque las micobacterias son rápidamente destruidas con la acidez del jugo gástrico
c. La muestra más adecuada para hacer el diagnóstico de enfermedad pulmonar por micobacterias es el esputo inducido, ya que recoge material de vías bajas
d. Para el diagnóstico de enfermedad meníngea la siembra debe ser inmediata, pues la formación de retículo dificulta la observación de BAAR

1377. Qué tipo de cilindros aumentan drásticamente durante el curso de un síndrome nefrótico:

a. Cilindros granulosos
b. Cilindros céreos
c. Cilindros hialinos
d. Cilindros epiteliales

1378. Son unicelulares:

a. Las bacterias
b. Los virus
c. Los parásitos intestinales
d. Los priones

1379. En electroforesis de lipoproteínas la región pre-beta corresponde a

a. HDL
b. LDL
c. VLDL
d. Quilomicrones

1380. Sobre las condiciones de incubación, es FALSO:

a. La mayoría de los cultivos bacterianos se incuban a 35-37°C
b. La mayoría de los cultivos de hongos lo hacen a 25°C
c. Para Campylobacter, la atmósfera microaerófila tiene la siguiente composición: 5% de O2, 10% de 002, 85% de N2
d. Para aislar Campylobacter spp. procedente de heces, se requiere una incubación a 42°C

1381. Los ensayos de aptitud ayudan a los laboratorios a resolver problemas relacionados con:

a. El desempeño del personal
b. La calibración de equipos
c. La adecuación de los procedimientos
d. Las tres son correctas

1382. Se obtiene un resultado de glucosa en orina con una alarma de absorbancia. En el manual de la técnica indica que se realice una dilución 1/20, con un volumen final de 1 ml. Cómo se realiza:

a. Con 19 volúmenes de orina más 1 volumen de agua destilada
b. Con volúmenes iguales de orina y agua destilada
c. Con 1 volumen de orina más 19 volúmenes de agua destilada
d. Con 1 volumen de orina y 20 volúmenes de agua destilada

1383. Los tromboxanos producidos en la activación de las plaquetas:

a. se producen a partir de los leucotrienos
b. son vasoconstrictores
c. inhiben la agregación plaquetaria
d. se producen en las células endoteliales

1384. Cuál de estos marcadores de diferenciación NO es un marcador sérico:

a. Fosfatasa ácida prostática
b. Calcitonina
c. Gonadotropina coriónica humana
d. Citoqueratina

1385. Qué proteína se cuantifica en orina junto con la albúmina para determinar el origen tubular de una proteinuria:

a. Beta 2 microglobulina
b. Alfa 2 macroglobulina
c. Proteína C Reactiva
d. Ninguno de ellos

1386. Cuál de estas hormonas en concentraciones elevadas NO produce hiperglucemia:

a. cortisol
b. hormona de crecimiento (GH)
c. prolactina
d. adrenalina

1387. Dentro de las proteínas plasmáticas, la que se encuentra en mayor concentración en el plasma es:

a. Alfa-Globulina
b. Crioglobulína
c. Albúmina
d. Beta-Globulina

1388. La causa más frecuente de diarrea nosocomial es:

a. Escherichia coli enteropatógena
b. Clostridium difficile
c. Campylobacter jejuni
d. Shigella spp

**1389. En la electroforesis de lipoprote-
ínas, fracción de mayor movilidad:**

a. Quilomicrones   b. HDL
c. VLDL   d. LDL

**1390. Qué medio permite evaluar la ca-
pacidad de algunos hongos para hi-
drolizar la urea, siendo de gran
utilidad en su identificación:**

a. Agar urea-arginina
b. Agar Sabouraud
c. Agar urea de Ferguson
d. Medio de Czapek

**1391. Agregación de una sustancia a
una enzima produce una inhibición
de la misma, que se corrige total-
mente con la adición de más sustrato:**

a. Inhibición irreversible
b. Inhibición reversible competitiva
c. Inhibición reversible acompetitiva
d. Retroinhibición

**1392. La cuantificación del creci-
miento celular puede realizarse por
dos procesos distintos: aumento del
protoplasma y aumento del número
de individuos. Son métodos directos
del aumento del protoplasma:**

a. Determinación de peso seco
b. Técnicas espectrométricas
c. Técnicas turbidométricas
d. Todos son métodos directos

**1393. El consumo de tabaco altera el
análisis sanguíneo provocando:**

a. Aumento de lactato
b. Disminución del carboxihemoglobina
c. Disminución en el contaje de leucocitos
d. Aumento de la albúmina

**1394. Sobre la dehidroepiandrosterona
sulfato:**

a. es la principal hormona 'sexual' sintetizada
por las glándulas suprarrenales
b. colaboran en el desarrollo de los caracteres
sexuales secundarios
c. es muy solicitada en casos de hirsutismo y
virilización en mujeres
d. Las tres son ciertas

**1395. En relación a Mycobacterium tu-
berculosis señale la INCORRECTA:**

a. Actualmente existen métodos de diagnóstico basados en la amplificación de ácidos
nucleicos para la detección directa de Mycobacterium tuberculosis en nuestras clínicas
b. Las muestras clínicas sospechosas de contener Mycobacterium tuberculosis deben tra-
bajarse en cabina de seguridad biológica
c. Es una bacteria anaerobia estricta
d. Es ácido-alcohol resistente

**1396. Es un síndrome linfoproliferativo
crónico:**

a. Leucemia aguda linfoblástica
b. Linfoma de Hodgkin
c. Mieloma múltiple
d. Leucemia aguda mieloblástica

**1397. Para la determinación de un he-
mograma urgente, anticoagulante
más adecuado:**

a. Citrato sódico al 3%
b. Oxalato
c. Acido etilendiaminotriacético
d. Ninguna de las anteriores es correcta

**1398. NO suele estar elevada en el
semen normal:**

a. Fructosa
b. Ácido cítrico
c. Fosfatasa alcalina
d. Las tres están elevadas

**1399. Por qué se caracteriza la alcalo-
sis respiratoria:**

a. pH (baja), pCO2 (sube), HCO3 (sube)
b. pH (sube), pCO2 (sube), HCO3(sube)
c. pH (sube), pCO2 (baja), HCO3 (baja)
d. pH (baja), pCO2 (baja), HCO3 (sube)

1400. El test de Coombs se aplica en:

a. Investigación de anticuerpos irregulares
b. Enfermedad hemolítica del recién nacido
c. Pruebas de compatibilidad
d. Las tres son correctas

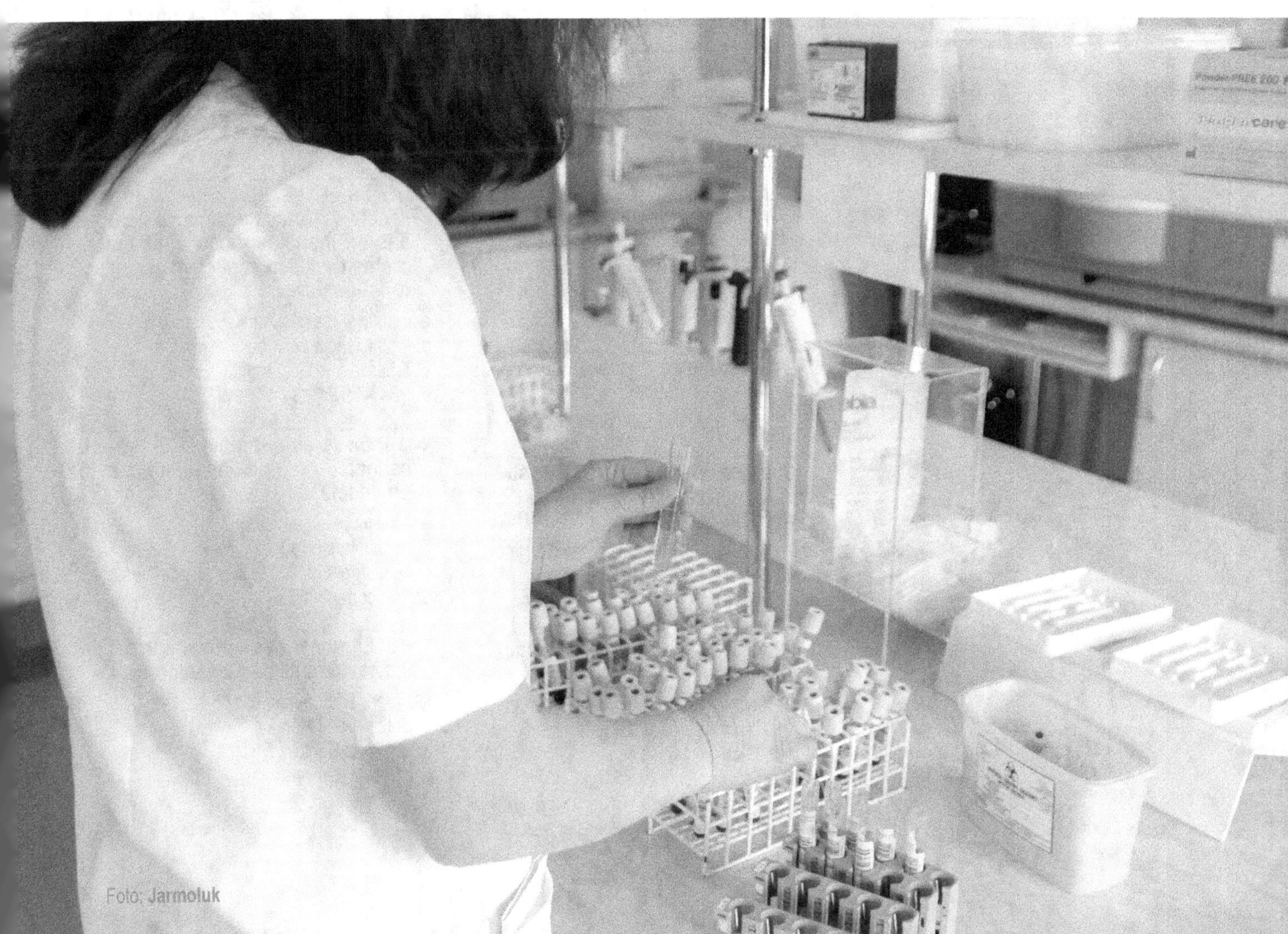

1401 B	1426 C	1451 A	1476 D
1402 D	1427 B	1452 B	1477 A
1403 B	1428 B	1453 D	1478 B
1404 B	1429 C	1454 B	1479 C
1405 D	1430 D	1455 B	1480 D
1406 C	1431 D	1456 D	1481 D
1407 C	1432 A	1457 B	1482 C
1408 C	1433 B	1458 B	1483 A
1409 A	1434 C	1459 D	1484 B
1410 B	1435 D	1460 C	1485 C
1411 B	1436 C	1461 C	1486 B
1412 A	1437 D	1462 B	1487 B
1413 C	1438 A	1463 B	1488 C
1414 C	1439 B	1464 C	1489 A
1415 A	1440 A	1465 C	1490 D
1416 D	1441 A	1466 B	1491 B
1417 D	1442 B	1467 B	1492 D
1418 B	1443 A	1468 C	1493 A
1419 D	1444 A	1469 D	1494 D
1420 B	1445 C	1470 D	1495 B
1421 C	1446 C	1471 A	1496 B
1422 D	1447 A	1472 C	1497 D
1423 A	1448 D	1473 A	1498 A
1424 A	1449 D	1474 D	1499 A
1425 A	1450 A	1475 C	1500 A

FALLOS:

1401. En el campo de las infecciones, 'Huésped' es:

a. El microorganismo responsable de la infección

b. La persona en que se aloja un microorganismo patógeno o un parásito

c. El ser vivo que transporta un microorganismo desde el reservorio al sujeto susceptible

d. El parásito que vive a expensas de un ser vivo

1402. La movilidad de las proteínas en una eletroforesis depende de:

a. Del potencial eléctrico y su carga

b. PH de la solución

c. Del tipo de soporte

d. Las tres son correctas

1403. Cuando hacemos análisis de muestras muy diluidas o queremos analizar sustancias traza con cromatografía de gases, qué tipo de inyección tendremos que utilizar:

a. Split

b. Splitless

c. On-column

1404. La enzima Lactato-deshidrogenasa (LDH) es una:

a. Hidrolasa

b. Oxidorreductasa

c. Liasa

d. Transferasa

1405. La tecnología Maldi-Tof para la identificación de microorganismos es:

a. Espectrofotometría de absorción atómica

b. Quimioluminiscencia

c. Citometría de flujo

d. Espectrometría de masas

1406. Indicar el resultado de la siguiente operación expresándolo en las cifras significativas convenientes, (26,03 + 1,485 + 0,9 + 28,415):

a. 56,830   b. 56,83   c. 56,8

1407. Vida media de los hematíes:

a. 60 días   b. 30 días
c. 120 días   d. 90 días

1408. Debería ser recogida sangre para cultivo ante cualquiera de los siguientes síntomas, EXCEPTO:

a. Fiebre   b. Hipotermia/Hipotensión
c. Hipertensión   d. Granulocitopenia

1409. La extracción líquido–líquido es más eficaz cuando:

a. Se realizan varias extracciones con pequeños volúmenes de disolvente extractor

b. Una única extracción con el mismo volumen total de disolvente extractor

c. Una extracción con mucho volumen de disolución donde se encuentra el analito

1410. Qué se entiende por enzimas 'plasmaespecíficas':

a. Enzimas que se sintetizan en el plasma

b. Enzimas que desarrollan su propia función en el plasma

c. Enzimas que se sintetizan en los hematíes

d. Enzimas que se sintetizan en los leucocitos

1411. De los virus, es una característica:

a. Presentar pared celular

b. No tener síntesis proteica

c. Tener capacidad de generar energía

d. Crecer en medios artificiales

1412. Un plasma fresco congelado es el que se obtiene:

a. separando y congelando el plasma antes de las 6 horas de la extracción

b. separando y congelando el plasma antes de las 12 horas de la extracción

c. separando y congelando el plasma inmediatamente después de la extracción

d. refrigerando la muestra inmediatamente después de la extracción, separando y congelando el plasma

1413. Qué test nos permita diferenciar el Staphyloccus aureus de otras especies:

a. Test de la Catalasa

b. Test de la Oxidasa

c. Test de la Coagulasa

d. Tinción de Gram

1414. Cuál de estas NO es una alteración morfológica de los granulocitos:

a. Cuerpos de Döhle

b. Anomalía de Pelger-Huet

c. Cuerpos de Howell-Jolly

d. Granulación tóxica

1415. En el estudio de heces, la presencia de fibras musculares agrupadas en manojos y con abundantes restos de tejido conectivo es característico de:

a. Insuficiencia gástrica con aquilia

b. Insuficiencia pancreática crónica

c. Tránsito intestinal rápido

d. Parasitosis

1416. En la determinación del grupo sanguíneo se pone de manifiesto la presencia de:

a. Aglutinógenos en suero

b. Aglutininas en suero

c. Aglutinógenos en la superficie del hematíe

d. Son correctas B y C

1417. El aumento del nivel normal de los eosinófilos puede deberse a:

a. Enfermedad autoinmune

b. Enfermedad alérgica

c. Enfermedad de la Piel

d. Las tres son correctas

1418. Los anticuerpos contra la transglutaminasa tisular se asocian sobre todo a cuál de las siguientes enfermedades autoinmunes:

a. Artritis reumatoide
b. Enfermedad celíaca
c. Diabetes de tipo I
d. Tiroiditis de Hashimoto

1419. Respecto a los Antígenos de los grupos ABO señale la respuesta verdadera:

a. Los determinantes antigénicos A, B y O son azucares terminales de cadenas de oligosacáridos anclados en glucoproteínas o glucolípidos de la membrana eritrocitaria
b. Los Antígenos A, B y O difieren sólo en el azúcar terminal del oligosacárido
c. El Antígeno B se caracteriza por un residuo terminal de galactosa
d. Todas son verdaderas

1420. Es FALSO en cuanto los concentrados de hematíes:

a. Han de tener un hematocrito de 60-80%
b. Tienen un volumen de 450 ml
c. A 4°C se conservan durante 35 ó 42 días, dependiendo de la sustancia conservadora utilizada
d. A -80°C se conservan hasta 10 años

1421. Cuál de estos parámetros analíticos es el más sensible y específico en el diagnóstico de la pancreatitis aguda:

a. Amilasa sérica
b. Isoenzima de la amilasa (Fracción P3)
c. Lipasa sérica
d. Amilasuria

1422. Las técnicas que se basan en la detección del interferón gamma (IGRA):

a. No son fáciles de estandarizar ni de aplicar en el laboratorio
b. No evitan la subjetividad de la interpretación en la lectura del resultado
c. No incorporan controles positivos, por lo que evitamos errores de lectura
d. Permiten discriminar a los individuos infectados por Mycobacterium tuberculosis de los vacunados por BCG y de los infectados por la mayoría de otras especies de micobacterias

1423. Qué dos tipos de hormonas son sintetizadas por los folículos tiroideos:

a. Tiroxina (T4) y Triyodotironina (T3)
b. Tirotropina y calcitonina
c. Tiroxina (T4) y triyodotironina (T4)
d. TSH y TRM

1424. En una donación, la cantidad de sangre extraída al donante es aproximadamente de:

a. 450 ml   b. 750 ml
c. 200 ml   d. 1.000 ml

1425. Sobre los cilindros hialinos:

a. El componente es la proteína de Tamm-Horsfall
b. Su forma es cilíndrica con sus extremos irregulares
c. Aparecen solamente en orinas anormales con pH alcalino
d. Los cilindros hialinos no son transparentes

1426. Para realizar pruebas de hemólisis, el anticoagulante de elección es:

a. el EDTA (ácido etilendiamino tetracético)
b. el citrato sódico
c. la heparina
d. el oxalato amónico y potásico

1427. Alteración en el numero de copias de un cromosoma, respecto al par normal:

a. Alteración estructural
b. Aneuploidia
c. Delección
d. Traslocación

1428. Cuál de estos marcadores es un biomarcador cardíaco:

a. Ácido valproico
b. Péptido natriurético cerebral
c. Micofenolato
d. Ninguna de las anteriores es correcta

1429. Señale una función del productor de los residuos sanitarios:

a. Manipular sin protección los residuos tóxicos
b. Mezclar residuos peligrosos
c. Envasar y etiquetar los residuos en su lugar de producción
d. Ninguna de las anteriores es correcta

1430. Cuál de estas afirmaciones es FALSA, respecto a la hemofilia A:

a. Se debe a un déficit de factor VIII
b. Se hereda como un rasgo recesivo ligado al cromosoma X
c. Su incidencia se estima en 1 caso por cada 5000 recién nacidos vivos
d. Añadiendo plasma normal al 50%, al plasma problema, las pruebas de coagulación no se modifican

1431. Se conoce a los corpúsculos de Heinz como

a. Cuerpos redondos, pequeños, excéntricos y cónicos de color verde oscuro que aparecen en los hematíes
b. Hematíes de coloración disminuida
c. Hematíes de coloración aumentada
d. Compuestos de hemoglobina desnaturalizada próximos a la membrana celular y que se suelen teñir de color púrpura

1432. En el estudio del líquido sinovial señale lo FALSO:

a. en líquidos normales la mayoría de los leucocitos son polimorfonucleares
b. en líquidos hemorrágicos, pueden lisarse los hematíes para poder contar los leucocitos
c. observar cristales de urato monosódico es indicativo de artritis gotosa
d. la alta viscosidad es debida a la concentración relativamente alta de ácido hialurónico

1433. Cuando utilizamos la Espectrometría de Masas como detector de Cromatografía o de Espectroscopía, cuántas técnicas estamos utilizando:

a. 1   b. 2   c. 3

1434. Una encuesta es directa cuando:

a. Abarca a todas las unidades estadísticas que componen el colectivo, universo, población o conjunto estudiado
b. Tiene por objetivo averiguar lo que el público piensa acerca de una determinada materia, o lo que considera debe hacerse en una circunstancia concreta
c. La unidad estadística se observa a través de la investigación propuesta, registrándose en el cuestionario
d. Se realiza con un procedimiento de muestreo y es aplicada a una parte de la población

1435. En la fórmula propuesta, CKD-EPI para la estimación del filtrado glomerular, qué variables forman parte de la ecuación:

a. Edad y raza
b. Sexo
c. Creatinina sérica
d. Todas las anteriores

1436. Qué línea celular se utiliza para el cultivo del virus de la Gripe:

a. MRC5
b. HEP-2
c. MD
d. RD

1437. Para regular el pH del medio, el riñón:

a. Acidifica las sales de fosfato
b. Segrega amonio
c. Reabsorbe bicarbonato
d. Las tres son correctas

1438. El aclaramiento de creatinina mide:

a. La velocidad del filtrado glomerular
b. La cantidad de orina que produce el riñón
c. La actividad de la vena renal
d. La absorción de elementos de la orina

1439. Sobre los equipos de trabajo del laboratorio. Qué se entiende por Mantenimiento Correctivo:

a. Aquellas operaciones de mantenimiento periódico y programado. con el fin de prevenir fallos o deterioro
b. Aquellas operaciones de mantenimiento encaminadas a corregir fallos, deterioros o averías
c. Aquellas operaciones de mantenimiento periódico de equipos para minimizar gastos en
d. Aquellas operaciones de calibración de aparatos con el fin de evitar fallos o averías

1440. Si se sospecha de una pancreatitis aguda el diagnostico del laboratorio se basa en:

a. Determinación en suero de amilasa/lipasa
b. Determinación en sangre de glucógeno y colesterol
c. Determinación de fosfatasa alcalina
d. Ninguna de las tres

1441. En cuál de estas categorías NO se agrupan las lipoproteínas:

a. Triglicéridos (TG)
b. HDL
c. IDL y LDL
d. Quilomicrones y VLDL

1442. Al ir madurando, los blastos:

a. Aumentan de tamaño
b. Su cromatina se va apelotonando
c. Su citoplasma se va haciendo más pequeño
d. Su citoplasma se va haciendo más basófilo

1443. Qué factor está disminuido si el tiempo de protrombina es alargado y el TFPA es normal:

a. VII
b. VIII
c. IX
d. XI

1444. Sobre los enzimoinmunoanálisis:

a. Los EIA heterogéneos requieren separar las fracciones ligada y libre tras la reacción inmunológica
b. Utilizan isótopos radiactivos como marcador
c. Las enzimas utilizadas deben ser insolubles
d. Las enzimas utilizadas deben tener una actividad específica muy baja

1445. En qué medios de cultivo se realizan los urocultivos:

a. Agar sangre, agar MacConkey, agar chocolate
b. Agar sangre, CNA, agar chocolate
c. Agar sangre, agar MacConkey, agar Cled
d. Agar sangre y agar chocolate

1446. Cuál es la lipoproteína más rica en colesterol, tanto libre como esterificado:

a. VLDL
b. HDL
c. LDL
d. Quilomicrones

1447. En la composición del plasma sanguíneo, cuál de estos parámetros se encuentra en mayor proporción:

a. Agua
b. Proteínas
c. Glucosa
d. Grasas

1448. NO es una característica del género Clostridium:

a. Son anaerobios obligados
b. Forman endosporas
c. Está ampliamente distribuido en suelo y agua
d. Son bacilos Gram negativos

1449. Cuál de estos es un objetivo ético en el que se basa la asistencia sanitaria al paciente:

a. La expectativa del servicio médico implicado
b. El criterio económico
c. El interés de la organización
d. El respeto al paciente y la sociedad

1450. Marcador bioquímico que NO se incluye entre las pruebas del cribado prenatal:

a. Estradiol
b. PAPP-A
c. AFP
d. ß-HCG

1451. Cuál de estas afirmaciones es FALSA, respecto a los linfocitos activados:

a. La relación núcleo-citoplasma está aumentada
b. El citoplasma suele ser hiperbasófilo
c. Pueden encontrarse en cuadros de mononucleosis infecciosa
d. Aparecen de manera fisiológica en niños recién nacidos

1452. Son elementos de protección individual (EPI) en el laboratorio:

a. gafas de seguridad, guantes de látex, lentillas
b. bata, tapones, guantes
c. guantes específicos, pipeteadores. gomas recogepelos
d. extintor, recipiente con agua, mantas ignífugas

1453. Respecto al volumen corpuscular medio, es FALSO:

a. Es la media del volumen de los eritrocitos
b. Se expresa en femtolitros
c. Cuando el VCM es menor de 80 femtolitros hay anemia microcítica
d. Los valores normales están entre 110 y 130 femtolitros

1454. Cuál es el primer precursor eritroide:

a. Eritroblasto basófilo
b. Proeritroblasto
c. Eritroblasto ortocromático
d. Eritroblasto policromático

1455. En espectrofotometría, una reacción se mide a la longitud de onda en la que:

a. El cromógeno tiene el mínimo de absorción
b. El cromógeno tiene el máximo de absorción
c. La luz es visible
d. La luz es ultravioleta

1456. En relación a la técnica de enzimoinmunoanálisis (E.I.A.), señale la INCORRECTA:

a. Es un ensayo inmunoabsorbente ligado a una enzima
b. Es utilizado en técnicas de reacciones
c. Si hay una activación enzimática desarrolla color
d. Se cuantifica en miliequivalentes/litro

1457. Los estreptococos viridians:

a. Son beta hemolíticos
b. Son causa frecuente de endocarditis
c. Son anaerobios estrictos
d. Son sensibles a optoquina

1458. El transporte de muestras biológicas debe seguir una serie de criterios, señale el INCORRECTO:

a. La temperatura afecta a la sensibilidad de las muestras
b. La sangre debe refrigerarse siempre
c. Deben enviarse al laboratorio lo antes posible
d. Debe garantizarse la trazabilidad entre la solicitud analítica y sus muestras

1459. Sobre la electroforesis de proteínas en líquido cefalorraquídeo:

a. debe hacerse en paralelo una electroforesis en suero
b. se distingue del suero por la presencia de una banda de prealbúmina prominente y dos bandas de transferrina
c. puede identificar la presencia de 'bandas oligoclonales' de inmunoglobulinas
d. Son ciertas A y B

1460. Cuál es el orden correcto de centrifugación en la preparación de plaquetas de una unidad de sangre total:

a. Primero centrifugación rápida y después lenta
b. Primero centrifugación lenta y después lenta
c. Primero centrifugación lenta y después rápida
d. Primero centrifugación rápida y después rápida

1461. La base de apoyo de una silla ergonómica de tipo estándar debe disponer de:

a. 4 patas con ruedas
b. 5 patas sin ruedas
c. 5 patas con ruedas con regulación en altura
d. 4 patas sin ruedas sin regulación en altura

1462. Técnica electroforética más útil para la separación de diversas formas moleculares de una misma proteína que difieren en la carga por modificaciones muy ligeras

a. Electroforesis en acetato de celulosa
b. Isoelectroenfoque
c. Electroforesis bidimensional
d. Inmunoelectroforesis

1463. La certificación que da fe de que una empresa cumple los requisitos con una norma concreta es:

a. ISO 3500
b. ISO 9000
c. ISO 7500
d. ISO 2000

1464. El hígado se encarga de eliminar el amonio del organismo transformándolo en:

a. Bilirrubina conjugada
b. Ácidos biliares
c. Urea
d. Urobilinógeno

1465. La prueba de Coombs directo se realiza para estudiar:

a. Anticuerpos libres en el plasma
b. Antígenos libres en plasma
c. Anticuerpos pegados a los hematíes
d. Antígenos pegados a los hematíes

1466. Sustancia química de aplicación sobre objetos inanimados que destruye o inhibe los microorganismos patógenos:

a. Antiséptico
b. Desinfectante
c. Bactericida
d. Ninguna de las tres

1467. Los biobancos son:

a. Intermediarios de administración y hospital
b. Intermediarios entre donantes de los tejidos y los científicos que desarrollan la investigación médica
c. Intermediarios entre pacientes
d. A y C son ciertas

1468. Se define como 'patrón de colestasis':

a. la disminución de la fosfatasa alcalina hepática, con aumento de GGT, AST Y ALT
b. la elevación de la fosfatasa alcalina, con disminución de GGT y elevación de AST Y ALT
c. la elevación de la fosfatasa alcalina junto con la GGT, con niveles normales de AST y ALT
d. Ninguna de las anteriores es correcta

1469. Cuál de estos medios de cultivo es el más adecuado para el aislamiento de Escherichia coli enterohemorrágico (0157:H7):

a. Agar xilosa-lisina-desoxicolato (XLD)
b. Agar cefsulodin-irgasan-novobiocina (CIN)
c. Agar Hektoen
d. Agar MacConkey-sorbitol

1470. Sobre el recuento de reticulocitos:

a. El recuento mediante la metodología óptica convencional, se considera una técnica muy reproducible, presentando poca variabilidad (C.V. Bajos)
b. Los reticulocitos contienen, debido a su inmadurez, restos de ADN que se tiñen con 'azul cresil brillante' o 'nuevo azul de metileno' antes de su recuento
c. Es obligado, sobre todo en casos de anemia, la corrección de los reticulocitos (%) observados, aplicando la fórmula: Reticulocitos corregidos (%) = Reticulocitos observados (%) x Hematocrito normal (45%) / Hematocrito del paciente (%)
d. En algunos sistemas automatizados modernos se utiliza para el recuento de reticulocitos la dispersión mediante láser, previa tinción del ácido nucleico residual por 'nuevo azul de metileno'

1471. La amilasa necesita como cofactor:

a. Calcio
b. Magnesio
c. Piridoxal fosfato
d. No necesita cofactor

1472. Si un cigoto es resultado de la unión de un gameto normal con un gameto anómalo, en el que durante la meiosis II no se ha separado un cromosoma. Qué término describiría mejor a dicho cigoto:

a. Diploide
b. Haploide
c. Aneuploide
d. Poliploide

1473. La hibridación es una característica fundamental de la tecnología del ADN y se utiliza para identificar una fracción o segmento de ADN. Se basa en:

a. Las propiedades de apareamiento del ADN
b. La diferenciación de genes entre sí
c. La detección y localización de la radioactividad
d. La transferencia de un gel semisólido a una membrana de nitrocelulosa

1474. Qué enzima NO se eleva en una pancreatitis aguda:

a. Amilasa
b. Lipasa
c. Tripsina
d. Creatin-kinasa

1475. Un ejemplo de medio de transporte utilizado para mantener a las bacterias en condiciones óptimas es el medio de:

a. Mayer
b. Sándwich
c. Stuart
d. Snikers

1476. En el análisis de un líquido pleural Cuál de las siguientes determinaciones NO es útil para diferenciar exudado de trasudado:

a. pH
b. Proteínas
c. LDH
d. LDL

1477. La próstata es:

a. Una glándula exocrina
b. Un órgano hueco
c. Un músculo elevador
d. Las tres son correctas

1478. Tras utilizar el objetivo de inmersión de un microscopio lo limpiaremos con:

a. una gasa seca
b. una gasa impregnada de etanol-éter
c. una gasa impregnada de metanol-éter
d. xilol

1479. Una ingesta excesiva de vitamina C puede provocar la aparición en el sedimento urinario de:

a. Cristales de Cistina
b. Cristales de Ácido Úrico
c. Cristales de Oxalato
d. Ninguna de las tres

1480. NO se considera parte de un equipo de protección individual (EPI):

a. Pantalla facial
b. Mascarilla
c. Guantes
d. Cabina de flujo laminar

1481. Por qué es conveniente basarse en la MBE (medicina basada en la evidencia) en las decisiones del laboratorio:

a. No hay que basarse en la MBE. Es preferible usar argumentos económicos
b. Esta afirmación es sólo válida para los que no tengan conocimientos del diseño de estudios
c. La MBE no es aplicable en el Laboratorio Clínico, aunque sí en otras especialidades médicas
d. Porque es imposible consultar la bibliografía en un corto espacio de tiempo y laborioso evaluar los estudios originales individualmente

1482. Qué tipo de Hemoglobina está aumentada en la Beta-Talasemia:

a. Hemoglobina A
b. Hemoglobina F
c. Hemoglobina A2
d. Ninguna de las tres

1483. La inmunoglobulinas son:

a. Glucoproteínas
b. Lipoproteínas
c. Fosfoproteínas
d. Hidratos de carbono

1484. Secuencia normal del desarrollo eritrocitario:

a. Proeritroblasto, eritroblasto basófilo, eritroblasto ortocromático, reticulocito y eritrocito
b. Proeritroblasto, eritroblasto basófilo, eritroblasto policromatófilo, eritroblasto ortocromático, reticulocito y eritrocito
c. Eritroblasto basófilo, eritroblasto policromatófilo, eritroblasto ortocromático, proeritroblasto, reticulocito y eritrocito
d. Proeritroblasto, eritroblasto ortocromático, eritroblasto policromatófilo, eritroblasto basófilo, reticulocito y eritrocito

1485. En cuál de estas patologías se produce solamente un aumento de bilirrubina no conjugada y no de la bilirrubina conjugada:

a. Colestasis extrahepática
b. Hepatitis aguda
c. Sd. Crigler-Najjar
d. Sd. Dubin-Jonson

1486. Cuál de estas enfermedades NO produce hipercalcemia:

a. Hiperparatiroidismo primario
b. Hiperfosfatemia
c. Mieloma múltiple
d. Cáncer de mama y de pulmón

1487. En la destilación de una mezcla azeotrópica se obtiene:

a. Una mezcla azeotrópica residual y un compuesto puro
b. Una mezcla azeotrópica
c. Dos compuestos puros

1488. Qué enzima NO pertenece al grupo de las transferasas:

a. ASAT
b. ALAT
c. LDH
d. CK

1489. Las células plasmáticas son células del sistema inmunológico cuyo papel consiste en la secreción de anticuerpos. Cuál es la célula precursora de las células plasmáticas:

a. Linfocitos B
b. Linfocitos T
c. Linfoblastos
d. Monocitos

1490. Señale la correcta:

a. La megatrombocitosis suele indicar la presencia sanguínea de plaquetas maduras
b. Las microplaquetas son trombocitos inmaduros
c. La anisocitosis trombocitaria es poco frecuente y específica
d. La hipogranulación trombocitaria suele encontrarse en la púrpura trombocitopénica idiopática

1491. Una diferencia entre el género Vibrio y las enterobacterias es ser:

a. Anaerobio estricto
b. Halófilo
c. Oxidasa negativo
d. No fermentador de glucosa

1492. Asociación ERRÓNEA entre analito y conservante en la recogida de orina de 24 h:

a. Oxalato o acido clorhídrico
b. Cortisol o Refrigerado
c. Porfirinas o Carbonato sódico
d. Catecolaminas o Refrigerado

1493. La vida media de una molécula de albúmina es de

a. 19-21 días
b. 30-35 días
c. 45-50 días
d. 7-10 días

1494. En relación con el término de 'comunicación efectiva':

a. Solamente se aprende a través de la experiencia
b. No se considera como una competencia clínica básica
c. Es un rasgo exclusivo de la personalidad
d. Requiere de una metodología y de una enseñanza formal

1495. Sobre la prueba de detección de antígenos de Legionella pneumophila en orina, es FALSO:

a. Se trata de un método Inmunocromatográfico
b. La orina se recoge en un recipiente estéril y no necesita ningún pre-tratamiento
c. Tiene una sensibilidad del 80-90%
d. La antigenuria puede persistir durante muchos meses tras la infección

1496. Respecto a los principales tipos de micosis:

a. La mayoría de micosis superficiales, limitadas al estrato queratinizado de la piel, están producidas por levaduras del género Candida
b. La especie más frecuentemente aislada en las candidiasis vaginales es Candida glabrata
c. Los hongos dermatofitos antropofílicos suelen producir lesiones inflamatorias más floridas que aquellos cuyo hábitat natural son los animales o el suelo (zoofílicos o geofílicos)
d. Las micosis sistémicas oportunistas están producidas por hongos no patógenos, cuyo hábitat puede ser el medio ambiente, como Aspergillus o Fusarium

1497. Los equipos de medida van a llevar asociados procedimientos de:

a. Calibración
b. Mantenimiento
c. Verificación
d. Todas las anteriores son correctas

1498. En los análisis de orina señale lo FALSO:

a. los cristales de tirosina tiene forma de tapa de ataúd
b. el pH la orina nos ayuda a identificar cristales en la misma
c. la acción ureolítica de bacterias, puede generar cristales en orina si se demora análisis
d. la medida de oxalato nos ayuda a identificar riesgo de litiasis

1499. Causas de alcalosis metabólica:

a. Exceso de mineral corticoides
b. Cetoacidosis diabética
c. Insuficiencia renal crónica avanzada
d. Fístulas pancreáticas o biliares

1500. El déficit de factor Von Willebrand (FvW) es un trastorno:

a. Congénito autosómico dominante
b. Autoinmune que afecta a la coagulación
c. Congénito recesivo
d. Adquirido de la coagulación

1501 D	1526 B	1551 C	1576 B
1502 D	1527 A	1552 B	1577 D
1503 A	1528 D	1553 B	1578 A
1504 C	1529 C	1554 A	1579 B
1505 B	1530 B	1555 D	1580 D
1506 D	1531 A	1556 B	1581 D
1507 C	1532 B	1557 A	1582 A
1508 B	1533 B	1558 C	1583 A
1509 D	1534 A	1559 A	1584 C
1510 D	1535 A	1560 B	1585 C
1511 A	1536 B	1561 B	1586 C
1512 B	1537 C	1562 C	1587 C
1513 D	1538 A	1563 C	1588 C
1514 B	1539 A	1564 D	1589 C
1515 B	1540 A	1565 C	1590 C
1516 D	1541 B	1566 B	1591 B
1517 C	1542 A	1567 C	1592 B
1518 D	1543 C	1568 A	1593 B
1519 D	1544 B	1569 B	1594 A
1520 B	1545 B	1570 A	1595 B
1521 B	1546 D	1571 D	1596 C
1522 B	1547 A	1572 A	1597 A
1523 C	1548 C	1573 D	1598 C
1524 A	1549 D	1574 B	1599 B
1525 D	1550 C	1575 A	1600 D

FALLOS:

1501. Sobre la gonadotropina coriónica:

a. Está formada por 3 subunidades (α, β, γ)
b. Alcanza su máximo nivel el 5° mes de gestación
c. No es útil en el diagnóstico del embarazo ectópico
d. Se puede determinar en suero y orina

1502. Qué droga de abuso de las siguientes puede ser detectada en orina durante un mayor período de tiempo:

a. Heroína
b. Morfina
c. Cocaína
d. Cánnabis (THC)

1503. La chlamydia trachomatis:

a. Es una bacteria intracelular del hombre que puede provocar conjuntivitis
b. Es una bacteria extracelular del hombre que provoca tracoma
c. Es un virus intracelular que produce linfogranuloma venéreo, tracoma y conjuntivitis
d. Puede producir Ornitosis por inhalación de heces de pájaros infectados

1504. Material que se consume en el uso:

a. Inventariable
b. Perecedero
c. Fungible
d. Activo

1505. Hematíe con forma de erizo:

a. Esferocito
b. Equinocito
c. Estomatocito
d. Acantocito

1506. La Neisseria menngitidis es un:

a. Bacilo Gram positivo
b. Bacilo Gram negativo
c. Diplococo Gram positivo
d. Diplococo Gram negativo

1507. Respecto al marcador LDH, señale la INCORRECTA:

a. Tiene un peso molecular de 140.000 daltons
b. Los valores normales en adultos van de 230 a 460 U/L
c. Alcanza su máximo valor a las 12-20 horas del inicio de los síntomas
d. Permanece elevada durante 10- 12 días

1508. Qué son los matraces aforados:

a. Utensilios de laboratorio que se emplean para transferir volúmenes de líquidos medidos exactamente
b. Son necesarios para preparar soluciones de forma exacta, ya que son el material volumétrico más exacto de que se dispone
c. Se utilizan sobre todo, en la valoración de disoluciones de concentración desconocida
d. Se usan para medidas que requieren poca precisión

1509. El agua que se utiliza en los laboratorios es:

a. Del grifo
b. Agua mineral
c. Agua con gas
d. Agua pura

1510. Cuál de estas técnicas NO se utiliza para diagnostico serológico:

a. Enzimoinmunoanálisis
b. Quimioluminiscencia
c. Inmunofluorescencia indirecta
d. Fotometría de llama

1511. Para que tenga lugar la respuesta inmune mediada por células:

a. Los linfocitos T deben reconocer al antígeno extraño asociado a los antígenos del CMH
b. Los linfocitos B deben reconocer el antígeno extraño asociado a los antígenos del CMH
c. Los macrófagos deben reconocer el antígeno extraño asociado a los linfocitos B
d. Los linfocitos B y T han de reconocer al antígeno extraño asociado a los anticuerpos del CMH

1512. Si necesitamos diluir una muestra de suero de un paciente a 1/40 con suero fisiológico:

a. Aspiraremos 40 partes de suero fisiológico y le añadiremos 1 parte de suero (muestra) en un tubo distinto
b. Aspiraremos 39 partes de suero fisiológico y le añadiremos 1 parte de suero (muestra) en un tubo distinto
c. Aspiraremos 40 partes de suero (muestra) y le añadiremos 1 parte de suero fisiológico en un tubo distinto
d. Aspiraremos 41 partes de suero fisiológico y le añadiremos 1 parte de suero (muestra) en un tubo distinto

1513. Qué alteraciones provocaría la extracción sanguínea del mismo brazo de una vía heparinizada con perfusión de suero glucosado:

a. Disminución de los valores iónicos
b. Resultados de la cefalina alargados
c. Aumento del valor de la glucosa
d. Las tres son correctas

1514. La tinción de Ziehl Neelsen se utiliza para identificar:

a. Enterobacterias
b. Mycobacterium
c. Estreptococos
d. Cándidas

1515. Si queremos provocar una agregación plaquetaria indirecta, añadiremos:

a. ADP
b. Adrenalina
c. Factor de Born
d. Las tres son correctas

1516. Los concentrados de plaquetas se conservan habitualmente:

a. Congelados a -20°C
b. Refrigerados a 4°C
c. A 22°C
d. A 22°C en agitación continua

1517. La fase S del ciclo celular se completa por los siguientes sucesos EXCEPTO:

a. El contenido en histonas por célula, es el doble al de la célula en fase G1

b. Cada cromosoma replicado tiene cuatro telómeros

c. Las cromátidas hermanas se separan

d. El contenido de ADN es el equivalente al doble de la fase G1

1518. Es FALSO:

a. Las apoproteínas AI y AII son las más abundantes en el HDL

b. El colesterol es el componente estructural fundamental de las membranas celulares

c. Los triglicéridos representan la mayor parte de las grasas que ingerimos en una dieta normal

d. Los quilomicrones se encargan del transporte de lípidos endógenos principalmente

1519. sobre la aldosterona:

a. No regula el balance iónico

b. Regula el metabolismo fosfocálcico

c. No contribuye al mantenimiento de la presión sanguínea

d. Está controlada por el sistema renina-angiotensina

1520. El virus de la hepatitis D sólo puede replicarse en células infectadas por:

a. VHC   b. VHB   c. VHA   d. VIH

1521. De acuerdo con el sistema internacional de medidas el volumen corpuscular medio se expresa en:

a. Picolitros   b. Femtolitros
c. Gigalitros   d. Nanolitros

1522. Los dermatofitos más frecuentemente aislados en el ser humano se agrupan en los géneros, señalar el FALSO:

a. Microsporum   b. Candida
c. Epidermophyton   d. Trichophyton

1523. En caso de sospecha de diarrea por Clostridium difficile, es FALSO:

a. Las muestras deben enviarse lo antes posible al laboratorio de Microbiología

b. Si se va a realizar el ensayo directo de citotoxicidad, las heces se deben filtrar mediante un filtro de membrana

c. Las muestras de heces deben enviarse con formaldehído

d. Se rechazarán las muestras de heces de pacientes diagnosticados de infección por Clostridium difficile en los 7 días previos, como mínimo, al envío de la muestra

1524. Ante un paciente con sospecha de hemocromatosis, NO estará indicado solicitar:

a. Anticuerpos anti-LKM

b. Porcentaje de saturación de Transferrina

c. Hierro sérico

d. Estudio de mutación del gen de la hemocromatosis hereditaria (HFE)

1525. La coloración verdosa en el orina puede ser indicativo de:

a. Presencia de metahemoglobina

b. Ictericia obstructiva

c. Infección por la bacteria pseudomona

d. Son ciertas B y C

1526. Sobre la morfología eritrocitaria, hablamos de Dacriocitosis cuando los eritrocitos tienen forma de:

a. Diana

b. Lágrima o pera

c. Hoz o semiluna

d. Desigual entre ellos

1527. Cuál de estas pruebas estudia la vía intrínseca de la coagulación:

a. TTP

b. Tiempo de reptilase

c. Tiempo de coagulación

d. TT

1528. En qué células se ven los bastones de 'Aueri':

a. Linfoblastos

b. Mielocitos

c. Basófilos

d. Mieloblastos

1529. El método más usado para la determinación del cortisol es:

a. Fluorimetría

b. Nefelometría

c. Radioinmunoanálisis

d. Cromatografía líquida de alta resolución (HPLC)

1530. Cuando coexisten hematíes de diferente coloración, se denomina:

a. Hipocromía

b. Anisocromía

c. Policromasia

d. Hipercromía

1531. Hipersensibilidad de respuesta inmediata en la que intervienen alergenos, reagininas, basófilos, mastocitos y eosinófilos:

a. Tipo I o anafiláctica

b. Tipo II o citotóxica

c. Tipo IV o celular

d. Tipo V

1532. A qué grupo sanguíneo ABO pertenece un paciente con los siguientes resultados? GRUPO HEMÁTICO: Anti-A negativo, Anti- B positivo, Anti AB positivo. GRUPO SERICO: con Hematíes A resultado positivo, con Hematíes B resultado negativo

a. A

b. B

c. AB

d. El resultado del Grupo hemático y sérico son incompatibles

1533. Cuál es la tinción utilizada para observar el almidón:

a. Preparación sin teñir

b. Lugol

c. Azul de metileno

d. Wright

1534. Qué marcador de hepatitis B se hace positivo en los individuos vacunados:

a. Anti-HBs

b. HbsAg

c. Anti-HBc

d. Anti-HBe

1535. Uno de los siguientes virus está formado por ADN:

a. Herpes simple

b. Virus de la hepatitis A

c. Virus del sarampión

d. Virus de la rabia

1536. La lisis de las inmunoglobulinas con papaína origina:

a. Dos fragmentos idénticos llamados Fab

b. Tres fragmentos, dos idénticos Fab y un tercero Fc

c. Tres fragmentos, dos idénticos Fc y un tercero Fab

d. Cuatro fragmentos iguales dos a dos, Fab y Fc

1537. Respecto a la tinción de gram:

a. Es una tinción vital

b. Tiñe el ácido teicoico de la pared celular

c. Las bacterias grampositivas retienen el colorante violeta de genciana

d. Es una tinción ácido-alcohol resistente

1538. Una de las siguientes causas de trombocitopenia es de origen inmune:

a. Púrpura trombopénica idiopática

b. Hiperesplenismo

c. CID

d. Púrpura trombótica trombocitopénica

1539. Los plásmidos R:

a. Han evolucionado en respuesta a presiones selectivas ambientales (antibióticos usados por los humanos o inhibidores presentes en los medios naturales de las bacterias)

b. Son capaces de conferir sólo un tipo de resistencia a las bacterias que los adquieran

c. Tienen capacidad de diseminarse epidémicamente de modo 'horizontal' (es decir, entre células distintas de la misma especie pero no en distintas especies)

d. Están constituidos por 'módulos' cerrados (transposones), de modo que no tienen flexibilidad para adquirir nuevos módulos a partir de otras especies

1540. El medio MacConkey:

a. Es un medio diferencial para el aislamiento de enterobacterias
b. Es un medio especial para micobacterias
c. Es un medio específico para levaduras
d. Es un medio específico para meningococos

1541. Según el sistema internacional de unidades, un metro cúbico de volumen equivale a:

a. mil centímetros cúbicos
b. un millón de centímetros cúbicos
c. diez millones de centímetros cúbicos
d. cien centímetros cúbicos

1542. Marcador más precoz de necrosis miocárdica:

a. Mioglobina
b. Creatinfosfocinasa
c. Aldolasa
d. Amilasa

1543. Prueba más adecuada para el estudio de la vía intrínseca de la coagulación:

a. Tiempo de trombina
b. Tiempo de protrombina
c. Tiempo de tromboplastina parcial activada
d. Determinación de fibrinógeno

1544. Antígeno involucrado en la colitis ulcerosa:

a. Ac. Anti-Reticulina
b. Lipopolisacárido de colon
c. Gluten o gliadina
d. Factor intrínseco microsomas de las células parietales gástricas

1545. En un paciente en el recuento automático de plaquetas es repetidamente bajo y en la extensión se ven agregados plaquetarios, qué actitud sería la aconsejable:

a. Calentar la muestra a 37° Centígrados y reanalizar
b. Repetir extracción utilizando como anticoagulante el citrato sódico
c. Agitar bien la muestra y reanalizar
d. Ninguna de las anteriores

1546. Sobre el marcador tumoral CA 15.3:

a. Es indicativo de procesos tumorales de próstata
b. Es usado en el diagnóstico y seguimiento de tumores hepatobiliares
c. Es un marcador asociado al cáncer de ovario
d. Es el marcador usado para el seguimiento del cáncer de mama

1547. Qué hormona regula la secreción pancreática:

a. Secretina
b. Angiotensina
c. Eritropoyetina
d. Vasopresina

1548. La detección del antígeno Galactomanano es útil para diagnosticar:

a. Onicomicosis
b. Esporotricosis
c. Aspergilosis invasiva
d. Mucormicosis invasiva

1549. En el hallazgo de una concentración 'superior' a determinado nivel de normalidad de un marcador tumoral:

a. puede indicar la existencia de un cáncer
b. no es suficiente para diagnosticar un cáncer
c. se reduce a sospechar el diagnóstico o valorar la evolución de un tumor
d. A, B, y C son ciertas

1550. Respecto a la urea, es FALSO:

a. Proviene de la destrucción de los aminoácidos formadores de las proteínas
b. Un método para determinar la urea es la reacción de Berthelot
c. Disminuye en la insuficiencia renal
d. Disminuye en personas con poca masa muscular

1551. Las IgE intervienen en:

a. Inmunidad fetal
b. Inmunidad neonatal
c. Hipersensibilidad inmediata
d. Hipersensibilidad tardía

1552. Sobre las lipoproteínas de baja densidad (Quilomicrones), es FALSO:

a. Son las sustancias de mayor diámetro
b. Su misión es el transporte de los lípidos endógenos
c. Se sintetizan en el hígado y en menor proporción en el intestino
d. En individuos sanos, no debe haber quilomicrones en el plasma transcurrido doce horas desde la ingesta de alimentos

1553. Es un Anaerobio estricto:

a. Bacillus anthracis
b. Clostridium perfringens
c. Enterococus faecalis
d. Bacillus cereus

1554. La enzima DNA polimerasa cataliza la síntesis de DNA:

a. En dirección 5´a 3´
b. En dirección 3´a 5´
c. Indistintamente

1555. Los complejos que se forman de la unión antígeno-anticuerpo son demasiado pequeños para formar precipitado, pero dispersan la luz que se hace pasar a través de ellos. De qué método se trata:

a. Inmuno fluorescencia
b. Quimio luminiscencia
c. Encima inmunoanálisis
d. Inmunonefelometría

1556. Sustancia que consolida el agregado plaquetario y da lugar al coágulo:

a. fíbrinógeno
b. fibrina
c. plasminógeno
d. plasmina

1557. La Tindalización es un método de descontaminación y consiste en:

a. Aplicar calor de forma discontinua, tres veces consecutivas, desde 55° a 95°C, durante media hora
b. Aplicar calor de forma continua, durante media hora, desde 55° a 95°C, dos veces
c. Aplicar calor de forma discontinua, tres veces consecutivas, desde 95° a 121°C, durante media hora
d. Aplicar calor de forma continua a 62.8°C, durante media hora

1558. La tinción de Giemsa utiliza los siguientes colorantes:

a. Lugol y cristal violeta
b. Azul de toluidina y eosina
c. Azul de metileno y eosina
d. Lugol y carbofucsina

1559. Media y mediana:

a. La mediana es el valor que se encuentra en el medio de la distribución
b. La mediana representa la tendencia central de la población sólo si la distribución de la población es simétrica respecto a la mediana
c. La media es el valor de la variable que se presenta con más frecuencia
d. La mediana se obtiene sumando todos los valores observados y dividiendo dicha suma entre el numero de observaciones

1560. La LDH (láctico deshidrogenasa):

a. Transforma la fosfocreatinina a creatinina
b. Transforma lactato a piruvato y viceversa
c. Cataliza la hidrólisis de triglicéridos
d. Descompone ásteres fosfatos

1561. En la Nefelometría:

a. Se cuantifica la luz residual transmitida
b. La intensidad de la luz dispersada está relacionada con la concentración
c. Se mide la refracción que ocurre cuando la radiación atraviesa una sustancia ópticamente transparente
d. La concentración se determina midiendo la disminución de la intensidad incidente

1562. La hormona tiroidea activa (T3) se obtiene a partir de:

a. TSH
b. TBG
c. Tiroxina
d. TTR

1563. Cuál de estos parámetros elegirías para diferenciar la anemia ferropénica de la beta-talasemia heterocigota:

a. CHCM
b. El hematocrito
c. La hemoglobina A2
d. HCM

1564. La aplicación clínica más importante del fraccionamiento de las proteínas del l.c.r. es el diagnóstico de:

a. Meningitis tuberculosa
b. Encefalitis
c. Infartos craneales
d. Esclerosis múltiple

1565. Los sistemas de la electroforesis capilar usan lo siguiente, EXCEPTO:

a. automatización total y volúmenes muy reducidos de muestra
b. un elevado voltaje
c. colorantes de tinción similares a los usados en una electroforesis en soporte sólido
d. medida de fracciones por espectrofotometría directa en la zona ultra violeta

1566. Es una de las principales diferencias estructurales entre las bacterias gram-positivas y gram-negativas:

a. Las bacterias gram-negativas carecen de membrana lipídica
b. Las bacterias gram-positivas tienen una única membrana lipídica y las gram-negativas tienen dos
c. Las bacterias gram-positivas carecen de pared celular
d. La pared celular de las bacterias gram-positivas es mucho más delgada que la de las gram-negativas

1567. Cuál de estos anticuerpos NO es un anticuerpo antinuclear:

a. Anti SCL70
b. Anti SM
c. ANCA
d. Anti RO/SSA

1568. La alpha-talasemia silente se caracteriza por la deleción de cuántos genes:

a. 1
b. 2
c. 3
d. 4

1569. Con respecto a la anomalía de Pelger-Hüet:

a. Puede aparecer en algunos síndromes mielodisplásicos
b. Es una alteración del núcleo de los neutrófilos
c. Es una alteración del citoplasma de los linfocitos
d. Ninguna de las tres

1570. Un paciente con Coombs indirecta positiva tiene:

a. Ac irregulares
b. Autoanticuerpos
c. Hematíes sensibilizados
d. Hematíes con poliaglutinabilidad

1571. En relación a los hongos, es FALSO:

a. Tienen citoplasma que contiene mitocondrias y retículo endoplasmático
b. Presentan una pared rígida
c. Poseen una membrana citoplasmática que contiene quitina
d. Su pared celular se caracteriza por ser muy flexible

1572. En una reacción de oxidación-reducción:

a. Un elemento aumenta su número de oxidación (se oxida) y otro disminuye su número de oxidación (se reduce)
b. Un elemento aumenta su número de oxidación (se reduce) y otro disminuye su número de oxidación (se oxida)
c. Los números de oxidación de los elementos se intercambian

1573. Sobre la turbidimetría y nefelometría:

a. La nefelometría solo se aplica a soluciones concentradas
b. En turbidimetría, el detector se sitúa en un ángulo distinto de 0 grados (preferentemente próximo a 90°)
c. En nefelometría, el detector se sitúa de tal modo que forme un ángulo de 0 grados (en línea con el rayo incidente)
d. En la turbidimetría se mide la luz que atraviesa la suspensión sin ser dispersada

1574. La especificidad de una prueba para diagnosticar una determinada enfermedad se calcula, según el teorema de Bayes, multiplicando por 100 el cociente:

a. Verdaderos positivos dividido por total de pacientes con la enfermedad
b. Verdaderos negativos dividido por total de pacientes sin la enfermedad
c. Verdaderos positivos divido por total de pacientes, con o sin la enfermedad
d. Verdaderos negativos dividido por total de pacientes, con o sin enfermedad

1575. Sobre la determinación de carga viral de virus VIH, señale la INCORRECTA:

a. Se trata de una amplificación del ADN del virus de la inmunodeficiencia humana
b. La muestra debe ser recogida en tubo estéril con EDTA como anticoagulante
c. Es útil para la monitorización del tratamiento con antirretrovirales
d. Incluye una reacción de transcripción reversa

1576. Cómo prepararía una disolución al 2% peso/volumen de un compuesto sólido en agua desionizada:

a. Pesar 2 gramos del compuesto y disolverlos en 100 gramos de agua desionizada en un vaso de precipitados
b. Pesar 2 gramos del compuesto, disolverlos en un poco de agua desionizada, llevar a un matraz de 100 ml, cuantitativamente, y enrasar con agua desionizada
c. Pesar 2 gramos del compuesto y pesar 100 gramos de agua desionizada. Mezclar los dos en un vaso de precipitados y disolver el sólido

1577. En el examen de la movilidad de los espermatozoides, los clasificados en la categoría 'a':

a. Son inmóviles
b. Presentan movimiento sin progresión
c. Presentan un movimiento progresivo no rectilíneo
d. Presentan un movimiento rápido y rectilíneo

1578. En el recuento manual de leucocitos con cámara, la solución que se usa más habitualmente para diluir la muestra de sangre es:

a. El líquido de Türk
b. Solución de NaCl al 0,9%
c. Alcohol
d. El líquido de Hayem

1579. A la hora de utilizar un método de siembra-aislamiento:

a. En el caso del urocultivo, sólo puede hacerse correctamente el recuento celular si se emplea para la siembra un asa calibrada de un microlitro
b. El aislamiento por diluciones seriadas tiene la ventaja sobre el agotamiento de permitir valorar el número de microorganismos existentes en el inoculo inicial
c. La siembra por agotamiento en cuatro cuadrantes es superior a la técnica de siembra en estrías múltiples y a la de los tres giros para obtener colonias aisladas
d. La estandarización de un inoculo por la técnica de Kirby y Bauer utiliza escalas con un gradiente de turbidez a la que debe ajustarse siempre por espectofotometría

1580. Sobre el control de calidad interno:

a. El laboratorio debe disponer de un programa de calidad interno para evaluar sus actividades
b. Un control de calidad interno debe incluir al menos dos niveles de control, normal y patológico
c. Los datos obtenidos en el control de calidad diario se representan gráficamente para una mejor visualización de los datos
d. Las tres son correctas

1581. Cómo se realiza la limpieza de superficies para evitar la infección nosocomial se realiza:

a. Limpieza con agua y jabón y desinfección con lejía 1/10 solo en superficies metálicas

b. Limpieza con agua y jabón y desinfección con lejía 1/100 solo en superficies metálicas

c. Limpieza con agua y jabón y desinfección con lejía 1/5 excepto en superficies metálicas

d. Limpieza con agua y jabón y desinfección con lejía 1/10 excepto en superficies metálicas

1582. El ciudadano como paciente, tiene derecho a conocer si el procedimiento de pronóstico, diagnóstico o terapéutico que se le apliquen puedan ser utilizados en un proyecto docente o en una investigación:

a. Sí, es un derecho de los ciudadanos con respecto a las distintas administraciones públicas sanitarias

b. No es un derecho de los ciudadanos

c. Sólo si no está afectada la colectividad

d. No, si es en caso de urgencia

1583. La diferencia principal entre suero y plasma es:

a. La presencia en plasma de fibrinógeno, que no está presente en suero

b. La concentración de colesterol que es un 20% más elevado en plasma

c. La presencia en plasma de una mayor concentración de triglicéridos

d. No existen diferencias significativas

1584. Está indicada la realización de una prueba de amniocentesis en un paciente de 15 años por una falta de desarrollo puberal:

a. Sí, si es adolescente

b. Sí, si tiene retraso mental

c. No, está indicado un cariotipo en sangre

d. Sí, si tiene rasgos dismórficos

1585. La 'saturación de oxígeno en sangre' es:

a. la cantidad total de oxígeno: el unido a la hemoglobina más el disuelto en el plasma

b. la relación entre la cantidad de oxígeno combinado con la hemoglobina presente en el medio y la cantidad máxima de dióxido de carbono que podría estar combinado con la hemoglobina en ese mismo medio

c. la relación entre la cantidad de oxígeno combinado con la hemoglobina presente en el medio y la cantidad máxima de oxígeno que podría estar combinado con la hemoglobina en ese mismo medio

d. la relación entre la cantidad de oxígeno combinado con la hemoglobina presente en el medio y la cantidad mínima de oxígeno que podría estar combinado con la hemoglobina en ese mismo medio

1586. El núcleo de los virus es redondo:

a. falso, es helicoidal

b. falso, es de forma variable

c. falso, carecen de núcleo

d. verdadero

1587. Algunas bacterias se caracterizan por tener ADN extracromosómico, denominado:

a. Genoma

b. Cromóforo

c. Plásmido

d. Las tres son correctas

1588. Todas las bacterias tienen:

a. cápsula

b. flagelos

c. ribosomas

d. membrana nuclear

1589. Cuál de estas enfermedades, está asociada a los alelos del antígeno leucocitario humano (HLA) dr3 y dr7:

a. Artritis reumatoide

b. Espondilitis anquilosante

c. Celiaquía

d. Esclerosis múltiple

1590. NO es propio de los estadios inmaduros de las células sanguíneas:

a. Contorno irregular y presencia de nucléolos

b. Tamaño celular mayor que células maduras (con algunas excepciones)

c. Croma tina de tipo grosero con aspecto agrumado

d. Citoplasma basófilo y ausencia de granulaciones de tipo especifico

1591. En caso de solicitar hematíes sin cruzar qué grupo elegiría:

a. O positivo

b. O negativo

c. A negativo

d. AB negativo

1592. Los procedimientos normalizados de trabajo (PNT's) dentro de las buenas prácticas de laboratorio:

a. Son documentos para el entrenamiento del personal de laboratorio

b. Describen exactamente, paso a paso, cómo deben realizarse determinadas actividades de laboratorio

c. Están almacenados y son de uso exclusivo por el personal no adscrito al laboratorio

d. Una vez aprobados se almacenan en un lugar restringido y están disponibles únicamente para la auditoría

1593. Produce botulismo:

a. Ingestión de alimentos con esporas de clostridium botulinum

b. Ingestión de alimentos que portan la toxina botulínica

c. Ingestión de alimentos con esporas de clostridium perfringes

d. Invasión de la pared intestinal por clostridium difficile

1594. En un ciclo de PCR, la desnaturalización tiene como finalidad:

a. Separación de la doble cadena de DNA

b. Alineación de los cebadores

c. Comenzar la síntesis de la nueva cadena

d. Ninguna de ellas

1595. Cuál de estos disolventes es el menos adecuado para realizar una extracción líquido-líquido de un componente en una disolución acuosa:

a. Hexano

b. Acetona

c. Tolueno

1596. NO se consideran residuos sanitarios del grupo III:

a. Los procedentes de pacientes capaces de transmitir enfermedades infecciosas

b. Los punzantes y/o cortantes

c. Residuos sólidos urbanos o químicos

d. Los recipientes que contengan muestras de sangre o productos derivados en cantidades superiores a 100 mi

1597. Valores de referencia normalidad del pH en el seminograma segunda versión del manual de semen OMS 2010:

a. pH 7,2-8,0

b. pH 8,5-11,2

c. pH 4,2-6,1

d. pH 6,2-7,2

1598. La disentería bacilar es causada por el género:

a. Yersinia

b. Morganella

c. Shigella

d. Proteus

1599. Qué son los viriones:

a. Proteínas víricas

b. Virus maduros liberados al exterior de la célula

c. Virus helicoidales

d. Virus causantes de encefalitis

1600. Disciplina que tiene como objetivo definir los determinantes genéticos individuales que condicionan los efectos de los fármacos:

a. Farmacogenómica

b. Farmacología

c. Proteómica

d. Farmacogenética

1601 B	1626 C	1651 D	1676 B
1602 A	1627 D	1652 A	1677 B
1603 D	1628 A	1653 A	1678 A
1604 C	1629 B	1654 B	1679 D
1605 C	1630 A	1655 D	1680 B
1606 C	1631 B	1656 C	1681 A
1607 B	1632 A	1657 C	1682 A
1608 B	1633 C	1658 D	1683 C
1609 A	1634 A	1659 B	1684 A
1610 B	1635 A	1660 B	1685 D
1611 D	1636 B	1661 B	1686 C
1612 C	1637 A	1662 A	1687 A
1613 A	1638 B	1663 A	1688 D
1614 D	1639 A	1664 C	1689 D
1615 C	1640 B	1665 C	1690 B
1616 D	1641 C	1666 D	1691 D
1617 B	1642 B	1667 C	1692 A
1618 B	1643 B	1668 D	1693 B
1619 B	1644 A	1669 D	1694 B
1620 C	1645 D	1670 D	1695 C
1621 B	1646 C	1671 C	1696 B
1622 D	1647 C	1672 A	1697 C
1623 C	1648 B	1673 D	1698 D
1624 A	1649 C	1674 C	1699 D
1625 A	1650 A	1675 B	1700 B

FALLOS:

1601. Sobre el líquido pleural, es FALSO:

a. en líquidos hemorrágicos pueden solicitar hematocrito

b. la medida del pH, no requiere condiciones extremas de conservación (anaeroblosis, frío)

c. la lactato dehidrogenasa (LDH) es muy solicitada, unida a la de sangre

d. en ocasiones tiene justificación solicitar bilirrubina y colesterol junto a la del suero

1602. El ensayo heterogéneo más adecuado para determinar tiroxina sérica es:

a. Competitivo directo con captura de antígeno

b. Competitivo indirecto con captura de anticuerpo

c. No competitivo directo con captura de antígeno

d. No competitivo indirecto con captura de antígeno

1603. De los siguientes componentes presentes en los medios de cultivos celulares para estudios citogenéticos, cuál es un agente mitógeno:

a. Solución salina

b. Suero bovino

c. L-glutamina

d. Fitohematoglutinina

1604. Cuál de estas técnicas ELISA se usa en el caso de la determinación de antígenos o anticuerpos polivalentes:

a. Directo

b. Indirecto

c. Sándwich

d. Las tres

1605. Se considera trombocitosis cuando la cifra de plaquetas es:

a. <450x109/L

b. >250x109/L

c. >450x109/L

d. >150x109/L

1606. Sobre los cocos gram positivos, es FALSO:

a. Los estafilococos son aerobios y anaerobios facultativos

b. Los enterococos habitan en el tracto intestinal humano

c. Todos los estreptococos son catalasa positivos

d. El S. aureus es productor de coagulasa

1607. Entre las funciones del metabolismo bacteriano están:

a. Generación de ADP por fosforilación a nivel de sustrato

b. Generación de ATP para proporcionar a la célula la energía de enlace mediante fosforilación a nivel de sustrato o por fosforilación oxidativa

c. Reacciones de mantenimiento catabólicas

d. Reacciones de biosíntesis anabólicas

1608. Ante la sospecha de infección por virus Zika, se recomienda descartar al menos:

a. Malaria y Babesiosis

b. Dengue y Chikungunya

c. Dengue y Ébola

d. Todas las anteriores

1609. Qué es la concentración mínima inhibitoria (CMI):

a. La mínima concentración de antibiótico capaz de inhibir el desarrollo de una bacteria

b. La menor concentración de antimicrobiano capaz de eliminar una cepa bacteriana

c. La concentración a la que un antimicrobiano deja de ser efectivo después de su administración

d. Las tres son correctas

1610. Hormona tiroidea T3:

a. Tiroxina

b. Triyodo-tironina

c. Calcitonina

d. Tetrayodo-tironina

1611. Una de las medidas generales y de obligado cumplimiento en laboratorio de seguridad biológica sería:

a. Poder entrar cualquier personal sanitario debidamente uniformado

b. Ventilar abriendo puertas y ventanas, cada 8 horas

c. Desechar las cubrebatas, nada más salir, en el bombo de desecho común

d. Se utilizarán gafas protectoras, si existe riesgo de salpicadura

1612. En una gasometría arterial obtenemos estos valores: pH aumentado y HCO3 aumentado. De qué trastorno se trata:

a. Acidosis respiratoria

b. Acidosis metabólica

c. Alcalosis metabólica

d. Alcalosis respiratoria

1613. El síndrome de Bernard-Soulier es:

a. una púrpura trombopática

b. una púrpura angiopática

c. una púrpura trombopénica

d. Ninguna de las tres

1614. Los Índices de Calidad:

a. Son documentos que aseguran la trazabilidad de los datos

b. Proporcionan información de calibración de controles y muestras

c. Son documentos en los que los auditores constatan el sistema

d. Son valores cuantificables y útiles que miden la 'no calidad' y que permiten comparar la calidad de diversos centros o servicios

1615. La prueba de confirmación del VIH se realiza:

a. Con un scrrening con un ELISA
b. Detectando el Ag p24 en sangre
c. Con un Western Blot
d. Detectando ADN proviral

1616. Cuál de estos índices eritrocitarios es un cálculo:

a. Hemoglobina
b. Hematocrito
c. Hematíes
d. Ancho de distribución eritrocitaria

1617. La hipofunción ovárica primaria se caracteriza por tener:

a. Un nivel alto de FSH y LH asociado a una elevación de los niveles de estrógenos
b. Un nivel alto de FSH y LH asociado a una reducción de los niveles de estrógenos
c. Una elevación de FSH asociada a una prolactinemia alta
d. Un nivel bajo de FSH y LH asociado a una elevación de los niveles de estrógenos

1618. La eliminación de catecolaminas y sus metabolitos en orina está aumentada en:

a. Síndrome de Zollinger-Ellison
b. Feocromocitoma
c. Carcinoma suprarrenal
d. Síndrome carcinoide

1619. Dentro de la limpieza del material sanitario, la limpieza mecánica se efectúa en máquinas de lavado automáticas, con agua y productos enzimáticos comerciales de limpieza. La temperatura del agua para que no se coagulen las proteínas de los restos orgánicos NO debe sobrepasar los:

a. 20°C
b. 50°C
c. 30°C
d. 15°C

1620. Hacemos la calibración de un parámetro después de iniciar un lote nuevo de reactivo. A continuación procesamos una muestra control cuyo valor asignado para nuestra técnica es de 110 mg/dL. Nuestros resultados después de procesar el control durante varios días tienen una media de 90 mg/dL. Claramente inferior al valor asignado, y sin embargo, tiene un coeficiente de variación aceptable, qué tipo de error estamos cometiendo:

a. Aleatorio
b. Preanalítico
c. Sistemático
d. Postanalítico

1621. Preparamos un calibrador disolviendo una sal de hierro (III) en agua desionizada, grado reactivo. Le asignamos un valor, analizándolo por un método de probada fiabilidad. Habremos preparado:

a. Un patrón primario
b. Un patrón secundario
c. Un patrón interno
d. Una solución para control

1622. Qué microorganismo obtenido de un frasco de hemocultivo incubado en presencia de CO2, es el que mejor se corresponde con los siguientes datos? Cocobacilo Gram negativo pequeño y pleomórfico; crece bien en agar chocolate, es oxidasa +, presenta satelitismo con Staph. aureus:

a. Brucella
b. Francisella
c. Acinetobacter
d. Haemophillus

1623. Indique la correcta:

a. La antisepsia aplica un conjunto de técnicas que garantizan la ausencia de microorganismos
b. La asepsia utiliza los desinfectantes para conseguir su fin
c. En la práctica la antisepsia utiliza un conjunto de agentes desinfectantes para destruir los microorganismos contaminantes
d. Son correctas A y C

1624. Indique la FALSA:

a. La IgG no puede traspasar la placenta
b. La IgE se encuentra en la primera línea de actuación frente a los helmintos
c. La IgA es específica de las zonas mucosas
d. La IgD es una inmunoglobulina con una vida media corta

1625. El agente causal de la enfermedad del sueño es:

a. Trypanosoma brucei
b. Leishmania trópica
c. Pneumocystis carinii
d. Trichiella espiralis

1626. Dentro de la línea de maduración de las plaquetas indica cuál es la célula de menor tamaño de la serie

a. Megacariocito
b. Promegacariocito
c. Megacarioblasto
d. Promegacanoblasto

1627. Cuál de estas pruebas podríamos hacer para un estudio del eje hipotálamo-hipófiso-tiroideo:

a. Determinación de las hormonas T3 y T4 libres en suero
b. Captación del I-131
c. Estimulación con TSH
d. Las tres son correctas

1628. En un paciente VIH positivo, qué marcadores de linfocitos T deberíamos tener en cuenta:

a. CD4 y CD8
b. CD5 y CD3
c. CD20
d. CD69 y CD25

1629. La configuración electrónica: 1s22s22p63s23p63d104s24p64d55s2 corresponde a un elemento:

a. Representativo
b. De transición
c. De transición interna

1630. En relación a la identificación de las micobacterias y su sensibilidad a los fármacos antituberculosos:

a. El test de niacina es útil para diferenciar Mycobacterium tuberculosis de Mycobacterium bovis
b. El antibiograma de micobacterias no está indicado si, tras la negativización del esputo, el paciente comienza a tener de nuevo muestras positivas
c. La aparición de cepas resistentes es espontánea y no se relaciona con el contacto previo con el antibiótico
d. De los métodos válidos para antibiograma en tuberculosis el de las concentraciones críticas es el que menos falsos resultados proporciona, ya que soslaya las variaciones en el inoculo

1631. Principal catión extracelular

a. Cl-
b. Na+
c. K+
d. HCO3

1632. Qué medio celular es el más frecuente para aislar chlamydias:

a. Cultivo en células McCoy
b. Cultivo en células HEP-2
c. Cultivo en células FIBRO
d. Cultivo en células VERO

1633. El método de Jaffe está recomendado para la determinación de:

a. Bilirrubina
b. Ácido úrico
c. Creatinina
d. Albúmina

1634. Al realizar una prueba sérica de detección del grupo sanguíneo, se produce aglutinación sólo con los hematíes del grupo B. A qué grupo pertenece:

a. A
b. B
c. O
d. AB

1635. En una fórmula leucocitaria se dice que hay una desviación a la izquierda si:

a. Hay un aumento de porcentaje de formas juveniles de los neutrófilos en sangre periférica

b. Hay un aumento de porcentaje de segmentados en sangre periférica

c. hay una disminución de monocitos en sangre periférica

d. En los tres casos

1636. La unidad de actividad enzimática 'katal' es la que corresponde a la transformación..:

a. de 1 pmol de sustrato en 1 minuto

b. de 1 mol de sustrato en un segundo

c. de 1 gr de sustrato en un minuto

d. de 1 mg de sustrato en 1 mg de producto

1637. En cuál de estas enfermedades aparece el codocito o célula Diana:

a. Talasemias

b. Hidrocitosis

c. Uremias

d. Cirrosis Hepáticas

1638. Dentro del control de calidad, qué es la exactitud:

a. La aproximación del valor a una medida de sí mismo, cuando se realizan varias determinaciones empleando el mismo método

b. La aproximación de una medida a su valor real

c. La reproductividad de un método

d. La variabilidad de una medida alrededor de su valor verdadero

1639. Cuál es la proteína sanguínea más abundante en el plasma normal:

a. Albúmina

b. Haptoglobina

c. Fibrinógeno

d. Alfa-1-antitripsina

1640. A qué tipo de cristales nos referimos cuando aparecen en la orina en formas octaédricas o de sobre con líneas que se entrecruzan:

a. Cristales de fosfato cálcico

b. Cristales de oxalato cálcico

c. Cristales de carbonato cálcico

d. Cristales de cistina

1641. La creatina quinasa-BB se localiza predominantemente en:

a. El miocardio

b. El músculo esquelético

c. El cerebro

d. El hueso

1642. Entre las causas de una trombocitosis autónoma, se encuentra:

a. Deficiencia de hierro

b. Trastorno mieloproliferativo (policitemia vera, mielofibrosis, leucemia mieloide crónica)

c. Esplenectomía

d. Enfermedad inflamatoria

1643. En una mutación, las delecciones suponen:

a. Mecanismos genéticos aberrantes que implican a varias secuencias de ADN (de naturaleza alélica o no)

b. La eliminación en una secuencia de uno o más nucleótidos

c. Que uno o más nucleótidos son insertados dentro de una secuencia

d. Que una pirimidina se sustituye por una purina

1644. Mediante el test de Coombs directo se detectan:

a. Anticuerpos incompletos unidos a la membrana del hematíe

b. Anticuerpos frente a antígenos eritrocitarios presentes en el suero

c. Antígenos de los hematíes

d. Anticuerpos completos situados en la superficie del hematíe

1645. El parámetro RDW que calculan algunos contadores hematológicos;

a. Mide la distribución de hemoglobina en el hematíe

b. Nos informa sobre la forma de los hematíes

c. Nos informa sobre la distribución de las plaquetas en función del tamaño

d. Mide la distribución de los hematíes en función del tamaño

1646. Principal producto terminal del metabolismo de la adrenalina y la noradrenalina:

a. Cortisol

b. Glucosa

c. Ácido vanilmandélico

d. Vasopresina

1647. Prueba NO obligatoria para la detección de infecciones en candidatos a donantes de sangre:

a. VHB

b. VHC

c. Herpes Zóster

d. VIH

1648. Un elemento característico del microscopio de campo oscuro es:

a. el objetivo

b. el condensador

c. la fuente de iluminación

d. el anillo de fase

1649. En qué fármaco se realiza una medición de valle y otra de pico:

a. digoxina

b. ácido valproico

c. amikacina

d. litio

1650. Es un resultado anormal en un análisis de semen:

a. Recuento de espermatozoides: 15 millones/ml

b. Concentración de leucocitos < 1 millón

c. Volumen: 2,3 ml

d. Movilidad: 65%

1651. Qué líquido NO es seroso:

a. líquido peritoneal

b. líquido pericárdico

c. líquido pleural

d. líquido sinovial

1652. Para el estudio morfológico de las células hematopoyéticas se usa:

a. Aspirado medular

b. Biopsia ósea

c. Pruebas isotópicas

d. Citometría de flujo

1653. Medio de elección para la realización de antibiograma:

a. Medio de Mueller-Hinton

b. Medio de Thayer-Martin

c. Agar MacConkey

d. Medio de Chapman

1654. La vía de acceso sanguíneo que se emplea habitualmente para la determinación de gasometría y pH en el laboratorio de urgencias es:

a. Venosa

b. Arterial

c. Capilar

d. Central

1655. En la precipitación:

a. los Ac (Anticuerpos) son IgM (Inmunoglobulinas M)

b. los Ac son IgG (Inmunoglobulinas G)

c. los Ag (Antígenos) son divalentes

d. los Ag son solubles

1656. La fuerza con la que un Ac (anticuerpo) multivalente se une a un Ag (antígeno) multivalente se conoce como:

a. complementariedad

b. afinidad

c. avidez

d. especificidad

1657. La orina de 24 h es la más utilizada en:

a. análisis de rutina

b. laboratorios de urgencias

c. determinaciones cuantitativas metabólicas

d. cultivos microbiológicos

1658. Qué células pueden producir anticuerpos:

a. Células NK

b. Células T

c. Macrófagos

d. Células plasmáticas

1659. Sobre las recomendaciones de recogida de muestras de semen:

a. Mantener un periodo de abstinencia sexual de 24 h

b. No usar preservativos para la recogida

c. Recoger la porción intermedia del eyaculado

d. Mantener la muestra en nevera hasta su envío al laboratorio

**1660. Qué autoanticuerpo es especí-
fico del Lupus eritematoso sistémico
(LES):**

a. Anti-ENA
b. Anti-DNA
c. Anti-Scl70
d. Anti-Histona

**1661. Cuál de estos microorganismos
es catalasa negativa:**

a. Neissena
b. Streptococcus
c. Staphylococo
d. Bacillus anthracis

**1662. Sobre el orden de llenado en ex-
tracción de muestras de sangre, qué
tubo será el último en llenar para
evitar contaminar los anteriores:**

a. El de hemograma
b. El de bioquímica
c. El de coagulación
d. El de VSG

**1663. En extracciones en fase sólida
para interacciones iónicas, cuál de
estos grupos químicos se utiliza en
la fase estacionaria:**

a. Grupos amina
b. Grupos ciano
c. Grupos fenilo

**1664. En una valoración ácido-base
con ácido clorhídrico como agente
valorante:**

a. Se prepara directamente al ser un patrón primario
b. Se tiene que estandarizar con ftalato ácido
de potasio
c. Se tiene que estandarizar con carbonato de
sodio
d. Ninguna de las tres

**1665. Métodos más usados para carga
viral de Citomegalovirus:**

a. PCR cuantitativo
b. Inmunoensayo
c. Son correctas A y B
d. Ninguna lo es

**1666. Qué muestra NO es adecuada
para realización de un urocultivo:**

a. Orina de micción media
b. Sondaje vesical transuretral
c. Punción suprapúbica
d. Orina de 24 horas

**1667. Qué cuerpo de inclusión NO apa-
rece nunca en el hematíe:**

a. Corpúsculo de Howell-Jolly
b. Anillo de Cabot
c. Cuerpo de Dohle
d. Punteado basófilo

1668. Qué es el sistema HLA:

a. Un grupo de moléculas que permite diferenciar unos linfocitos de otros
b. Un grupo de antígenos que el sistema inmune reconoce en los microorganismos invasores y frente a los cuales desarrolla una
respuesta inmune
c. Un grupo de genes que determina la diferenciación funcional de los linfocitos
d. Un grupo de antígenos que proporcionan a
las células de un individuo su propia especificidad dentro de la especie

**1669. Respecto a la prevención de la
sensibilización materna al sistema
Rh:**

a. La prevención materna se realiza adminis-
trando una inmunoglobulina anti-Rh a la
madre
b. La inmunoglobulina detectará y hemolizará
los hematíes fetales, desapareciendo así la
posibilidad de sensibilización
c. Esta inmunoglobulina debe administrarse a
las madres que hayan tenido un aborto, un
traumatismo abdominal, hemorragias durante el embarazo, o las hayan practicado
una amniocentesis, como profilaxis para em-
barazos posteriores
d. Las tres son correctas

**1670. De las siguientes actuaciones
cuál NO estaría indicada en el estudio de un exudado uretral:**

a. Tinción de Gram
b. Siembra en Agar chocolate
c. Siembra en medio de Thayer-Martin
d. Siembra en MacConkey

**1671. Si en un cultivo de orina se aís-
lan >100.000 UFC/ml de 5 gérmenes
diferentes:**

a. hay infección renal
b. hay infección de vejiga
c. se considera probable contaminación fecal
d. se considera cultivo negativo

**1672. Un cultivo en medio líquido se in-
cuba en:**

a. Estufa
b. Baño
c. Nevera
d. Autoclave

**1673. Cuál de estas NO suele ocasio-
nar aumento de amonio (amoniaco)
en sangre:**

a. trastornos congénitos del metabolismo
b. cirrosis hepática
c. coma de origen hepático
d. urea baja en sangre

1674. Se puede definir con infertilidad:

a. La incapacidad de una pareja de concebir
después de 3 meses de sexo sin protección
b. La incapacidad de una pareja de concebir
después de 6 meses de sexo sin protección
c. La incapacidad de una pareja de concebir
después de 1 año de sexo sin protección
d. Ninguna de las tres

**1675. En el agar Sabouraud se utiliza
la ciclohéximida:**

a. Como nutriente del hongo a estudiar
b. Para evitar el crecimiento de hongos contaminantes
c. Como un componente que enriquece el
medio
d. Para evitar que crezcan bacterias contaminantes

**1676. La temperatura óptima de creci-
miento de la mayoría de los hongos
de interés médico oscila entre:**

a. 15 y 20ºC
b. 25 y 30ºC
c. 35 y 40ºC
d. 10 y 20ºC

1677. Los estudios de cohortes:

a. Son estudios únicamente de tipo prospec-
tivo
b. Son estudios observacionales
c. No hay criterios de selección para la población a estudio
d. No son analíticos

**1678. El electrodo de Severinghaus se
usa para:**

a. Medida de pCO2
b. Medida de pO2
c. Medida de pH
d. Medida de H+

**1679. Las glándulas del eje hipotá-
lamo-hipofisiario-suprarrenal secre-
tan numerosas hormonas:**

a. En la corteza: Glucocorticoides y catecolaminas
b. En la corteza: Andrógenos suprarrenales y
noradrenalina
c. En la médula: Glucocorticoides y adrenalina
d. En la médula: catecolaminas (adrenalina y
noradrenalina)

1680. Las HDL son lipoproteínas:

a. De muy baja densidad
b. De alta densidad
c. De baja densidad
d. Son quilomicrones

**1681. Es muy sensible a los Beta-lac-
támicos:**

a. Streptococcus pyogenes
b. Enterococcus faecium
c. Pseudomonas aeruginosa
d. Ninguno de los anteriores

**1682. La sustancia que desencadena
la activación de las plaquetas es el:**

a. ADP (Adenosin Difosfato)
b. ATP (Adenosin Trifosfato)
c. NAD (Nicotinamida Adenina Dinucleótido)
d. NADH (Nicotinamida Adenina Dinucleótido
reducida)

1683. La varicela está producida por:

a. Streptococcus pyogenes
b. Streptococcus grupo A
c. Herpesvirus
d. Streptococcus viridans

1684. La carga viral del virus de la hepatitis C se determina mediante:

a. Reacción en cadena de la polimerasa (PCR)
b. Espectrofotometría
c. Nefelometría
d. Aglutinación

1685. El control microbiológico en quirófanos, se realizará.

a. No es necesario en quirófanos del grupo I
b. En quirófanos del grupo II se realizarán mensualmente
c. Las pruebas en quirófano del grupo I se harán antes de iniciar la actividad quirúrgica y justo antes de finalizar la cirugía
d. Son verdaderas A y B

1686. El grado en que una medición proporciona resultados similares cuando se lleva a cabo en más de una ocasión en las mismas condiciones es la:

a. Validez
b. Inmediatez
c. Precisión
d. Repetitividad

1687. Las micobacterias son:

a. Aerobias, Gram + y ácido alcohol resistente
b. Anaerobias, Gram + y ácido alcohol resistente
c. Aerobios, Gram – y ácido alcohol resistente
d. Ninguna de las tres

1688. en relación con la toma de muestra para la determinación de las lipoproteínas plasmáticas:

a. Guardar ayuno de 12 horas
b. Puede utilizarse tanto en suero como en plasma
c. La aplicación prolongada de un torniquete durante la punción venosa puede aumentar las concentraciones aparentes de lípidos
d. Las tres son correctas

1689. La relación entre la calidad obtenida y los recursos y costes empleados se llama:

a. Garantía de calidad
b. Eficacia
c. Efectividad
d. Eficiencia

1690. En qué órgano se sintetiza principalmente el proBNP:

a. Bazo
b. Corazón
c. Hígado
d. Riñón

1691. La Hibridación Fluorescente in Situ (FISH) es una técnica citogenética de marcaje de cromosomas por hibridación con sondas fluorescentes y es útil para detectar:

a. Traslocaciones
b. Poliploidías
c. Aneuploidias
d. Las tres

1692. Los linfocitos B y T se originan en...

a. La médula ósea a partir de un precursor común
b. La médula ósea a partir de distintos precursores
c. El timo a partir de un precursor común
d. El timo a partir de distintos precursores

1693. Para preparar una disolución 1 Molar con ácido sulfúrico (SO4H2) sabiendo que el peso molecular del mismo es aproximadamente 98:

a. Tenemos que pesar 49 gramos de SO4H2, ponerlo en un matraz y disolver con agua hasta conseguir 1000 ml de disolución
b. Tenemos que pesar 98 gramos de SO4H2, ponerlo en un matraz y disolver con agua hasta conseguir 1000 ml de disolución
c. Tenemos que pesar 196 gramos de SO4H2, ponerlo en un matraz y disolver con agua hasta conseguir 1000 ml de disolución
d. Tenemos que pesar 98 gramos de SO4H2, ponerlo en un matraz y disolver con agua hasta conseguir 500 ml de disolución

1694. El Southern Blot es una técnica que permite identificar:

a. secuencias específicas de ARN
b. secuencias específicas de ADN
c. proteínas específicas
d. enzimas específicas

1695. Cuál de las subpoblaciones de linfocitos t proporciona la ayuda necesaria a las células b para que éstas proliferen y se diferencien hacia células productoras de anticuerpos:

a. T5
b. T8
c. T4
d. T10

1696. En el microscopio electrónico de transmisión, el condensador y el objetivo:

a. son conductos huecos revestidos de metales pesados
b. son lentes elecromagnéticas
c. son tubos con alto vacío
d. permiten obtener una imagen tridimensional

1697. En las infecciones nosocomiales, qué barrera higiénica es la más importante:

a. El uso de guantes estériles
b. El uso de mascarillas
c. Lavado de manos
d. Frotarse las manos

1698. Se recibe en el laboratorio para su análisis una muestra resultante de un quilotórax. Se trata de:

a. Un derrame pleural de origen infeccioso
b. Un líquido pericárdico resultante de un taponamiento cardiaco
c. Un derrame pleural de origen tuberculoso
d. Un derrame pleural con extravasación de linfa por posible obstrucción de conductos linfáticos

1699. La confirmación diagnóstica de una anemia hemolítica autoinmune (AHAI) es la demostración serológica de la existencia de anticuerpos fijados en la membrana de los hematíes y se realiza mediante:

a. Test de Coombs indirecto
b. Escrutinio de anticuerpos irregulares
c. Determinación de anticuerpos anti membrana basal glomerular
d. Prueba de antiglobulina directa

1700. Principal indicación del siguiente marcador tumoral Antígeno Carbohidratado (CA 15.3):

a. tumor de testículo
b. carcinoma de mama
c. carcinoma de hígado
d. tumor óseo

1701 C	1726 C	1751 B	1776 A
1702 C	1727 C	1752 C	1777 C
1703 D	1728 C	1753 C	1778 C
1704 C	1729 D	1754 C	1779 B
1705 D	1730 B	1755 C	1780 C
1706 A	1731 B	1756 C	1781 D
1707 C	1732 C	1757 B	1782 D
1708 B	1733 B	1758 A	1783 B
1709 A	1734 A	1759 C	1784 B
1710 A	1735 A	1760 C	1785 A
1711 B	1736 D	1761 D	1786 B
1712 B	1737 C	1762 C	1787 D
1713 C	1738 B	1763 B	1788 D
1714 B	1739 B	1764 C	1789 A
1715 C	1740 C	1765 C	1790 C
1716 D	1741 C	1766 B	1791 C
1717 D	1742 B	1767 A	1792 C
1718 B	1743 D	1768 A	1793 B
1719 D	1744 C	1769 A	1794 A
1720 C	1745 B	1770 D	1795 A
1721 C	1746 B	1771 B	1796 A
1722 C	1747 D	1772 D	1797 A
1723 C	1748 B	1773 A	1798 B
1724 A	1749 D	1774 C	1799 D
1725 C	1750 D	1775 A	1800 C

FALLOS: [ ]

1701. A qué grupo de riesgo pertenece un agente biológico que puede causar enfermedad grave en el hombre, supone un serio peligro para los trabajadores, tiene un probable riesgo de propagación y existe frente a él profilaxis o tratamiento eficaz:

a. 1   b. 2   c. 3   d. 4

1702. Qué proteína de las siguientes se sintetiza en el hígado y es vitamina K dependiente:

a. Alfa2-macroglobulina
b. Alfa2-antiplasmina
c. Proteína C
d. Antitrombina III

1703. De las siguientes técnicas, cuál puede ser utilizada en el diagnóstico de infección por virus:

a. Inmunofluorescencia directa
b. Enzimoinmunoensayo
c. Amplificación por PCR (reacción en cadena de la polimerasa)
d. Las tres son correctas

1704. No es causa de pérdida de precisión analítica una de las siguientes opciones:

a. Un pipeteo inadecuado de muestras y controles
b. Una mala homogeneización de los controles
c. Una mala reconstitución de los calibradores
d. Variaciones de temperatura

1705. La causa bacteriana más frecuente de endocarditis es:

a. S. viridans
b. S. pneumoniae
c. S. pyogenes
d. S. aureus

1706. Qué prueba se emplea en la detección precoz del cáncer de colon:

a. Sangre oculta en heces
b. Cuerpos reductores
c. Determinación de leucocitos en sangre
d. Calprotectina

1707. Cuál de estos parámetros bioquímicos empleados en el diagnóstico del carcinoma de próstata se encuentra generalmente descendido en pacientes con cáncer frente a los que presentan hiperplasia benigna de próstata o en individuos sanos:

a. Densidad de antígeno prostático específico
b. Antígeno prostático específico total
c. Fracción de antígeno prostático específico libre/antígeno prostático específico total
d. Las tres aumentan en el cáncer de próstata

1708. El cofactor que necesita la Fosfatasa Alcalina para su actividad es:

a. Calcio
b. Magnesio
c. Piridoxil fosfato
d. No necesita cofactor

1709. En la detección de hepatopatías, cuál estas pruebas de función hepática presenta una MENOR sensibilidad diagnóstica:

a. Bilirrubina total
b. Gamma-glutamiltranspeptidasa
c. Fosfatasa alcalina
d. Alanino-aminotransferasa

1710. Uno de estos géneros pertenece a la familia enterobacteriaceae:

a. Proteus
b. Pseudomonas
c. Streptococcus
d. Vibrio

1711. Qué determinación es la más indicada para diferenciar una rinorrea de una rinorraquia:

a. Prealbúmina
b. β 2 transferrina
c. Glucosa
d. Proteínas totales

1712. En una reacción química, cuándo se alcanza el equilibrio químico:

a. Cuando dejan de variar el número de reaccionantes
b. Cuando llega a un punto donde no varía la cantidad de productos ni de reaccionantes
c. Cuando no varía la cantidad de los productos, aunque puede aumentar su número

1713. Lípidos formados por ácidos grasos, glicerol y ácido fosfórico:

a. Glicolípidos   b. Lipoproteínas
c. Fosfolípidos   d. Sulfolípidos

1714. Cuál es la isoenzima CPK más específica del miocardio:

a. CPK-MM
b. CPK-MB
c. CPK-BB
d. CPK-MC

1715. Cuál de estos parámetros es el mejor marcador de respuesta ovárica en tratamiento de FIV (fecundación in vitro) por su valor predictivo a dicha respuesta y su relación con la calidad del ovocito:

a. Edad materna
b. FSH basal
c. Hormona antimülleriana
d. Volumen ovárico

1716. Cuál de estas sustancias NO es una lipoproteína:

a. Quilomicrones
b. VLDL
c. LDL
d. Triglicéridos

1717. Resistencia a los antibióticos mediada por plásmidos:

a. Resistencia en un solo escalón
b. Resistencia ambiental
c. Resistencia natural
d. Resistencia adquirida

1718. El test de Graham se utiliza para el diagnóstico de parasitosis por:

a. Giardia lamblia
b. Enterobius vermicularis
c. Ascaris lumbricoides
d. Entamoeba histolytica

1719. Cuáles son las principales proteínas que podemos encontrar en el líquido cefalorraquídeo:

a. IgG
b. Albúmina
c. IgA
d. Son ciertas A y B

1720. Informaremos sobre las plaquetas en una petición urgente de Hematología:

a. De sus alteraciones morfológicas
b. De sus alteraciones madurativas
c. De su número total
d. Las tres son correctas

1721. Qué Determinación utilizarías para identificar una muestra como orina en caso de duda:

a. Sodio y potasio
b. Tira reactiva
c. Urea y creatinina
d. Amilasa

1722. Cuántos botes de hemocultivos positivos seriados deben darse para diagnosticar una septicemia continua o intermitente:

a. Con uno es suficiente
b. Ninguno
c. Entre 2 y 3 hemocultivos
d. Las tres son correctas

1723. La escala de McFarland es:

a. La concentración mínima bactericida
b. Una técnica de cultivo a distintas concentraciones
c. Un estándar de turbidez preparado a partir de sulfato de Bario
d. Un estándar de turbidez preparado a partir de una solución de E. Coli

1724. Cuál de estos marcadores tumorales se utiliza en la monitorización de carcinomas de ovario y mama:

a. CA 15-3
b. HCG
c. PSA
d. CA 19.9

1725. Al laboratorio mandan una muestra de orina de una mujer que presenta poliaquiuria, disuria. Para valorar el urocultivo como infección segura, cuántas UFC/ml deberíamos encontrar en una placa inoculada con la muestra del paciente:

a. Menos de 10.000 UFC/ml
b. Entre 10.000 y 100.000 UFC/ml
c. Más de 100.000 UFC/ml
d. No debe aparecer ninguna colonia en la placa inoculada

1726. Un paciente del grupo sanguíneo AB- necesita una transfusión de concentrado de hematíes. Para la elección del grupo del hemoderivado:

a. AB-,O-
b. B-,O-
c. AB-,B-,A-,O-
d. O+,O-

1727. La espectrofotometría de absorción atómica se basa en el fenómeno de:

a. Dispersión de luz
b. Emisión de luz
c. Absorción de luz
d. Reflexión de luz

1728. Sobre el examen directo de muestras para la detección de hongos patógenos, es FALSO:

a. Raspados, curetajes y pelos pueden observarse directamente suspendida la muestra en solución salina
b. Las cápsulas polisacáridas de Criptococcus neoformans se ven como una tinción negativa de las partículas con tinta china
c. La tinción de Gram es útil para ver levaduras que se tiñen de Gram negativas
d. La tinción de Giemsa o Wright es útil si se sospecha histoplasmosis, pues se aprecian las células de las levaduras en el interior de los macrófagos

1729. La determinación de calprotectina fecal es útil para el manejo de:

a. Insuficiencia pancreática
b. Malabsorción intestinal
c. Insuficiencia hepática
d. Enfermedad inflamatoria intestinal

1730. Cuál de estos cristales aparecidos en el sedimento de una orina en el laboratorio de urgencias es de origen medicamentoso:

a. Cristales de biurato amónico
b. Cristales de indinavir
c. Cristales de 2.8 dihidroxiadenina
d. Ninguna de las anteriores es correcta

1731. Agua de peptona tamponada es:

a. Un medio de enriquecimiento selectivo
b. Un medio de enriquecimiento no selectivo
c. Un medio de aislamiento

1732. Cuáles son los dispositivos mecánicos para despejar las vías aéreas

a. Mascarillas
b. Cualquier bolígrafo (limpio) preferiblemente 'BIC'
c. Cánulas orofaríngeas y nasofaríngeas
d. No existen dispositivos mecánicos

1733. Anticoagulante usado para la realización de los recuentos celulares hematológicos:

a. Heparina
b. EDTA
c. Citrato
d. Oxalato

1734. Qué secuencia es la correcta en extracción directa de ADN:

a. Lisis de células, lavado y elución
b. Lavado, lisis de células y elución
c. Elución, lisis de células y lavado
d. Elución, lisis, evaporación y lavado

1735. Una bacteria es anaerobia facultativa cuando:

a. Pueden crecer en condiciones aerobias o anaerobias
b. Pueden crecer solamente en condiciones aerobias
c. Pueden crecer solamente en condiciones anaerobias
d. Las tres son correctas

1736. La presencia de hemólisis originará una disminución de

a. LDH
b. GOT
c. GPT
d. Ninguna es cierta

1737. Indique la respuesta/FALSA en las acciones más importantes de la hormona eritropoyetina (EPO):

a. Reducir el tiempo de maduración celular
b. Estimular la proliferación de las células progenitoras
c. Disminuir la concentración de hemoglobina
d. Hipercelularidad eritoblástica en médula ósea (MO)

1738. Qué estructura segrega sustancias mucosas que ayudan a mantener la viabilidad de los espermatozoides:

a. Glándulas uretrales
b. Glándulas de Cowper
c. Capa mucosa uretral
d. Glándulas espermátidas

1739. Es un marcador en heces de enfermedad inflamatoria intestinal uno de los siguientes parámetros:

a. Osmolaridad
b. Calprotectina
c. Grasa
d. Quimotripsina

1740. La Inmunoglobulina A:

a. Activa el complemento por vía clásica
b. Activa los mastocitos
c. Es neutralizante en las mucosas
d. Atraviesa la placenta

1741. Qué nivel de contención debe utilizarse cuando se manipula microorganismos que cursan con patología grave, de difícil y largo tratamiento y que ocasionalmente puede producir la muerte:

a. 1
b. 2
c. 3
d. 4

1742. Qué efecto produce la lipemia en los valores de un hemograma:

a. Aumenta el número de glóbulos rojos
b. Disminuye la concentración de hemoglobina y el recuento de leucocitos
c. Valor de hematocrito bajo en relación a la concentración de hemoglobina
d. Disminución del número de plaquetas

1743. Factor que influye en la actividad enzimática:

a. Concentración de sustrato
b. Temperatura
c. Ph
d. Los tres

1744. E. coli produce patología gastrointestinal provocando diarreas. Cita cuál NO es una característica bioquímica de dicha bacteria:

a. Indol +   b. Lactosa +
c. Glucosa -   d. Ureasa -

1745. El formulario para realizar la prueba del talón será entregado:

a. Al Jefe de personal que será el responsable de rellenarlo
b. La familia que será la que lo lleve al lugar donde se realice la extracción
c. Estará en stock en el centro sanitario y se rellenará de forma directa
d. A la matrona encargada de la madre

1746. Si el grupo hemático de un paciente es: anti a (+), anti b (-), anti ab (+) anti d (-) y el grupo sérico es: hem. A1 (-) y hem.b (+) Su grupo sanguíneo es:

a. A+   b. A-   c. AB+   d. AB-

1747. Factor del que NO depende el desarrollo de una bacteria en un medio de cultivo:

a. pH
b. Presión osmótica
c. Potencial redox
d. Aireación

1748. El agar sangre permite el crecimiento de:

a. Chlamydia pneumoniae
b. Estreptococos
c. Haemophylus
d. Virus de la hepatitis B

1749. Sobre la Calprotectina en heces:

a. es una proteína muy estable y refrigerada permite demorar su análisis
b. es usada para detectar déficit de lactasa
c. es usada para detectar inflamación intestinal
d. Son ciertas A y C

1750. Cuando realizamos un estudio de los cromosomas en un cariotipo, la célula se encuentra en un estado de:

a. telofase
b. anafase
c. prometafase
d. metafase

1751. NO se emplea para la determinación de proteínas en LCR:

a. Lowry
b. Precipitación con ácido sulfoalicílico + sulfato tricloroacético
c. Precipitación con tricloroacético
d. Fijación de colorantes

1752. Los marcadores del recambio óseo:

a. Son necesarios para establecer el diagnóstico de la osteoporosis
b. Solamente se deben emplear el ß-CTX y la Osteocalcina
c. Pueden ayudar a valorar la respuesta al tratamiento con antiresortivos
d. Ayudan a valorar la probabilidad de sufrir una fractura

1753. En Talasemia, anemia ferropénica y hepatopatías crónicas, podemos encontrar:

a. Dacriocitos   b. Drepanocitos
c. Codocitos   d. Excentrocitos

1754. Autoanticuerpo específico del lupus eritematoso sistémico (LES):

a. Anti-centrómero
b. Anti-Scl 70
c. Anti-DNA
d. Anti-histona

1755. Catión más importante del líquido intracelular:

a. Sodio   b. Cloro
c. Potasio   d. Magnesio

1756. La localización de la lipasa como enzima más usual analizada para el diagnóstico clínico es:

a. En las células hepáticas
b. En el tejido cardíaco
c. En el páncreas
d. En el tejido muscular

1757. Ante un paciente con el grupo sanguíneo Lewis negativo, y con sospecha de un cáncer de páncreas, qué marcadores tumorales solicitaríamos:

a. CEA y CA 19.9
b. CEA y CA 50
c. CEA y CA 125
d. CEA y PSA

1758. Asociamos Hipotiroidismo primario a:

a. TTSH sube, T3 baja, T4 baja
b. TSH baja, T3 sube, T4 sube
c. TTSH sube, T3 sube, T4 sube
d. TSH baja, T3 baja, T4 baja

1759. Para determinar la enzima Lactato Deshidrogenasa (LDH), empleamos un método:

a. Que cataliza la hidrólisis de lactato y mide así la cantidad de este a 340 nm
b. Que añade sustratos de piruvato y mide la aparición o desaparición del compuesto formado a 340 nm, según el pH con el que trabajemos
c. Que mide la aparición o desaparición de NADH a 340 nm, según el pH con el que trabajemos
d. Que añade nicotina adenina dinucleótido hidrogenasa (NADH) en un medio ácido hasta la desaparición de LDH y medido a 340 nm

1760. Cuál de estos parásitos NO es habitual su presencia en sangre:

a. Plasmodium
b. Leishmania
c. Entamoeba Hystolytica
d. Tripanosoma

1761. El linfocito T:

a. Se forma principalmente en la respuesta primaria
b. Es casi exclusiva de la respuesta secundaria
c. Es el productor de los anticuerpos
d. Su receptor tiene como función principal reconocer al antígeno

1762. Entre las bacterias gram negativas avirulentas, la que se aísla con mayor frecuencia es:

a. Staphylococcus aureus
b. Staphylococcus epidermidis
c. Pseudomonas
d. Escherichia coli

1763. Tres últimas etapas de la maduración granulocitica (en orden):

a. Mielocito, segmentado y cayado
b. Metamielocito, cayado y segmentado
c. Promielocito, cayado y segmentado
d. Mielocito, cayado y sementado

1764. Muestra más adecuada para el diagnóstico del Pneumocystis Jiroveci:

a. Exudado oral
b. Sangre total
c. Esputo Inducido
d. Orina

1765. La Fasciola hepática:

a. Es un Nematodo
b. Es un Trematodo, parásito hemático
c. Es un Trematodo hepático
d. Es un Cestodo hepático

1766. Vida media de una plaqueta en circulación:

a. 1 -2 días
b. 8-1 3 días
c. 1 5-18 días
d. 20-25 días

1767. En cuál NO se produce trasudado de líquido pleural:

a. Tuberculosis
b. Insuficiencia cardiaca congestiva
c. Cirrosis
d. Síndrome nefrótico

1768. Es muy buen marcador de la gravedad y pronóstico en enfermos hepáticos crónicos:

a. Albúmina
b. Proteínas totales
c. Fosfatasa alcalina
d. Transaminasas

1769. Una de estas pruebas NO se utiliza en el estudio de una trombofilia:

a. Vitamina K
b. Antitrombina III
c. Factor V de Leyden
d. Anticoagulante lúpico

1770. Las técnicas analíticas de monitorización de fármacos pueden ser:

a. Enzimoinmunoanálisis
b. Inmunoensayos
c. Cromatografía
d. Las tres son correctas

1771. La acidosis respiratoria en un paciente de 80 años con bronconeumonía refleja:

a. Un pH elevado
b. Una PCO2 elevada
c. Un bicarbonato disminuido
d. Son correctas A y C

1772. Las situaciones más frecuentes que causan una situación de macrocitosis, pueden ser:

a. Deficiencia de folatos y déficit de vitamina B12
b. Fármacos
c. Congénitas
d. Todas son frecuentes

1773. Cuál de estos parámetros NO se eleva en un cuadro de colostasis:

a. Fosfatasa ácida
b. 5-nucleotidasa
c. Bilirrubina
d. GGT

1774. En la valoración de un control de calidad, consideramos que los resultados son INCORRECTOS si...:

a. Están ± 1 desviación estándar con respecto a la media
b. Están ± 2 desviaciones estándar con respecto a la media
c. Coinciden con la moda
d. Coinciden con la media

1775. Hormona que se encarga de estimular la síntesis de glucocorticoides:

a. Hormona Adenocorticotropa
b. Hormona Tirotropina
c. Hormona Foliculoestimulante
d. Hormona Vasopresina

1776. En relación a las muestras vaginales, señale la FALSA:

a. Los patógenos que suelen crecer en estas muestras son Neisseria gonorrhoeae y Chlamydia trachomatis
b. Las torundas extraídas suelen sembrarse en medios adecuados, y después colocarse en 1 ml de suero salino para su estudio en fresco
c. También se suele añadir una gota de KOH a una gota de la secreción vaginal, y a esto se le llama test del olfato (olor pescado)
d. Los patógenos que crecen en estas secreciones producen vaginitis y vulvovaginitis

1777. Enfermedades autoinmunes con producción de anticuerpos frente a antígenos restringidos a ciertas células o tejidos:

a. autoinmunes crónicas
b. autoinmunes órgano-inespecíficas
c. autoinmunes órgano-específicas
d. reumáticas

1778. Un paciente con Coombs directa positiva tiene:

a. Ac (anticuerpos) irregulares
b. autoanticuerpos
c. Hematíes sensibilizados
d. Ac (Anticuerpos) regulares

1779. En el estudio del líquido cefalorraquídeo, la presencia de xantocromía significa:

a. Viscosidad del LCR
b. Color amarillo LCR
c. Presencia de células en LCR
d. Color transparente del LCR

1780. El peso corporal del donante de sangre y componentes sanguíneos debe ser a partir de

a. 45 kg
b. 60 kg
c. 50 kg
d. 65 kg

1781. Cuál de estos métodos presenta mayor dificultad para diagnosticar sífilis:

a. VDRL
b. RPR
c. FTA-ABS
d. Cultivo de una muestra del exudado de la lesión

1782. Respecto a la enfermedad inflamatoria intestinal (Eli) es FALSO:

a. La determinación de Calprotectina fecal puede servir para realizar el diagnóstico diferencial ante enfermedad orgánica o funcional
b. La determinación de Lactoferrina no se considera tan fiable como la de Calprotectina
c. Para la predicción de recidivas la Calprotectina es el marcador más prometedor
d. Las determinaciones seriadas de ANCA (Anticuerpos Anti-Citoplasma de los Neutrófilos) y ASCA (Anticuerpos Anti-Saccharomyces cerevisiae) son útiles para determinar la evolución de Eli en adultos

1783. La tinción de Sudán III es útil para identificar en heces:

a. Sangre oculta
b. Grasas neutras
c. Almidón
d. Proteínas

1784. Principal función de la alfa 1 antitripsina:

a. Agregación plaquetaria
b. Inhibición de la tripsina
c. Formación de otras proteínas
d. Transporte de fármacos

1785. El facultativo solicita que se midan los niveles de una serie de parámetros para el correcto funcionamiento del hígado. Cuál de estos sería el más adecuado:

a. A5T, ALT, GGT, GPT
b. Marcadores vírales
c. Reticulocitos
d. Vitamina B12

1786. La desnaturalización de una enzima supone:

a. Su recuperación modificando su estado
b. Pérdida o disminución de su actividad como catalizador
c. La recuperación de su actividad
d. Ninguna de las anteriores es correcta

1787. Hematíes con espículas cortas distribuidas regularmente por toda la superficie:

a. Acantocitos
b. Drepanocitos
c. Poiquilocitos
d. Equinocitos

1788. De los siguientes desinfectantes, cual es el más activo frente a: hongos, bacterias g+, bacterias g-, mycobacterias esporas y virus.

a. Alcoholes
b. Formaldehído
c. Glutaraldehido
d. Son correctas B y C

1789. Indique la FALSA. El derecho de acceso del paciente a la historia clínica:

a. Solo puede ejercerse personalmente
b. Permite al paciente obtener copias de los datos que figuran en la historia clínica
c. Puede ejercerse por representación debidamente acreditada
d. Las opciones B y C son correctas

1790. Unas heces inoloras se debe en muchos casos a:

a. Neoplasias
b. Fístulas anales
c. Tratamientos antibióticos
d. Diarreas de fermentación

1791. Sobre las ecuaciones para la estimación del filtrado glomerular, es FALSO:

a. Son una medida indirecta del aclaramiento de creatinina
b. Son útiles en los casos en que la recogida de orina de 24 horas sea dificultosa
c. La más utilizada en adultos es la ecuación de Schwartz
d. Sobrestiman la filtración glomerular a niveles bajos

1792. Dentro del grupo linfoide, son denominados 'Linfocitos helper' o colaboradores:

a. Linfocitos B
b. Linfocitos T8
c. Linfocitos T4
d. Células NK

1793. Los ácidos micólicos:

a. Son componentes de la pared celular bacteriana
b. Son componentes de la pared de las micobacterias
c. Son componentes exclusivos de la pared celular de los gran positivos
d. Son un componente alternativo de los medios de cultivo

1794. Sobre los hematíes, es FALSO:

a. En el proceso de diferenciación celular, la célula inmediatamente anterior al eritrocito es el eritroblasto ortocromático
b. El hematíe maduro sobrevive, en la sangre, una media de 90 a 120 días
c. Los hematíes son células anucleadas con forma de disco bicóncavo
d. La hemoglobina es el componente fundamental del hematíe maduro

1795. En el área analítica de un laboratorio NO se encuentra:

a. Almacén de área para materiales y reactivos
b. Área de urgencias
c. Área de electroforesis y proteínas
d. Área de cromatografía

1796. Como crecerán las colonias de gonococos en el medio de thayer y martin, hacia las 24 horas:

a. Como pequeñas colonias grises con bordes enteros o festoneados
b. Como colonias opacas blanquecinas o amarillentas con bordes irregulares
c. Como colonias grandes traslucidas y mucosas
d. Como pequeñas colonias amarillas con bordes irregulares

1797. Sobre la muestra de orina obtenida para cultivo, es FALSO:

a. Se deben utilizar los primeros 20-25 cc
b. La muestra idónea es la primera de la mañana
c. La orina debe ser procesada en menos de 1 hora o ser refrigerada
d. Todas las anteriores son ciertas

1798. Realizarías un zimograma para:

a. Estudio de características morfológicas de crecimiento de los hongos
b. Estudio de la fermentación de azúcares para identificación de hongos
c. Pruebas de sensibilidad de los hongos a antifúngicos
d. Estudio de las formas de reproducción de los hongos

1799. Célula de 15 a 20 micras con núcleo redondo que ocupa gran parte de la célula, con nucléolos, escaso citoplasma de color azul y carente de granulaciones:

a. Mielocito
b. Metamielocito
c. Promielocito
d. Mieloblasto

1800. Indique la correcta:

a. Las proteínas simples están compuestas por aminoácidos más un grupo prostético
b. En la estructura primaria proteica, los aminoácidos forman una hélice Alfa
c. La hiperalbuminemia aparece en estados de deshidratación
d. La protrombina es una Beta-globulina

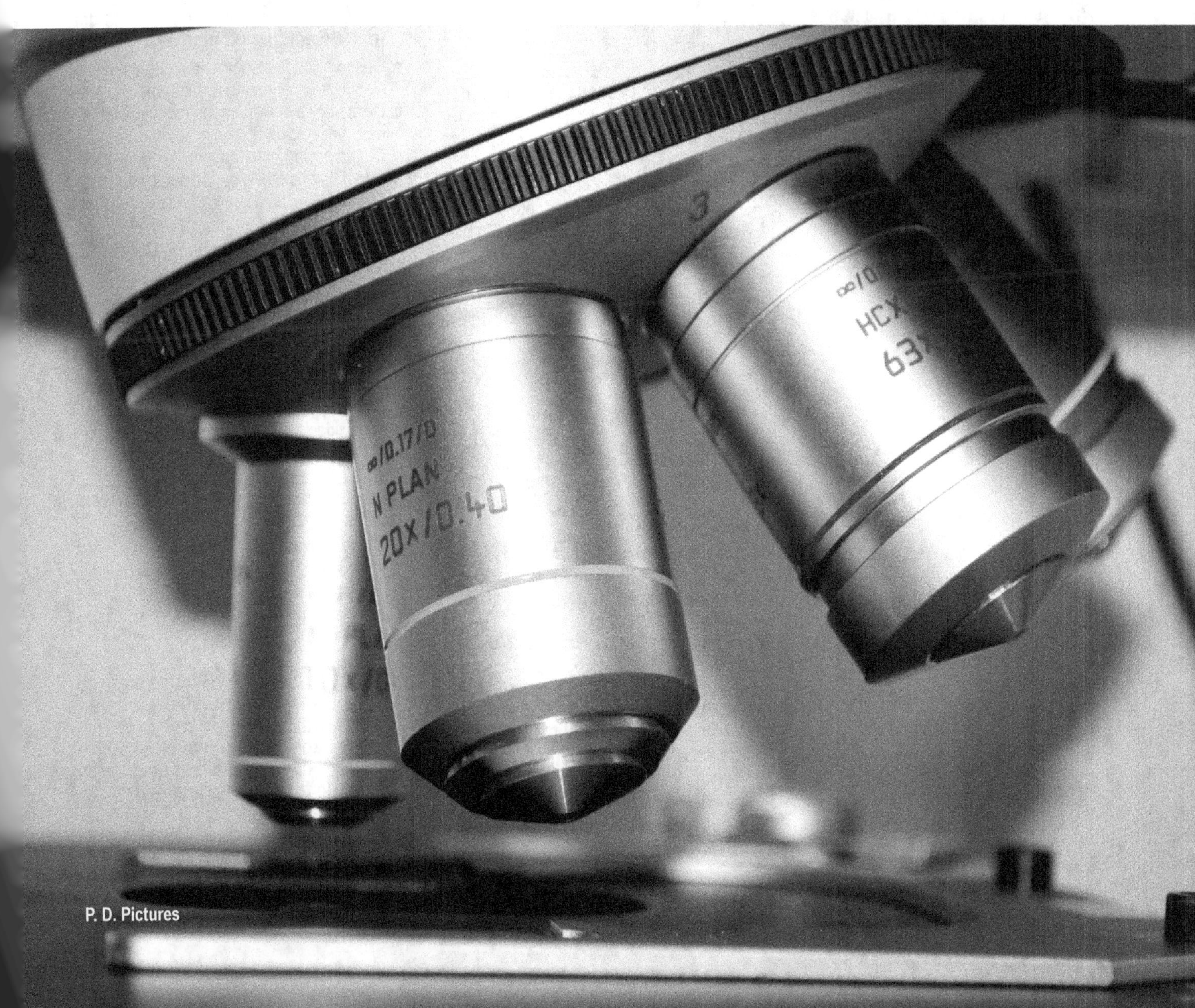

P. D. Pictures

1801 C	1826 B	1851 C	1876 B
1802 D	1827 B	1852 D	1877 A
1803 D	1828 A	1853 A	1878 D
1804 C	1829 C	1854 A	1879 B
1805 C	1830 C	1855 C	1880 D
1806 A	1831 C	1856 C	1881 A
1807 B	1832 A	1857 A	1882 A
1808 B	1833 A	1858 C	1883 B
1809 B	1834 A	1859 B	1884 D
1810 B	1835 A	1860 B	1885 A
1811 B	1836 D	1861 B	1886 B
1812 A	1837 A	1862 B	1887 D
1813 B	1838 A	1863 B	1888 C
1814 D	1839 C	1864 B	1889 C
1815 D	1840 D	1865 C	1890 B
1816 D	1841 A	1866 C	1891 D
1817 A	1842 C	1867 B	1892 D
1818 D	1843 C	1868 C	1893 C
1819 C	1844 B	1869 C	1894 C
1820 A	1845 D	1870 C	1895 D
1821 A	1846 D	1871 B	1896 D
1822 A	1847 C	1872 B	1897 C
1823 C	1848 B	1873 C	1898 C
1824 D	1849 A	1874 D	1899 D
1825 D	1850 D	1875 B	1900 C

FALLOS:

1801. Indique la correcta:

a. Un nivel alto de T4 provoca un aumento de TSH

b. Un nivel alto de T3 provoca un aumento de TSH

c. Un nivel bajo de T4 y T3 provoca un aumento de TSH

d. La variación del nivel de T4 no afecta a la concentración de TSH

1802. Cuál de estas infecciones víricas se diagnostica por serología:

a. Virus del sarampión

b. Virus de la rubeola

c. Virus de la hepatitis E

d. Todas ellas

1803. Cuál de estas enzimas puede estar FALSAMENTE elevada por hemólisis:

a. LDH

b. GOT

c. GPT

d. Las tres son correctas

1804. La presencia de cilindros en la orina indica:

a. Un origen vesical

b. Un origen uretral

c. Un origen renal

d. Ninguna de las tres

1805. 'Prueba cruzada mayor' ser refiere a:

a. hematíes del receptor con su propio suero añadiendo suero de Coombs

b. hematíes del receptor con suero del donante

c. hematíes del donante con suero del receptor

d. hematíes del donante con su propio suero

1806. Qué medio de cultivo se utiliza para el crecimiento de micoplasma:

a. PPLO

b. Tayer-Martin

c. Lowenstein

d. EIMB

1807. La cromatografía es un método de análisis químico que consta de:

a. Una fase gaseosa y otra mitad sólida mitad gaseosa

b. Una fase estacionaria (sólida o líquida) y una fase móvil (líquida o gaseosa)

c. una rase estacionaria gaseosa y una móvil sólida

d. la cromatografía no es un método de análisis, es un tipo de tinción

1808. De las siguientes hormonas, una NO tiene interés en el estudio inicial por infertilidad de la mujer:

a. LH (Hormona luteinizante)

b. TSH (Hormona tiroideoestimulante)

c. FSH (Hormona foliculoestimulante)

d. ESTRADIOL

1809. Cuál de estos parámetros utilizados como marcadores, NO es derivado del tumor sino asociado al mismo:

a. Fosfatasa alcalina

b. Ferritina

c. CEA 19.9

d. Alfafetoproteína

1810. Se denomina CMI (concentración mínima inhibitoria) de un antibiótico frente microorganismo a la concentración mínima de antibiótico..

a. necesaria para matar a ese microorganismo

b. necesaria para impedir multiplicación del microorganismo

c. que reduce a la mitad la población del microorganismo

d. que estimula el crecimiento del microorganismo

1811.Qué mutación se detecta con frecuencia en la neoplasia mieloproliferativa 'Trombocitosis Esencial':

a. t (9;22) BCR-ABL1

b. V617F de JAK2

c. D816V del gen cKIT

d. FLT3 ITD

1812. El orden lógico de las etapas del método epidemiológico es:

a. Observación del fenómeno-recogida datos-hipótesis-experimentación-informe

b. Observación del fenómeno-recogida datos -experimentación-hipótesis -informe

c. Observación del fenómeno- informe- recogida datos-hipótesis-experimentación

d. Observación del fenómeno-recogida datos-hipótesis -informe- experimentación

1813. Las fermentaciones:

a. Son reducciones de compuestos en presencia de oxígeno

b. Son oxidaciones de compuestos en ausencia de oxígeno

c. Son reducciones de compuestos en ausencia de oxígeno

d. Son oxidaciones de compuestos en presencia de oxígeno

1814. Las reglas de Westgard sirven para:

a. Detectar sólo el error aleatorio

b. Comparar la precisión de métodos

c. Detectar sólo el error sistemático

d. Detectar tanto el error aleatorio como el sistemático

1815. El intercambio de líquido entre el plasma y líquido intersticial se produce a través de las paredes de los vasos capilares, influye en el volumen total de líquidos extracelular y depende fundamentalmente de:

a. Presión hidrostática

b. Permeabilidad capilar

c. Diferencia de presión oncótica

d. Las tres son correctas

1816. Se ha presentado el técnico de la casa comercial de los coagulómetros para realizar el mantenimiento programado. Una vez que se ha ido:

a. Continuamos con el trabajo diario para comprobar que funciona correctamente

b. Cambiamos todos los reactivos por si se han contaminado

c. Apagamos el equipo para dejarlo descansar

d. Comprobamos que ha realizado los controles de calidad

1817. Temperatura idónea (ºC) a la que se desarrollan la mayoría de las bacterias y virus patógenos humanos:

a. 35-37

b. 25

c. 20

d. 40-50

1818. Este pictograma indica:

a. Inflamable

b. Combustible

c. Peligroso para el medio ambiente

d. Comburente

1819. La detección de los anticuerpos anti-Jo-1, para cuál de estos síndromes es más específico:

a. Esclerodermia

b. Síndrome de CREST

c. Polimiositis

d. Lupus

1820. La presión osmótica depende principalmente de la concentración de:

a. Albúmina

b. Transferrina

c. Ferritina

d. Alfa 1 antitripsina

1821. Cómo se deben manipular las muestras biológicas:

a. Como material potencialmente infeccioso

b. Como material no infeccioso

c. Sin guantes

d. Ninguna de las anteriores es correcta

1822. Los marcadores de formación ósea son: La fosfatasa alcalina y...

a. osteocalcina y protocolágeno

b. osteocalcina e hidroxiprolina

c. osteocalcina y piridinolina

d. protocolágeno e hidroxiprolina

1823. Método o técnica usada para carga viral de citomegalovirus

a. PCR cuantitativo

b. Inmunoensayo

c. Ambas son ciertas

d. Ninguna lo es

1824. La fibrinólisis tiene como finalidad lisar el coágulo innecesario, una vez ha cumplido su misión. Qué agente es responsable de esta lisis:

a. Trombina

b. Antitrombina III

c. Heparina

d. Plasmina

1825. Ante un agente especialmente patógeno qué Nivel de seguridad se requiere :

a. 2

b. 3

c. 5

d. 4

1826. Sobre el patrón de daño hepatocelular agudo, es FALSO:

a. La principal característica es el aumento de las aminotransferasas al menos ocho veces por encima de los valores de referencia

b. Aumento marcado de la fosfatasa alcalina

c. En adultos la ictericia se presenta al menos en el 70% de hepatitis aguda A

d. En la forma más común el daño a los hepatocitos está relacionado principalmente con la respuesta inmune, patrón típico del daño hepatocelular viral

1827. Los siguientes métodos son de utilidad para la cuantificación de proteínas en orina, EXCEPTO:

a. turbidimétricos (ácido tricloroacético o cloruro de bencetonio)

b. inmunofluorescencia indirecta

c. nefelométricos

d. los de fijación a colorantes (Ponceau-S, y rojo de pirogalol molibdato)

1828. Cuando observamos al microscopio un sedimento urinario, qué forma tienen las células del epitelio de transición:

a. Forma redondeada u oval con un gran núcleo central

b. Forma poligonal

c. Forma aplanada con un gran citoplasma y un pequeño núcleo

d. No tiene más forma concreta

1829. NO es causa de Acidosis Metabólica:

a. Pérdidas gastrointestinales por diarrea profusa

b. Diuréticos inhibidores de la anhidrasa carbónica

c. Vómitos incesantes

d. Todas los anteriores

1830. El control de esterilización biológico utiliza:

a. Bacterias atenuadas que después se siembran en un medio de cultivo para confirmar que no crece nada, que la esterilización ha sido correcta

b. Virus atenuados

c. Esporas atenuadas

d. Levaduras atenuadas

1831. Secuencia correcta para una tinción de Gram:

a. Cristal violeta - Alcohol acetona - Solución de lodo - Safranina

b. Safranina - Solución de lodo -Alcohol acetona – Cristal violeta

c. Cristal violeta – Solución de lodo – Alcohol acetona – Safranina

d. Cristal violeta – Solución de lodo – Safranina – Alcohol acetona

1832. Sobre la distribución del calcio:

a. Se encuentra sobre todo en tres compartimentos: esqueleto, tejidos blandos y líquido extracelular

b. El calcio intracelular está regulado por la glándula paratiroides, riñón y calcio del esqueleto

c. El calcio extracelular mantiene su concentración a partir del calcio Intracelular

d. La cantidad mayor de calcio se encuentra en líquido extracelular y tejidos blandos

1833. La anemia hemolítica es:

a. Normocítica y normocrómica

b. Normocítica e hipercrómica

c. Microcítica e hipocrómica

d. Macrocítica y normocrómica

1834. Los anticuerpos dirigidos contra uno de los siguientes sistemas antigénicos eritrocitarios NO suelen ser peligrosos en la transfusión sanguínea por ser activos solo a 22°C:

a. Sistema Lewis

b. Sistema Kell

c. Sistema Duffy

d. sistema Kidd

1835. La realización del test de Coombs indirecto presenta los siguientes usos, EXCEPTO:

a. Detectar la sensibilidad de los hematíes in vivo

b. Detectar la presencia de anticuerpos en el plasma del paciente

c. Determinar el fenotipo de los grupos sanguíneos

d. Pruebas cruzadas

1836. Cuál de estos tipos de rotor NO se usa en las centrífugas:

a. Rotor de ángulo fijo

b. Rotor de cabeza basculante

c. Rotor zonal

d. Rotor bobinado

1837. Entre los métodos analíticos para la determinación de una patología tiroidea está:

a. T4, T3

b. TSH

c. Anticuerpos antitiroideos

d. Las tres son correctas

1838. Cuál de estos marcadores tumorales presenta una mayor sensibilidad y especificidad diagnóstica:

a. Calcitonina
b. CA 15.3
c. Antígeno carcinoembrionario
d. a-fetoproteína

1839. No es un método de tinción de cápsulas:

a. Método de Antony
b. Método de Burri
c. Método de Albert
d. Tinta china

1840. Para estudio de una anemia esferocitaria es útil:

a. prueba de la fragilidad osmótica eritrocitaria (FOE)
b. prueba de la lisis en glicerol acidificado
c. prueba de Pink (Pink-Test)
d. Las tres son correctas

1841. En un antibiograma de discos en placa de agar para bacterias de crecimiento rápido, al cabo de cuántas horas debemos leer los resultados:

a. 16 -18 horas a 35°C
b. 4 horas a temperatura ambiente
c. 24 horas a 25°C
d. 36 horas

1842. Teniendo en cuenta que el grupo sanguíneo de la madre es B y el del padre es AB, qué probabilidad hay de que el de su bebé sea A:

a. 50%
b. 37,5%
c. 12,5%
d. 25%

1843. Sobre los pasos que se siguen antes de la siembra, es FALSO:

a. Las muestras líquidas se agitarán para homogeneizar
b. Se toma el asa de siembra y se esterilizará
c. La toma de muestra de la placa o del tubo se coge con la mano derecha y se destapa con el dedo meñique de la mano izquierda, para manipuladores diestros
d. Se descontamina el instrumento de siembra

1844. Cuál de estos parámetros, es indicativo de colestasis hepática:

a. AST
b. 5' Nucleotidasa
c. ALT
d. LDH

1845. Cuál de estos NO es un anticuerpo antitiroideo:

a. Antitiroglobulina
b. Antiperoxidasa
c. Antirreceptor de TSH
d. Antimulleriana

1846. Las leucemias se dividen en agudas y crónicas dependiendo de:

a. Grado de diferenciación de células neoplásicas
b. Número de células malignas
c. De la agresividad de las células neoplásicas
d. Son correctas A y C

1847. En el diagnóstico microscópico de la mononucleosis infecciosa, la principal característica es la presencia de:

a. Hipersegmentación de los segmentados
b. Metamielocitos
c. Llinfocitos atípicos
d. Abundantes monocitos atípicos

1848. La técnica de la PCR se utiliza para

a. Identificar hematíes
b. Obtener copias de un fragmento de ADN
c. Diagnosticar anemias
d. Ninguna de las tres

1849. Sobre la circulación de la información por el hospital, es FALSO:

a. Todo el personal sanitario pueda acceder a la historia clínica de todos los pacientes
b. Las impresoras y faxes deban estar alejadas del acceso del público
c. Los documentos con datos personales que se destinen al reciclado deben ser previamente procesados con una destructora de papel
d. Todas las afirmaciones son ciertas

1850. Nos encontraremos con transaminasas elevadas en:

a. Enfermedad hepática con lesión hepatocelular
b. Trastornos obstructivos de vía biliar
c. Ninguna es correcta
d. Las dos lo son

1851. En el método E-Test:

a. La preparación del inoculo es diferente que en el método Kirby-Bauer
b. Tras la incubación de las placas, se observan zonas de inhibición circulares
c. Se dispone de una tira de aprox. 6 cm x 5 mm impregnada con un antibiótico formando un gradiente equivalente a 15 diluciones
d. Permite, mediante cálculos, determinar la CMI

1852. Entre las características que debe reunir un antibiótico NO está:

a. Mínima toxicidad para el organismo
b. Máxima potencia a dosis mínima
c. Máxima especificidad
d. Mínima capacidad inhibidora

1853. A qué se debe que las Micobacterias sean ácido alcohol resistentes:

a. A la composición de la pared celular
b. A la composición de la membrana nuclear
c. A la composición del RNA
d. A la composición del DNA

1854. Respecto al sistema ABO Qué tipo de anticuerpos tendrá una sangre del grupo 'a2 b':

a. Anti-A1
b. Anti-B
c. Anti-A1 y anti-B
d. Anti-A y anti-B

1855. Cuál de estas proteínas es fijadora de Yodo:

a. TSH. (hormona tiroideo estimulante)
b. T3. (hormona triyodotironina)
c. Tiroglobulina
d. T4. (hormona tiroxina)

1856. Qué aspecto presentan las heces melénicas:

a. Pastosas y abundantes
b. Pequeñas y duras
c. Oscuras como el alquitrán y pegajosas
d. Cremosas y pegajosas

1857. Enzimas que llevan a cabo su actividad catalítica con cofactor:

a. Holoenzimas
b. Apoenzimas
c. Cofactor
d. Ninguna de las tres

1858. A qué grupo de antibióticos pertenece la gentamicina:

a. Macrólidos
b. Beta lactámicos
c. Aminoglucóxidos
d. Ampicilina

1859. La urea es el producto final del metabolismo proteico, se consideran valores normales entre:

a. 1,2 y 5,4 mg/dl
b. 12 y 54 mg/dl
c. 12 y 54 g/dl
d. 50 y 54 g/dl

1860. Para las pruebas de coagulación se emplea sangre:

a. con citrato 1:4
b. con citrato 1:9
c. con CPD y citrato
d. con heparina

1861. Las sombras de Gumprecht son:

a. blastos que aparecen en la Leucemia mieloide aguda
b. linfocitos pequeños frágiles de la leucemia linfoide crónica
c. linfocitos inmaduros del linfoma de Hodgin
d. linfocitos atípicos en las displasias

1862. Cuál de estos compuestos NO es una lipoproteína:

a. quilomicrón
b. colesterol total
c. HDL-colesterol
d. LDL-colesterol

1863. La prueba del talón al recién nacido se debe hacer:

a. Nada más nacer
b. A las 48 horas de vida
c. Transcurridas las 72 horas de vida, si no ha ingerido leche
d. A los 10 días de vida para asegurar la lactancia

1864. Para poder diagnosticar una leucemia, sería necesario:

a. Una muestra de esputo
b. Una muestra de médula ósea
c. Una muestra de orina
d. Una muestra de heces

1865. Cuándo puede producirse microcefalia en el feto:

a. Si la madre tuvo toxoplasmosis en la infancia
b. Si la infección por toxoplasma ocurre en el último mes de embarazo
c. Si existe una seroconversión de toxoplasmosis en los primeros meses de la gestación
d. Ninguna de las tres

1866. De las siguientes características de las curvas de rendimiento diagnostico (ROC), es FALSA:

a. En el eje Y de coordenadas se representa la sensibilidad
b. Las curvas ROC son gráficos en los que se observan todos los pares sensibilidad/especificidad resultantes de la variación continua de los puntos de corte en todo el intervalo de los resultados observados
c. La mejor combinación de sensibilidad/especificidad corresponde al punto más cercano a la esquina inferior izquierda
d. En el eje X de coordenadas se representa la fracción de resultados falsos positivos

1867. El resultado que se obtiene de una prestación de un servicio en condiciones ideales de utilización es llamado:

a. Efectividad
b. Eficacia
c. Eficiencia
d. Calidad

1868. Al factor XIII de la coagulación se le conoce también como:

a. factor Stuart
b. factor de Christian
c. factor estabilizante de la fibrina
d. factor de Voguel

1869. Un paciente sano curado de una infección por virus de la hepatitis B siempre presentará como marcador serológico positivo:

a. Anti HBs
b. Anti-Hbe
c. Anti-HBc
d. HBcAg

1870. La recogida de sangre de una gasometría se realiza:

a. Con jeringa especial sin anticoagulante
b. Con jeringa con EDTA
c. Utilizando como anticoagulante heparina
d. Ninguna de las tres

1871. La Neisseria gonorrhoeae y la Neisseria meningitidis se disponen en:

a. Cadenas largas de cocos gran positivos
b. Diplococos gran negativos
c. Diplococos gran positivos
d. Bacilos gran negativos

1872. Cuál de estos hidratos de carbono se considera como disacárido:

a. Almidón
b. Lactosa
c. Glucógeno
d. Heparina

1873. El marcador tumoral s100 se utiliza para el diagnóstico, monitorización y pronóstico de:

a. Carcinoma de pulmón
b. Carcinoma de mama
c. Melanoma maligno
d. Carcinoma hepatocelular

1874. El sistema del complemento:

a. Es un conjunto de proteínas que intervienen en la defensa inespecífica del organismo
b. Participan en los procesos inflamatorios y alérgicos
c. Destruye el antígeno por fagocitosis
d. Todas correctas

1875. En la coagulación intravascular diseminada existe trombopenia producida por:

a. Lesión medular
b. Un consumo excesivo de plaquetas
c. Trombopoyesis ineficaz
d. Anticuerpos frente a antígenos plaquetarios

1876. Qué metabolito se eleva en los pacientes afectados de fibrosis quística:

a. Glucosa
b. Tripsina inmunorreactiva
c. Ácidos grasos de cadena larga
d. Fenilalanina

1877. Es una bacteria anaerobia estricta:

a. Clostridium botulinum
b. Salmonella typhi
c. Escherichia coli
d. Streptococcus pyogenes

1878. Cuál es el parámetro más importante para controlar la hibridación entre dos ácidos nucleicos:

a. Temperatura
b. Concentración de formamida
c. Fuerza iónica
d. Las tres son correctas

1879. Es característico de Listeria monocytogenes:

a. Cocos grampositivos en racimos; colonias grandes beta-hemolíticas; catalasa-positivo, coagulasa-positivo
b. Bacilos grampositivos pequeños; colonias pequeñas débilmente beta-hemolíticas; motilidad característica (volteo)
c. Cocos grampositivos en parejas y cadenas cortas; colonias pequeñas alfa-hemolíticas; catalasa-negativo
d. Bacilos grampositivos, pleomórficos (longitudes diversas), que se tiñen débilmente; anaerobio estricto

1880. En qué consisten los procesos de elución:

a. En precipitar los conglomerados de antígeno-anticuerpo para poder separarlos con facilidad de la muestra y estudiarlos con posterioridad
b. En inhibir complejos precipitantes que puedan ser determinados por procesos fotométricos y eliminar los antígenos presentes en la muestra y poder estudiarlos con posterioridad
c. En utilizar anticuerpos débiles para determinar la presencia de antígenos fuertes en la muestra
d. En inhibir la reacción antígeno-anticuerpo para poder eliminar los anticuerpos presentes en la muestra y poder estudiarlos con posterioridad

1881. La acidosis láctica es un tipo de:

a. Acidosis metabólica normoclorémica
b. Acidosis metabólica hipercloremica
c. Acidosis mixta
d. Acidosis respiratoria

1882. NO es una lipoproteína plasmática:

a. LDH
b. Quilomicrones
c. VLDL
d. LDL

1883. La técnica de Abell-Kendall, que utiliza el reactivo de Liebermann-Buchard para la determinación de colesterol total en suero, se basa en:

a. Reacciones enzimáticas
b. Reacciones colorimétricas
c. Reacciones isoeléctricas
d. Ninguna de las anteriores es cierta

1884. La enzima CK NO se encuentra en:

a. Miocardio
b. Músculo esquelético
c. Cerebro
d. Hígado

1885. Las muestras empleadas para la detección de los opiáceos son:

a. Orina, sangre y cabellos
b. Orina, sangre, LCR (líquido cefalorraquídeo), aliento y saliva
c. Plasma y orina
d. Las tres son correctas

1886. Cómo diferenciamos en el laboratorio de microbiología un estreptococo pyogenes de un enterococo:

a. Mediante la prueba PYR
b. Mediante la prueba de la bilis esculina
c. Mediante la prueba de los discos de bacitracina
d. Mediante la prueba del collar de perlas

1887. La tinción con fosfatasa ácida tartrato-resistente es útil en el diagnóstico de:

a. Mieloma múltiple
b. Leucemia mieloide crónica
c. Leucemia linfoide aguda
d. Tricoleucemia

1888. En el método del antibiograma disco-placa, generalmente se utiliza el medio:

a. CLED
b. Hektoen
c. Mueller - Hinton
d. Lowestein

1889. La desviación estándar de una población es:

a. La varianza
b. El cuadrado de la varianza
c. La raíz cuadrada de la varianza
d. La suma de las diferencias respecto de la media

1890. Lentes que amplían la imagen de manera constante en un microscopio óptico:

a. Objetivos
b. Oculares
c. Condensadores
d. Fuentes de luz

1891. Si como resultado de las pruebas de compatibilidad obtenemos un estudio de anticuerpos irregulares negativo pero la prueba cruzada es positiva, puede ser debido a:

a. Fallo técnico que requiere la repetición de la prueba
b. Los hematíes del donante están sensibilizados, realizar un coombs directo
c. El receptor posee anticuerpos que reaccionan con algún antígeno del donante no frecuente y no presente en los hematíes reactivo del escrutinio. Identificar el anticuerpo
d. Las tres son correctas

1892. Cuál de estas afirmaciones es FALSA. Las curvas ROC expresan:

a. El rendimiento diagnóstico de una magnitud bioquímica
b. La relación entre la sensibilidad y especificidad diagnóstica de una prueba bioquímica
c. La capacidad discriminante de una magnitud bioquímica
d. Rangos de referencia de una magnitud bioquímica

1893. Proteína que migra en la región alfa 2 del proteinograma:

a. Transferrina
b. Alfa 1 antitripsina
c. Ceruloplasmina
d. C3 y C4

1894. La enzima Lactato deshidrogenasa (LDH) pertenece al grupo de:

a. hidrolasas
b. transferasas
c. oxidoreductasas
d. Ninguna de las tres

1895. Qué características generales presenta el género Mycobacterium:

a. Morfología bacilar y a veces coco-bacilar
b. Ácido-alcohol resistentes
c. No esporulados, inmóviles y no capsulados
d. Todas las anteriores son correctas

1896. Entre los métodos físicos de esterilización se encuentran:

a. Calor seco
b. Formaldehído
c. Luz ultravioleta
d. Son correctas A y C

1897. De qué hormona se intenta confirmar o descartar que existe autonomía demostrando si sus concentraciones son suprimibles por la hiperglucemia derivada de una sobrecarga oral de glucosa:

a. Tiroxina
b. Prolactina (PRL)
c. Hormona del crecimiento
d. Hormona estimulante del tiroides (TSH)

1898. Dentro de los programas poblacionales de prevención NO encontramos la acción:

a. Desplegar el Protocolo de Prevención del Suicidio
b. Avanzar en la prevención del Maltrato infantil
c. Seguir impulsando el Programa de Cribado neonatal
d. Reforzar el cumplimiento en las poblaciones diana de la vacunación antigripal

1899. Cuál de estos microorganismos NO es una bacteria:

a. Staphylococcus aureus
b. Mycobacterium leprae
c. Chlamydia trachomatis
d. Candida albicans

1900. Técnica de saneamiento mediante la cual se trata de destruir los microorganismos patógenos existentes en la piel, ropa, ambiente, objetos, excretas, etc.:

a. Esterilización
b. Antisepsia
c. Desinfección
d. Sepsis

1901 D	1926 B	1951 D	1976 C
1902 A	1927 C	1952 D	1977 B
1903 D	1928 D	1953 D	1978 C
1904 B	1929 B	1954 A	1979 C
1905 C	1930 B	1955 B	1980 A
1906 C	1931 B	1956 A	1981 C
1907 A	1932 C	1957 C	1982 B
1908 B	1933 D	1958 D	1983 C
1909 C	1934 C	1959 C	1984 B
1910 B	1935 B	1960 A	1985 B
1911 B	1936 D	1961 D	1986 A
1912 B	1937 C	1962 D	1987 A
1913 A	1938 C	1963 C	1988 A
1914 A	1939 D	1964 C	1989 C
1915 A	1940 B	1965 B	1990 D
1916 A	1941 B	1966 A	1991 C
1917 C	1942 C	1967 A	1992 A
1918 B	1943 D	1968 A	1993 C
1919 C	1944 B	1969 D	1994 A
1920 B	1945 D	1970 B	1995 B
1921 C	1946 A	1971 C	1996 C
1922 C	1947 C	1972 A	1997 B
1923 C	1948 D	1973 C	1998 A
1924 D	1949 B	1974 D	1999 D
1925 A	1950 A	1975 D	2000 B

FALLOS:

1901. Qué pruebas realizaríamos para aseguramos que en una amniocentesis la muestra extraída es de líquido amniótico y no orina de la vejiga materna:

a. La glucosa y la concentración de creatinina
b. La creatinina y la concentración de urea
c. La concentración de urea y la glucosa
d. La creatinina y la concentración de proteínas

1902. Sobre el Coeficiente de Variación:

a. Es un índice de dispersión que permite comparar dos variables. Se suele expresar en forma de porcentaje
b. Su valor es igual a la raíz cuadrada positiva de la varianza
c. Es una medida de posición
d. Al igual que la desviación típica, no permite comparar variables distintas

1903. La Legionella pneumophila es:

a. Un coco Gram (+)
b. Un coco Gram (-)
c. Un bacilo Gram (+)
d. Un bacilo Gram (-)

1904. La enzima catalasa se encuentra en la mayoría de bacterias aerobias y anaerobias facultativas que contienen citocromo, EXCEPTO los:

a. Estafilococos   b. Estreptococos
c. Micrococos   d. Bacilos

1905. Un individuo que posee un trastorno cromosómico consistente en la pérdida del par de cromosomas homólogos tiene una:

a. Trisomía   b. Tetrasomía
c. Nulisomía   d. Monosomía

1906. Es FALSO:

a. El virus de la hepatitis D (VHD) sólo se encuentra en personas portadoras del virus de la hepatitis B
b. Las medidas de control de la transmisión son las mismas que para la hepatitis B
c. No existe infección crónica por VHD
d. No existe una vacuna que evite la sobreinfección por hepatitis D en personas con infección crónica por VHB

1907. Parámetro mejor que la urea para determinar la función renal:

a. Creatinina   b. Cloro
c. Sodio   d. Calcio

1908. Es un lípido insaponificable:

a. Triglicéridos   b. Colesterol
c. Fosfolípidos   d. Glucolípido

1909. Sobre el marcador ß-CTX), es FALSO:

a. Este marcador proviene de la región telopeptídica carboxiterminal del colágeno tipo I
b. A destacar de este péptido, uno de los aminoácidos (aspártico) se encuentra en forma beta isomerizada
c. Es el marcador más usado para valorar la formación ósea
d. Son correctas A y B

1910. El cultivo de un esputo con sospecha de tuberculosis se realiza sobre:

a. Agar sangre
b. Lowestein-Jensen
c. Agar Levine (EMB)
d. Agar chocolate

1911. Los cuerpos de Heinz son:

a. Restos nucleares
b. Precipitaciones de hemoglobina anómala
c. Restos de membrana celular
d. Acúmulos de hemosiderina

1912. Los lípidos plasmáticos son:

a. Sustancias orgánicas solubles en agua
b. Transportados en plasma en forma de lipoproteínas
c. Insolubles en solventes orgánicos
d. Moléculas de bajo peso molecular

1913. Sobre el mantenimiento correctivo:

a. Es aquel que se realiza cuando existe parada o daños importantes en el equipo
b. Actividad encaminada a reducir el desgaste y conservar los equipos en buenas condiciones de funcionamiento
c. Se realiza a través de las revisiones preventivas
d. Reduce las averías, y a largo plazo hace que se inviertan menos horas de servicio técnico y ahorra materiales

1914. Causa más frecuente de hipertiroidismo con afectación multisistémica de etiología autoinmune:

a. Enfermedad de Grave-Basedow
b. Bocio nodular tóxico
c. Tiroiditis
d. Bocio simple

1915. Las enzimas son:

a. Catalizadores   b. Transmisores
c. Fuente de energía d. Neurotransmisores

1916. Cuánto tiempo puede pasar desde la extracción de sangre hasta la realización de un recuento de hematíes si mantenemos la sangre a 4°C y utilizamos anticoagulante EDTA K3:

a. 24 h   b. 2 h   c. 48 h   d. 12 h

1917. Cuál es la prioridad de una actividad médica en caso de emergencia en el Dispositivo de Cuidados Críticos y Urgencias:

a. Exploración
b. Diagnóstico
c. Estabilización del paciente
d. Las tres son correctas

1918. En la Cirrosis biliar primaria es característica la presencia de:

a. Anticuerpos antinucleares (ANA)
b. Anticuerpos antimitocondriales (AMA)
c. Anticuerpos antimúsculo liso (AML)
d. Anticuerpos antiparietales (APA)

1919. En la interfase del ciclo celular, periodo en que se replica todo el ADN celular:

a. G1   b. G2   c. S   d. M

1920. El antígeno Cellano pertenece al sistema:

a. Duffy   b. Kell   c. P   d. Kidd

1921. Una prueba de Schilling positiva es característico de una anemia...

a. megaloblástica   b. inflamatoria
c. perniciosa   d. ferropénica

1922. La movilidad electroforética de una molécula es inversamente proporcional a:

a. Su carga
b. Los enlaces simples del hidrógeno en el gel
c. El coeficiente de fricción
d. Las tres son correctas

1923. Analíticas de 'Screening' o también:

a. Análisis elemental de orina
b. Hepatopatías
c. Pruebas de presunción
d. Análisis rutinario

1924. Los cofactores son sustancias no proteicas asociadas a los enzimas y pueden ser:

a. Compuestos orgánicos
b. Compuestos inorgánicos
c. Iones metálicos denominados activadores
d. Las tres son correctas

1925. Ante un resultado positivo en la prueba de la tuberculina, cuál sería su interpretación:

a. Haber padecido tuberculosis
b. La actividad de los linfocitos A
c. No haber padecido tuberculosis
d. Presencia de anticuerpos IgM específicos contra el coco tuberculoso

1926. Las bases farmacocinéticas para la utilización de fármacos son:

a. Absorción y eliminación
b. Absorción, distribución y eliminación
c. Absorción, eliminación y excreción
d. Eliminación y excreción

1927. En qué tipo de microscopio, una fracción de la luz incide sobre el objeto perpendicularmente y otra parte de la luz sufre procesos de difracción:

a. De campo claro
b. De campo oscuro
c. De contraste de fases
d. De fluorescencia

1928. En una técnica de radioinmunoanálisis (RIA), los emisores utilizados habitualmente son del tipo:

a. Gamma y alfa   b. Alfa
c. Beta   d. Gamma y beta

1929. Las manchas de Gumprecht se observan en:

a. LMC (leucemia mieloide crónica)
b. LLC (leucemia linfática crónica)
c. Mieloma múltiple
d. Linfoma

1930. La prueba de la hemólisis en medio ácido (Prueba de Ham-Dacie) se emplea para el diagnóstico de:

a. β talasemia
b. Hemoglobinuria paroxística nocturna
c. Anemia falciforme
d. Ovalocitosis del sudeste asiático (SAO)

1931. Al utilizar aceite de inmersión en un microscopio óptico el índice de refracción...

a. Aumenta, y su poder de resolución disminuye
b. Aumenta, y su poder de resolución aumenta
c. Disminuye, y aumenta el poder de definición
d. Disminuye, y disminuye el poder de definición

1932. Leucocitos más frecuentes en sangre periférica:

a. Eosinófilos   b. Linfocitos
c. Neutrófilos   d. Basófilos

1933. Cuál de estos elementos de protección es de 'barrera':

a. Guantes
b. Mascarillas y protección ocular
c. Batas
d. Las tres son correctas

1934. Es marcador relativamente especifico del cáncer microcítico de pulmón:

a. CA 18.9   b. Calcitonina
c. Enolasa neuronal específica   d. CA 72.4

1935. El virus de la inmunodeficiencia humana VIH pertenece:

a. Adenovirus   b. Retrovirus
c. Parvovirus   d. Rotavirus

1936. Sobre los análisis cuantitativos de principios inmediatos en heces:

a. es útil la espectroscopia de reflectancia en el infrarrojo cercano
b. la medición de nitrógeno no tiene utilidad
c. un fecalograma es la cuantificación de nutrientes en heces
d. Son ciertas A y C

1937. Uno de los fundamentos éticos del consentimiento informado es el 'principio de autonomía', por el que el profesional sanitario debe:

a. Evitar el mal del paciente
b. Hacer el bien al paciente
c. Respetar la libre determinación del paciente
d. Actuar sin discriminación

1938. En un paciente con trastorno bipolar qué determinacion de fármacos se solicitarán:

a. Antidepresivos tricíclicos
b. Clozapina
c. Litio
d. Fenobarbital

1939. Un material de elevado riesgo se someterá a:

a. Desinfección   b. Esterilización
c. Limpieza   d. Las tres son correctas

1940. En la tinción de tinta china de qué color vemos la cápsula del Criptococo neoformans:

a. Rojo   b. No se tiñe   c. Negro   d. Azul

1941. Cuando el cofactor de una enzima es un compuesto orgánico se llama:

a. apoenzima   b. coenzima
c. activador   d. grupo prostético

1942. Además de la cifra total de proteínas, es importante conocer la concentración de las distintas fracciones realizando un:

a. Ionograma   b. Gasometría
c. Proteinograma   d. Hemograma

1943. De una de las siguientes enzimas NO existen isoenzimas:

a. lactato deshidrogenasa (LDH)
b. creatin fosfokinasa (CPK)
c. fosfatasa alcalina
d. gammaglutamil transpeptidasa (GGT)

1944. El fénomeno de prozona se observa cuando:

a. el Ac (anticuerpo) es incompleto
b. hay exceso de Ac
c. hay exceso de Ag (antígeno)
d. el Ag es divalente

1945. Cuál es FALSA:

a. La hemofilia es una enfermedad, que está ligada al sexo
b. Se transmite de forma recesiva
c. No existen mujeres hemofílicas, pero si portadoras
d. Entre una mujer portadora y un hombre sano, no hay posibilidad de tener hijos hemofílicos

1946. En caso de daño hepático, cuál de estos parámetros NO disminuye:

a. GOT   b. Albúmina
c. Factor VII   d. Factor II

1947. La acidosis se provoca por un aumento en la concentración de:

a. Monóxido de carbono
b. Bicarbonato
c. Hidrogeniones
d. Dióxido de carbono

1948. Qué fase NO corresponde al procesamiento de una muestra:

a. Precentrifugación   b. Almacenamiento
c. Centrifugación   d. Diferenciación

1949. La Pitiriasis versicolor está producida por:

a. Ácaro   b. Hongo
c. Parásito   d. Protozoo

1950. En un hipogonadismo por fallo testicular (primario) encontramos:

a. testosterona en todas sus formas disminuida
b. hormona luteinizante (LH) disminuida
c. testosterona en todas sus formas aumentada
d. hormona folículo estimulante (FSH) disminuida

1951. Los anticuerpos protegen al organismo mediante mecanismos de:

a. Neutralización de toxinas
b. Opsonización
c. Activación del sistema complemento
d. Las tres son correctas

1952. En la acidosis metabólica los valores del pH sanguíneo y del bicarbonato se encuentran:

a. pH aumentado y CO3H- aumentado
b. pH disminuido y CO3H - aumentado
c. pH aumentado y CO3H - disminuido
d. pH disminuido y CO3H - disminuido

1953. Qué tipo de marcadores son los que ayudan a percibir la mayor o menor agresividad de la célula tumoral, en función de parámetros indicativos de su diferenciación:

a. Marcadores de evolución
b. Marcadores terapéuticos
c. Marcadores genómicos
d. Marcadores diagnósticos

1954. Si hablamos de un cimograma nos referimos a:

a. Estudios de fermentación de azúcares para identificar hongos
b. Estudios de características morfológicas de crecimiento de los hongos
c. Pruebas de sensibilidad de los hongos a antifúngicos
d. Estudios de las formas de reproducción de los hongos

1955. El agua de peptona está indicada para:

a. Aislamiento e identificación de coliformes
b. Determinación de la producción de indol debido a su alto contenido en triptófano
c. Aislamiento y recuento de especies del genero Staphylococcus
d. Todas son verdaderas

1956. En relación al grupo Du:

a. Las unidades de Sangre Du positivas se clasificarán como Rh positivas
b. Las unidades de Sangre Du positivas se clasificarán como Rh negativas
c. Los individuos Du positivos deben ser transfundidos con sangre Rh positiva
d. Ninguna de las anteriores es correcta

1957. Cuál de estos gérmenes es el causante de la blenorragia:

a. Neisseria meningitidis
b. Neisseria sicca
c. Neisseria gonorrhoeae
d. Moraxella spp

1958. Indique la correcta:

a. La Transferrina es una alfa-globulina que se sintetiza en el hígado y tiene como principal función transportar hierro desde los tejidos a la médula ósea para reutilizarlo
b. La Haptoglobina es una beta-globulina cuya principal función es unirse a la hemoglobina resultante de la lisis de los eritrocitos
c. Cuando solicitan una muestra de crioglobulinas la jeringuilla debe de estar fría para evitar que se cristalicen
d. La alfa2 macroglobulina tiene como principal función inhibir el exceso de plasmina una vez saturada la capacidad inhibitoria de la alfa2- antiplasmina

1959. Medida más importante para reducir los riesgos de transmisión de microorganismos de una persona a otra o desde una localización a otra en el mismo paciente:

a. El buen uso de guantes
b. El uso de mascarillas
c. El lavado de manos frecuente
d. El aislamiento de pacientes que lo necesiten

1960. Como fuentes de energía en un medio de cultivo tenemos:

a. Fuentes de carbono y de nitrógeno
b. Factores de crecimiento e inhibidores
c. Fuentes de fósforo y de azufre
d. Factores de arranque y de crecimiento

1961. Trichomonas vaginalis es:

a. Una bacteria
b. Un virus
c. Un hongo
d. Un parásito

1962. Sobre la electroforesis en soporte sólido para diagnosticar las Gammapatías Monoclonales (GM):

a. es recomendable procesar plasma en lugar de suero
b. un estudio analítico correcto de las GM debe analizar muestras de suero y de orina
c. el gel de agarosa es el soporte recomendado
d. Son ciertas B y C

1963. En un examen sistemático de orina con tira reactiva aparecen muy positivas la bilirrubina y el urobilinógeno, este perfil es compatible con:

a. Enfermedad hemolítica
b. Obstrucción biliar
c. Enfermedad hepática
d. Insuficiencia renal

1964. La vía clásica de activación del complemento se inicia mediante la interacción del antígeno con el anticuerpo fijador de c1, esta reacción activa otra fracción del complemento. Cuál es esta fracción:

a. C2
b. C3a
c. C4
d. C3b

1965. Qué cristales podemos encontrar en una orina alcalina:

a. Uratos amorfos
b. Cristales de fosfato cálcico
c. Cristales de ácido úrico
d. Cristales de oxalato cálcico

1966. Sobre las técnicas de hibridación de ácidos nucléicos en soporte sólido:

a. En la técnica basada en microchips o microarrays, lo que está unido al soporte es la sonda, no la muestra
b. La técnica de Southern Blot se utiliza para análisis de ARN
c. La técnica de Northern Blot utiliza un soporte de vidrio
d. En La técnica de Southern Blot lo que se marca es el ADN de la muestra y no la sonda

1967. Para la orientación inicial de la anemia normocítica resulta útil:

a. El recuento de reticulocitos, la anamnesis, la exploración física y la revisión del frotis sanguíneo
b. El estudio de médula ósea
c. Los niveles de vitamina B 12 y ácido fólico
d. La holotranscobalamina II

1968. La gastrina está elevada en:

a. Síndrome de Zollinger-Ellisón
b. Acromegalia
c. Waldenstrom
d. Tumor de Wilms

1969. Un laboratorio clínico acreditado por una norma ISO implica que:

a. Cumple los requisitos de gestión de la norma
b. Cumple los requisitos del CLIA
c. Se asegura su competencia técnica
d. Son ciertas A y C

1970. Sobre los trastornos en la función biliar, es FALSO:

a. La cantidad de bilirrubina en sangre se conoce como bilirrubinemia
b. En el intestino la bilirrubina conjugada se trasforma en biliverdina
c. La estercobilina se elimina en las heces
d. La bilirrubina es producto del catabolismo de la hemoglobina, de ciertas enzimas hepáticas y de la destrucción de eritrocitos inmaduros

1971. Cuáles de los siguientes marcadores son antígenos oncofetales:

a. PAP y NSE
b. PTH y ADH
c. AFP y CEA
d. PSA y CA 125

1972. En un proteinograma de ánodo a cátodo encontramos:

a. Albúmina, α1, α2, ß1, ß2, Y
b. Albúmina, α2, ß1, α1, ß2, Y
c. Albúmina, α2, ß1, α1, Y, ß2
d. Y, ß2, ß1, α2, α 1, Albúmina

1973. Cuál de estos principios forma parte de la bioética:

a. Maleficencia
b. Competencia
c. Beneficencia
d. Actitud

1974. Es FALSO:

a. La prueba del indol determina el uso del triptófano por parte de la bacteria
b. La prueba del sulfhídrico positiva se visualiza con un precipitado negro
c. Las pruebas de las descarboxilasas se utilizan para identificación de enterobacterias
d. La prueba de la ureasa se visualiza con burbujas en el agar

1975. Sobre la formación de orina, es FALSO:

a. Las células tubulares tienen la facultad de excretar algunas sustancias
b. La filtración glomerular es un proceso físico
c. La reabsorción se produce por medio de mecanismos de transporte tanto pasivos como activos
d. La reabsorción es la primera etapa en la formación de orina

1976. Por qué se caracteriza un hipotiroidismo primario:

a. Por una T4 elevada y una TSH disminuida
b. Por una T4 disminuida y una TSH disminuida
c. Por una TSH elevada y una T4 disminuida
d. Por una TSH disminuida y una T4 elevada

1977. Qué prueba realizaría para el diagnostico de aspergilosis invasiva:

a. Detección del antígeno manano
b. Detección del antígeno galactomanano
c. Detección de anticuerpos antimanano
d. Detección de anticuerpos antimicelio

1978. En la enfermedad de Addison se produce una alteración en la reabsorción del sodio. Qué hormona mineralcorticoide favorece la reabsorción del sodio a nivel renal:

a. Cortisol   b. TSH
c. Aldosterona   d. Timosina

1979. El grupo sanguíneo y el rh son determinantes en la compatibilidad sanguínea. En el caso del donante universal se corresponde con:

a. Grupo O y Rh positivo
b. Grupo A y Rh negativo
c. Grupo O y Rh negativo
d. Grupo AB y Rh negativo

1980. Indique la correcta:

a. La anemia es más frecuente en mujeres que en varones en una proporción 4:1
b. El aumento del gasto cardíaco no es un mecanismo compensador en la disminución de la hemoglobina
c. El aumento de hemoglobina da lugar a una hipoxia hística
d. La anemia es uno de los síndromes menos habituales de toda la patología humana

1981. Sobre los mastocitos:

a. Se forman en el bazo
b. Abundan en sangre periférica
c. Poseen receptores de superficie para IgE
d. No se encuentran en piel y mucosas

1982. La TSH se produce en:

a. Tiroides   b. Hipófisis
c. Hipotálamo   d. Paratiroides

1983. El control microbiológico en quirófano NO se realizará mediante la técnica:

a. Volumétrica: de impacto de aire sobre una placa de cultivo
b. Sedimentación: con placas dobles situadas en los 4 puntos cardinales
c. Muestreo de superficies
d. Se realizarán todas las técnicas

1984. Entre los antígenos oncofetales se encuentran:

a. Citoquinas   b. CEA
c. BHCG   d. CA125

1985. Capacidad de un microscopio para distinguir objetos separados por pequeñas distancias:

a. Aumento   b. Resolución
c. Microcampo   d. Definición

1986. El PSA se puede encontrar aumentado en estos procesos, EXCEPTO:

a. Carcinoma de vejiga
b. Carcinoma de próstata
c. Prostatitis
d. Hipertrofia benigna de próstata

1987. Para la identificación de Streptococcus nos basamos en:

a. El carácter hemolítico
b. La reacción de Nagler
c. La prueba de la camp inversa
d. Todas son pruebas de identificación del Streptococcus

1988. En relación con la calidad en el laboratorio clínico, es FALSO:

a. Se centra únicamente en la fase analítica
b. Se encuentra integrada con la gestión clínica
c. Implica a todos los profesionales
d. Abarca todo el proceso

1989. Las enzimas son:

a. Membranas serosas transparentes
b. Es toda sustancia química que, aplicada en pequeñas cantidades, es capaz de interactuar con un organismo vivo
c. Son proteínas biológicas especializadas en la catálisis de reacciones orgánicas
d. Son soluciones acuosas de concentración que se analizan en los especímenes biológicos

1990. Grado en que una medida obtenida se aproxima al valor real:

a. Especificidad   b. Precisión
c. Sensibilidad   d. Exactitud

1991. Antitrombina que lleva a cabo la neutralización de la trombina en el suero:

a. Antitrombina I   b. Antitrombina II
c. Antitrombina III   d. Ninguna de las tres

1992. Agente causal de la enfermedad de Chagas:

a. Trypanosoma cruzi
b. Trypanosoma brucei
c. Leishmania donovani
d. Wuchereria bancrofti

1993. Determina un grupo sanguíneo a un paciente y el resultado que obtiene es que los hematíes del paciente aglutinan con Anti-A, aglutinan con Anti-B, y no aglutinan con Anti-D. De qué grupo se trata:

a. A negativo   b. B negativo
c. AB negativo   d. AB positivo

1994. En la colestasis encontramos:

a. Elevación de la fosfatasa alcalina (ALP)
b. Disminución de ácidos biliares en plasma
c. Disminución de las cifras de colesterol
d. Disminución de la fosfatasa alcalina

1995. Se dice que el Bacilo de Koch es ácido-alcohol resistente porque en la tinción NO pierde el color:

a. azul, en la tinción de Ziehl Neelsen
b. fucsia, en la tinción de Ziehl Neelsen
c. azul, en la tinción de Gram
d. rojo, en la tinción de Gram

1996. Con qué número de la escala de McFarland debe corresponderse el inoculo que se utiliza para las pruebas de sensibilidad antimicrobiana:

a. 50   b. 5.0   c. 0.5   d. 0.05

1997. Para la recogida correcta de una muestra de semen para la realización de un seminograma hay que seguir una serie de instrucciones preanalíticas:

a. Utilizar un preservativo estéril
b. Guardar de 2-7 días de abstinencia sexual
c. Es suficiente recoger y llevar al laboratorio parte del eyaculado recogido
d. No debe pasar desde que se recoge hasta su análisis más de 3 horas

1998. La técnica de Graham visualiza:

a. Oxiuros
b. Cryptosporidium
c. E. histolytica
d. Áscaris

1999. Es FALSO que la acidosis metabólica:

a. Se genere por un exceso de ácidos
b. Se puede producir por una pérdida de bicarbonato
c. Produzca debilidad
d. No puede aparecer con un GAP normal

2000. Sobre las cabinas de seguridad y de flujo laminar, entre los requisitos de mantenimiento, sería:

a. Limpieza de objetivos
b. Revisión y cambio de filtros
c. Limpieza de los electrodos
d. Sustitución de cartucho y membrana

2001 **B**	2026 **A**	2051 **A**	2076 **C**
2002 **A**	2027 **B**	2052 **C**	2077 **B**
2003 **B**	2028 **B**	2053 **B**	2078 **D**
2004 **B**	2029 **A**	2054 **D**	2079 **C**
2005 **D**	2030 **D**	2055 **B**	2080 **B**
2006 **A**	2031 **D**	2056 **A**	2081 **A**
2007 **C**	2032 **C**	2057 **D**	2082 **D**
2008 **C**	2033 **C**	2058 **D**	2083 **A**
2009 **D**	2034 **C**	2059 **A**	2084 **B**
2010 **A**	2035 **D**	2060 **A**	2085 **D**
2011 **C**	2036 **A**	2061 **B**	2086 **A**
2012 **B**	2037 **B**	2062 **D**	2087 **D**
2013 **B**	2038 **C**	2063 **D**	2088 **D**
2014 **C**	2039 **A**	2064 **D**	2089 **B**
2015 **A**	2040 **D**	2065 **B**	2090 **A**
2016 **B**	2041 **D**	2066 **B**	2091 **D**
2017 **D**	2042 **C**	2067 **C**	2092 **D**
2018 **D**	2043 **C**	2068 **A**	2093 **C**
2019 **B**	2044 **D**	2069 **C**	2094 **C**
2020 **C**	2045 **D**	2070 **A**	2095 **A**
2021 **B**	2046 **C**	2071 **C**	2096 **D**
2022 **A**	2047 **A**	2072 **A**	2097 **D**
2023 **B**	2048 **D**	2073 **B**	2098 **A**
2024 **C**	2049 **D**	2074 **D**	2099 **A**
2025 **C**	2050 **B**	2075 **B**	2100 **C**

FALLOS:

2001. Sobre la detección de resistencias bacterianas a los antimicrobianos:

a. El hallazgo de una cepa de E. coli productora de betalactamasas de espectro extendido (BLEE) es un grave problema porque conlleva su resistencia a todos los antibióticos betalactámicos
b. Los microorganismos del género Proteus son resistentes a colimicina
c. La resistencia de Staphyiococcus aureus a meticilina se debe a la producción de una proteica fijadora de penicilina (PBP) alterada, a la cual se fija el antibiótico con mayor afinidad que a la PBP normal, perdiendo su actividad
d. Los enterococos (como E. faecalis y E. faecium) son naturalmente resistentes a los glicopéptidos (como vancomicina y teicoplanina)

2002. Respecto a las enfermedades reumáticas autoinmunes:

a. Tienen relación con el complejo mayor de histocompatibilidad
b. Afectan solo al aparato locomotor
c. En ellas detectamos antígenos que atacan a antígenos propios
d. La espondilitis anquilosante no pertenece a este grupo de enfermedades

2003. Cuál de estos fármacos es un antibiótico que tiene actividad inmunosupresora:

a. Metotrexato
b. Sirolimus
c. Valproato
d. Clozapina

2004. La diseminación en volumen consiste:

a. Tomar una colonia, depositarla en un borde de la placa, y sembrarla mediante estrías muy juntas
b. Diluir un volumen de la muestra en un tubo con agar fundido a 40-50°C y realizar pases a otros tubos
c. Con la ayuda de un microscopio se toma una sola bacteria y se siembra
d. Ninguna de las tres

2005. Los factores que influyen en la actividad enzimática son:

a. Concentración de sustrato
b. PH y temperatura
c. Presencia de inhibidores/ activadores
d. Las tres son correctas

2006. Sobre las crioglobulinas, es FALSO:

a. Son inmunoglobulinas que precipitan volviéndose insolubles a altas temperaturas
b. Las podemos observar en la hepatitis vírica
c. Es posible encontrarlas en individuos sanos
d. Pueden ocasionar daños locales si precipitan en el interior de los vasos

2007. En un estudio de investigación, la variable dependiente es:

a. La relación indirecta entre variable independiente y variable dependiente
b. La supuesta causa de la variable independiente
c. El supuesto efecto causado por la variable independiente
d. Ninguna de las tres

2008. Cuál de estos componentes NO pertenece a un cromatógrafo de cromatografía líquida de alfa resolución:

a. Reservorio de la fase móvil
b. Bomba impulsora
c. Horno para la columna
d. Detector

2009. En las infecciones nosocomiales debidas a agentes microbianos, es FALSO:

a. Son contraídas por un microorganismo de persona a persona
b. Son contraídas por una infección exógena
c. Son contraídas por una infección ambiental
d. Son contraídas por agentes desinfectantes

2010. Para el análisis de orina de micción aislada, generalmente se recomienda obtener la muestra de primera hora de la mañana por los siguientes motivos, excepto:

a. Presenta una menor osmolalidad
b. Está más concentrada en elementos químicos
c. Está más concentrada en elementos formes
d. Está menos influenciada por la dieta

2011. La lipoproteína más aterogénica es:

a. Quilomicrón
b. HDL
c. LDL
d. VLDL

2012. Las inmunoglobulinas son producidas por:

a. Neutrófilos
b. Linfocitos B
c. Linfocitos T
d. Basófilos

2013. Qué órgano segrega la prolactina:

a. Hígado
b. Hipófisis
c. Glándulas suprarrenales
d. Tiroides

2014. Rango normal en una determinación de sodio en suero:

a. De 3 a 6,5 mmol/dL
b. De 135 a 145 Eq/L
c. De 135 a 145 mEq/L
d. De 135 a 145 mEq/dL

2015. De los siguientes enunciados de la hormona testosterona señale lo FALSO:

a. la mayor parte de testosterona circula de forma libre en sangre
b. la secreción de la testosterona se regula por la hormona luteinizante(LH)
c. un aumento de testosterona en la mujer puede causar virilización
d. la testosterona es sintetizada por las células de Leydig del testículo

2016. Qué toxina causa el exantema de la escarlatina:

a. Hialuronidasa
b. Eritrogénica
c. Estreptolisina
d. Hemolisina

2017. Los anticuerpos:

a. Son glicoproteínas presentes en el suero y líquidos del organismo
b. Son producidos por las células plasmáticas procedentes de los linfocitos T
c. Son producidos por las células plasmáticas procedentes de los linfocitos B
d. Son correctas las respuestas a y c

2018. Indique la FALSA:

a. El análisis de los Triglicéridos totales puede realizarse por métodos enzimáticos
b. Los sueros de aspecto lechoso sugieren la presencia de quilomicrones
c. El colesterol LDL puede determinarse mediante la fórmula de Friedelwald
d. El colesterol HDL puede determinarse mediante la fórmula de Baker

2019. Ante una reacción alérgica grave, se debe realizar la determinación de triptasa en suero. Los niveles máximos se alcanzarán:

a. Entre 15 y 30 minutos del inicio de los síntomas
b. Entre 60 y 120 minutos del inicio de los síntomas
c. A las 12 horas del inicio de los síntomas
d. A las 24 horas del inicio de los síntomas

2020. Respecto al estudio microbiológico de las micobacterias, es FALSO:

a. Son microorganismos aerobios estrictos
b. El medio de cultivo de Lowenstein-Jensen es el que ofrece mejores resultados
c. La tinción de elección es el azul de metileno
d. Su temperatura óptima de crecimiento es de alrededor de 37ªC

2021. La fiebre tifoidea está producida por:

a. Rickettsia tiphy
b. Salmonella thypi
c. E. coli enterohemorrágico
d. Yersinia pseudotuberculosa

2022. Cuál de estas afirmaciones es cierta respecto al laboratorio de histocompatibilidad en una alarma de transplante:

a. En el transplante renal es esencial porque la presencia de anticuerpos anti-HLA preformados, debe excluirse mediante una prueba cruzada
b. La prueba cruzada virtual es suficiente para decidir un transplante renal
c. El tipaje HLA y la compatibilidad donante-receptor es esencial en el transplante pulmonar
d. La principal técnica actual para medir anticuerpos anti-HLA en el paciente en lista de espera de transplante renal es la citotoxicidad

2023. Respecto al control de calidad externo, es FALSO que:

a. Sirve para valorar nuestros resultados frente a otros laboratorios
b. Conocemos qué resultado debe damos el control y entre qué desviación estándar
c. Analizaremos muestras desconocidas suministradas por una fuente externa
d. Recibiremos un informe con nuestros resultados comparados con los de otros participantes

2024. Las gráficas de control estadístico o gráficas de Levey-Jennings son imprescindibles en el laboratorio clínico para conocer la exactitud de los resultados analíticos obtenidos:

a. 'hora a hora' con un mismo suero control
b. 'hora a hora' con un suero distinto
c. 'día a día' con un mismo suero control
d. 'día a día' con un suero distinto

2025. En la tinción de Gram, tras la decoloración, las bacterias Gram negativas quedan de color:

a. Violeta
b. Rojo
c. Incolora

2026. Movimiento de un fármaco desde el sitio de administración al torrente sanguíneo:

a. Absorción
b. Distribución
c. Liberación
d. Excreción

2027. La dopamina nos sirve como marcador en el:

a. Carcinoide
b. Neuroblastoma
c. Neo de pulmón
d. Carcinoma suprarrenal

2028. La técnica de la reacción en cadena de la polimerasa tiene como fin:

a. Encadenar fragmentos de ADN
b. Amplificar una secuencia específica de ADN
c. Eliminar alguna secuencia de RNA
d. Encadenar fragmentos de ARN

2029. Si como resultado de las pruebas de compatibilidad obtenemos un estudio de anticuerpos irregulares positivo pero la prueba cruzada es negativa, indique la FALSA:

a. Los hematíes del donante son compatibles, transfundir
b. Identificar el anticuerpo
c. Fenotipar los hematíes del donante
d. Seleccionar unidades que carezcan del antígeno correspondiente

2030. Sobre el Streptococcus pneumoniae:

a. La optoquina inhibe su crecimiento
b. Son cocos gram positivos alargados o en forma de 'lanceta'
c. Presentan en su pared celular una enzima autolítica (amidasa)
d. Las tres son correctas

2031. Si a la hora de desarrollar nuestra investigación utilizamos herramientas basadas en técnicas estadísticas de análisis de datos, screening, registros diseñados para el estudio, etc.

a. Estamos realizando una investigación cualitativa
b. Estamos realizando una encuesta
c. La metodología en investigación no es relevante
d. Estamos realizando una investigación cuantitativa

2032. Uno de los conceptos básicos del control de calidad en el laboratorio es el error total. Este concepto se calcula con:

a. La media ponderada
b. Índice de desviación estándar
c. El coeficiente de variación y el error sistemático del método
d. La varianza

2033. Qué alteración puede producir la ingesta de ácido acetilsalicílico

a. Trombocitopenia
b. Trombocitosis
c. Trombopatía adquirida
d. Trombopatía congénita

2034. En el microscopio electrónico de transmisión:

a. La muestra entera se recubre con una capa delgada de metal pesado
b. Se obtienen imágenes tridimensionales
c. Los electrones se dispersan según la masa atómica de los elementos de la muestra
d. Las tres son correctas

2035. El citómetro de flujo es un analizador que:

a. Dispersa células lumínicas por un haz de infrarrojos
b. Dispersa células iluminadas por un haz, habitualmente láser
c. Dispersa las moléculas a 180°
d. Ninguna de las anteriores es correcta

2036. En la identificación de cristales en orina qué parámetro nos ayuda:

a. el pH
b. la densidad
c. las proteínas
d. la presencia de bacteriuria

2037. Cuál de estas proteínas séricas existe siempre en el organismo ya que no se ha descrito déficit congénito alguno de ésta proteína:

a. Albúmina
b. Alfa-2 macroglobulina
c. Fibrinógeno
d. Beta-lipoproteina

2038. Qué tipo de filtros utilizan las cabinas de seguridad biológica:

a. Filtros ALFA   b. Filtros DELTA
c. Filtros HEPA   d. Filtros BRAVO

2039. Partiendo de la célula más inmadura, la secuencia de maduración normal de las plaquetas es:

a. megacarioblasto, promegacariocito, megacariocito y plaqueta
b. plaqueta, megacariocito, megacarioblasto y promegacariocito
c. megacarioblasto, mieloblasto, megaoariocito y plaqueta
d. megacariocito, promegacarioblasto, megacarioblasto y plaqueta

2040. El líquido cefalorraquídeo (LCR), es imprescindible para el diagnóstico de algunas enfermedades. Indique la FALSA:

a. Tumores
b. Hemorragia subaracnoidea
c. Realización de una mielografía: administración de contraste para posterior prueba de imagen
d. Osteomielitis

2041. Cuál de estos agentes biológicos bacterianos está clasificado dentro del grupo de riesgo 3:

a. Bordetella Pertussis
b. Chlamydia pneumoniae
c. Enterobacter spp
d. Mycobacterium Tuberculosis

2042. Cuál es la principal función metabólica del hígado:

a. Control de la secreción biliar
b. La síntesis de glucosa
c. La síntesis proteica
d. El control de los factores de coagulación

2043. Una vez obtenidos los resultados del analizador, observamos que uno de los parámetros, a pesar de haber sido diluido automáticamente por el analizador, sigue estando fuera de rango, por lo cual procedemos a realizar una dilución manual de la muestra al 1 /20 con suero fisiológico:

a. 10 microL de muestra + 200 microL de suero fisiológico
b. 100 microL de muestra + 100 microL de suero fisiológico
c. 10 microL de muestra + 190 microL de suero fisiológico
d. 190 microL de muestra + 10 microL de suero fisiológico

2044. El ser humano NO se infecta por Toxoplasma Gondii a partir de:

a. Consumo de carne poco hecha de animales que actúan como anfitriones intermediarios o por ingestión de ovoquistes infecciosos procedentes de gatos contaminados
b. Ingestión de aguas contaminadas
c. Consumo de alimentos contaminados
d. Inhalación de partículas en suspensión contaminados

2045. En el infarto agudo de miocardio, la CPK comenzará a elevarse tras el inicio del daño al cabo de cuántas horas:

a. 2-4   b. 2-3   c. 1-4   d. 3-6

2046. La elaboración de un cariotipo humano requiere un tratamiento proteolítico de la célula a analizar y la posterior tinción de la preparación, que permite la visualización de los cromosomas con su característico patrón de bandas. Es la tinción:

a. Gram
b. Tricrómica
c. Giemsa
d. Ácido-alcohol resistente

2047. Factor plasmático más abundante:

a. fibrinógeno
b. factor XI
c. factor XII
d. protrombina

2048. Los lípidos predominantes de los quilomicrones son:

a. Fosfolípidos
b. Colesterol
c. Lecitina
d. Triglicéridos

2049. Grado de consecución de los objetivos propuestos sin tener en cuenta el coste empleado:

a. Eficiencia
b. Adecuación
c. Equidad
d. Eficacia

2050. Los métodos combinados en la primera prueba diagnóstica de detección de VIH, en los que se determinan al mismo tiempo tanto antígeno como anticuerpos, buscan:

a. No tener que realizar pruebas de confirmación
b. Disminuir el periodo ventana en los nuevos contagiados
c. Confirmar resultados positivos
d. Determinar el genoma del virus presente en el líquido cefalorraquídeo

2051. Una TSH elevada junto con una T4 Libre disminuida sugieren:

a. Hipotiroidismo primario
b. Hipotiroidismo secundario
c. Hipotiroidismo terciario
d. Hipotiroidismo inespecífico

2052. El Factor Reumatoide consiste en anticuerpos dirigidos contra la IgG del propio paciente y son anticuerpos de tipo:

a. IgD
b. IgE
c. IgG, IgM o IgA
d. Ninguno de los anteriores

2053. La ictericia del recién nacido es consecuencia de:

a. Obstrucción de la vía biliar intrahepática
b. Inmadurez del sistema hepático de conjugación
c. Aumento de la producción de bilirrubina
d. Ninguna de las tres

2054. Respecto al Streptococcus pyogenes:

a. Es un estreptococo del grupo B
b. Es habitual del tracto digestivo
c. Son cocos catalasa positivos
d. Algunas cepas producen toxinas eritrogénicas

2055. Los agentes responsables de un mayor número de muertes relacionados con las infecciones nosocomiales son:

a. Bacterias gram positivas
b. Bacterias gram negativas
c. Hongos
d. Virus

2056. Primer paso del método científico:

a. Fase conceptual
b. Fase empírica
c. Fase de resultados
d. Fase de conclusiones

2057. Para la investigación precisa del equilibrio ácido-base será necesario determinar al menos, los siguientes parámetros:

a. La concentración de hidrogeniones
b. La concentración de bicarbonato
c. La presión parcial de dióxido de carbono
d. Las tres son correctas

2058. En la organización de los recursos materiales en un almacén, dónde se deben colocar los productos inflamables:

a. En baldas abiertas
b. En cajas
c. En bolsas de frío
d. En armarios protegidos

2059. El problema común en el método de detección de los estimulantes es:

a. Es la obtención de falsos positivos por la posibilidad de reacciones cruzadas
b. Es que sea necesaria la detección de un número elevado de ellos en las muestras
c. Se metabolizan muy rápido a compuestos activos
d. Las muestras son sangre, orina y cabellos

2060. La prueba de Griess se utiliza para detectar en orina, la presencia de:

a. Nitritos
b. Cuerpos cetónicos
c. Bilirrubina
d. Hematíes

2061. Respecto al tipaje HLA;

a. El HLA-B27 se asocia a la uveitis secundaria a enfermedad inflamatoria intestinal
b. El HL-DQ2 (02.05) se asocia a mayor riesgo de padecer celiaquía que el HLA-DQ2 (02.02)
c. El tipaje HLA de clase I no tiene interés en el estudio de enfermedades autoinmunes porque no existe asociación
d. El tipaje HLA-B51 se asocia a hipersensibilidad a abacovir

2062. En el estudio de los derrames pleurales señale lo FALSO:

a. deben llegar al laboratorio lo antes posible después de la punción
b. normalmente estos líquidos coagulan espontáneamente por su contenido en fibrinógeno
c. se usan tubos estériles con anticoagulantes tales como EDTA o heparina sódica
d. los derrames pseudoquilosos pueden diferenciarse de los derrames quilosos verdaderos por su contenido en colesterol

2063. La Tosferina es producida por:

a. Moraxella Catarralis
b. Haemophilus Influenzae
c. Streptococcus Pyogenes
d. Bordetella Pertussi

2064. Se nos presenta un paciente varón de 39 años con los siguientes resultados: grupo hemático A, con discrepancia en grupo sérico presentando positividad en las células A1, Rh positivo, Coombs indirecto negativo y pruebas cruzadas con concentrados hemáticos A POS positivas:

a. La presencia de un anticuerpo irregular, por lo que deberíamos fenotipar al paciente
b. La presencia de un anticuerpo de tipo frío, por lo que deberíamos montar las pruebas a 37°C
c. Deberíamos montar un panel con células tratadas con enzimas
d. Sospecharíamos de la presencia de un Anti-Ai que impide que crucen las bolsas

2065. Entre qué temperaturas se debe verter en las placas de Petri el medio de cultivo próximo a la gelificación:

a. 65°C y 75°C
b. 45°C y 55°C
c. 85°C y 95°C
d. 25°C y 35°C

2066. Cuál de estas afirmaciones sobre la proteína de Bence Jones es cierta:

a. Son inmunoglobulinas de cadenas pesadas
b. En las personas sanas no existe esta proteína
c. Está aumentada en las personas enfermas de hipotiroidismo
d. Está aumentada en las personas con enfermedad de Addison

2067. Es FALSO:

a. La vida media del hematíe es de 120 días
b. El diámetro medio del hematíe es de 6 a 8 micras
c. En las anemias el VCM siempre está disminuido
d. En las cirrosis existe una macrocitosis

2068. En cuanto al mecanismo de regulación del pH:

a. El riñón representa el mecanismo final de regulación por su capacidad de excretar o reabsorber ácidos ó bases de forma variable
b. En la acidosis metabólica la producción renal de amoniaco disminuye
c. Los distintos mecanismos renales de regulación hacen que en situaciones de alcalosis metabólica, el riñón recupere más bicarbonato del filtrado glomerular
d. Ninguna de las anteriores es correcta

2069. Las pruebas de la confirmación del HIV se realizan:

a. Con un screening con un ELISA (enzimoinmunoensayo)
b. Detectando el antígeno p24 en sangre
c. Con un Western Blot
d. Detectando ADN proviral

2070. NO se considera un objetivo del plan funcional de los dispositivos de cuidados críticos urgencias (DCCU):

a. La no homogeneización de las actuaciones
b. Unidad clínica de gestión
c. Potenciar el trabajo en equipo
d. Potenciar la mejora continua

2071. La reacción (observada por cambio de color) en la celulosa de la tira reactiva de orina que utiliza el tetraclorofenol-tetrabromosulfotaleína nos sirve para medir de forma semicuantitativa:

a. el pH
b. densidad específica
c. presencia de proteínas
d. presencia de leucocitos

2072. Según la normativa ISO, determina la política de calidad de un laboratorio:

a. El Jefe del Servicio
b. El responsable de calidad
c. Los jefes de cada una de las áreas
d. Todo el personal

2073. El corpúsculo de Barr tiene forma de palillo de tambor y se observa en pequeño porcentaje:

a. en los polimorfonucleares eosinófilos
b. en los polimorfonucleares neutrófilos
c. en cualquier leucocito con tinciones especiales para DNA (Acido Desoxirribonucleico)
d. en cualquier leucocito en metafase

2074. En el organismo existen varios métodos para regular el PH, denominados sistemas amortiguadores. Cuál de los que se citan a continuación NO pertenece a este sistema regulador:

a. Tampón bicarbonato
b. Tampón fosfato
c. Tampón hemoglobina
d. Tampón hidróxilo

2075. En relación al test de tolerancia a la lactosa es FALSO:

a. se ingiere una cantidad conocida de lactosa disuelta
b. se mide la lactosa en sangre en diferentes tiempos después de la ingesta
c. se busca la deficiencia de lactasa
d. el paciente debe estar en ayunas

2076. Con qué indicador o parámetro estadístico debería medirse un error constante y en un mismo sentido de una determinada magnitud biológica medida en el laboratorio:

a. Desviación estándar y coeficiente de variación
b. Error total
c. Error sistemático
d. Media aritmética

2077. La observación al microscopio de la digestión de proteínas en heces requiere la tinción con:

a. sudan III
b. eosina
c. solución yodo/yodurada
d. tinta china

2078. La selectividad en la absorción o emisión de energía por parte de la materia ha hecho posible el desarrollo de métodos analíticos cuya finalidad es la detección en fluidos y tejidos biológicos de:

a. Ausencia o presencia de parámetros analíticos
b. Actividad de numerosas enzimas
c. La cuantificación de la concentración de estos parámetros
d. Las tres son correctas

2079. De las técnicas de bandeo cromosómico, cuál se utiliza para la identificación específica del cromosoma Y:

a. Bandeo R
b. Bandeo G
c. Bandeo Q
d. Bandeo A

2080. Las enfermedades que forman parte del cribado neonatal son:

a. Enfermedades no hereditarias
b. Enfermedades congénitas
c. Una de las técnicas usadas para su análisis es la espectrometría de campo oscuro
d. Ninguna de las anteriores es correcta

2081. El color normal de las heces es debido a la presencia de:

a. Estercobilina
b. Bilirrubina
c. Urobilina
d. Biliverdina

2082. Qué hormona regula la secreción de glucocorticoides:

a. FSH
b. Aldosterona
c. LTH
d. ACTH

2083. Qué significan las siglas GLP en castellano dentro de la acreditación en el laboratorio:

a. Buenas prácticas de laboratorio
b. Gen libre de productos químicos
c. Productos generados libremente
d. Labores propias genéticas

2084. Qué prueba de las siguientes estudia la vía extrínseca de la coagulación:

a. Tiempo de tromboplastina parcial activada (TTPA)
b. Tiempo de protombina (TP)
c. Tiempo de recalcificación del plasma
d. Tiempo de tromboplastina parcial (TTP)

2085. La eritrocitosis se define como el aumento de la masa eritrocitaria. Para el diagnóstico de la policitemia Vera (PV) se debe realizar el estudio de la mutación del gen Jak 2 presente aproximadamente en el:

a. 70% de los casos de PV
b. 85% de los casos de PV
c. 81% de los casos de PV
d. 97% de los pasos de PV

2086. La ACTH (hormona adrenocorticotropa):

a. Estimula la síntesis de glucocorticoides
b. Estimula la producción de leche
c. Regula el equilibrio hídrico y presión sanguínea
d. Se encarga de la contracción del útero y secreción de leche

2087. Una buena balanza será:

a. Precisa si al pesar da siempre el mismo valor
b. Aquella en la que la pesada se realice de forma rápida y cómoda
c. Fiable si sus valores son cuantificables
d. Tanto más exacta cuanto más se aproxime el valor medido al valor verdadero

2088. Proceso por el cual el glucógeno se transforma en glucosa:

a. Glicólisis
b. Glucogénesis
c. Gluconeogénesis
d. Glucógenolisis

2089. El marcador de elección en tumores epiteliales de ovario es:

a. CA 15.3
b. CA 125
c. CA 19.9
d. SCC

2090. Es causa de hipopotasemía:

a. Alcalosis metabólica
b. insuficiencia renal
c. hemólisis
d. déficit de insulina

2091. La presencia de una forma anormal de VLDL, que muestra en la electroforesis movilidad beta (ß-VLDL, ß-lipoproteina flotante), es característica de.

a. Hipertrigliceridemia familiar (hiperlipoproteinemia tipo IV)
b. Deficiencia familiar de lipoproteinlipasa (LPL)
c. Hipercolesterolemia familiar (hiperlipoproteinemia tipo II)
d. Disbetallpoproteinemia (hiperlipoproteinemia tipo III)

2092. Sobre el Streptococcus Pyogenes, es FALSO:

a. Es sensible a la Bacitracina
b. Produce la estreptolisina S
c. Es ß-hemolítico
d. Pertenece al grupo D

2093. Cuál de estos marcadores es un oligosacárido:

a. Ca 15.3
b. Ca 12.5
c. Ca 19.9
d. PSA

2094. Dentro de la línea de maduración del hematíe, indica cual de las siguientes células se forma en tercer lugar:

a. Eritroblasto basófilo
b. Eritroblasto ortocromático
c. Eritroblasto policromatófilo
d. Proeritroblasto

2095. Un valor elevado de catecolaminas en orina orienta al diagnóstico de:

a. Feocromocitoma
b. Linfoma
c. Tumor de testículo
d. Tumor de tiroides

2096. Hipersensibilidad de respuesta inmediata en la que intervienen antígeno, anticuerpo IgE, basófilos, mastocitos y eosinófilos:

a. Hipersensibilidad tipo III o Anafiláctica
b. Hipersensibilidad tipo IV o Retardada
c. Hipersensibilidad tipo II o Citotóxica
d. Hipersensibilidad tipo I o Anafiláctica

2097. Sobre la toma de muestras:

a. Las muestras faringoamigdalares se toman con una torunda
b. Las muestras nasofaríngeas se toman con torunda o aspirado
c. Las muestras sinusales se toman por punción-aspiración
d. Todas las anteriores son ciertas

2098. La calibración es:

a. El conjunto de operaciones que establecen la relación entre los valores de una magnitud indicados por un equipo de medida y los valores de esa magnitud realizados por patrones
b. La relación entre el valor real de una muestra y el valor obtenido en la maquinaria utilizada
c. La puesta en marcha diaria necesaria en todo el aparataje del laboratorio
d. Las tres son correctas

2099. La técnica de impacto electrónico se utiliza en:

a. Espectrometría de masas
b. Espectrometría de absorción atómica
c. Espectrometría de emisión atómica

2100. En una persona vacunada de la hepatitis b, qué marcador frente al virus debe detectarse:

a. HbsAg
b. HbcAc
c. HbsAc
d. HbeAg

2101 C	2126 C	2151 C	2176 B
2102 D	2127 C	2152 C	2177 D
2103 B	2128 D	2153 C	2178 D
2104 B	2129 B	2154 C	2179 D
2105 B	2130 C	2155 A	2180 A
2106 B	2131 B	2156 C	2181 A
2107 C	2132 D	2157 B	2182 B
2108 C	2133 D	2158 B	2183 C
2109 B	2134 C	2159 A	2184 D
2110 D	2135 D	2160 C	2185 C
2111 B	2136 D	2161 A	2186 B
2112 A	2137 D	2162 D	2187 B
2113 B	2138 A	2163 D	2188 A
2114 D	2139 B	2164 A	2189 C
2115 A	2140 C	2165 D	2190 C
2116 D	2141 B	2166 B	2191 B
2117 B	2142 D	2167 A	2192 B
2118 A	2143 A	2168 C	2193 C
2119 A	2144 B	2169 A	2194 B
2120 C	2145 B	2170 C	2195 D
2121 C	2146 D	2171 D	2196 B
2122 B	2147 D	2172 B	2197 D
2123 D	2148 D	2173 D	2198 A
2124 D	2149 B	2174 B	2199 B
2125 B	2150 D	2175 D	2200 A

FALLOS:

2101. Ante la situación de un fallo de control interno de calidad, la medida a tomar más oportuna sería:

a. Repetir el control hasta que se sitúe en valores aceptables
b. Entregar todos los resultados de las series previas al control lo antes posible
c. Suspender la entrega de resultados hasta averiguar y corregir la causa de error
d. Llamar al servicio técnico

2102. Las hormonas son:

a. Catabolizadores
b. Enzimas
c. Lípidos
d. Sustancias químicas

2103. En relación a las parasitosis por helmintos intestinales:

a. La diferente morfología de sus huevos permite diferenciar mediante observación microscópica entre la parasitación por Taenia saginata y Taenia solium
b. Los huevos de Trichuris trichura se caracterizan por su forma de limón, con un tapón refringente y saliente en cada polo
c. Los huevos de oxiuro (Enterobius vermicularis) recogidos mediante la técnica de Graham nunca se encuentran embrionados, ya que no maduran fuera del intestino
d. Los huevos de Hymenolepis diminuta miden aproximadamente la mitad que los de Hymenolepis nana

2104. Cuál de estas técnicas NO debe realizarse en una cabina de seguridad biológica:

a. Resiembra de hemocultivos
b. Manipulación de sustancias químicas volátiles tóxicas
c. Descontaminación de muestras para micobacterias
d. Inoculación de cultivos celulares para cultivo de virus

2105. El virus de la rubeola pertenece a la familia de los:

a. Rhabdovirus
b. Togavirus
c. Ortomixovirus
d. Paromixovirus

2106. Nomenclatura de los factores plasmáticos de la coagulación. El factor II es

a. Fibrinógeno
b. Protrombina
c. Proacelerina
d. Proconvertina

2107. Cuál de estas NO es una técnica electroquímica:

a. Conductimetría
b. Potenciometría
c. Electrogradación
d. Electrogravimetría

2108. Un analista de laboratorio debe preparar varias disoluciones de ácido nítrico concentrado (70%), de qué material NO debe elegir los guantes a utilizar en estas operaciones por ofrecer mala resistencia a este ácido:

a. Neopreno
b. Butilo
c. Látex

2109. Linfocitos encargados de inhibir la respuesta inmunitaria:

a. Células T efectoras
b. Células T supresoras
c. Células T citotóxicas
d. Células T enzimáticas

2110. El Agar de Mueller-Hinton:

a. Es utilizado para el aislamiento y recuento de microorganismos en la orina
b. Es un medio diferencial selectivo utilizado para el aislamiento de Salmonellas y Shigella
c. Es un medio selectivo para Yersinia
d. Es un medio enriquecido, utilizado como medio de elección para realizar pruebas de sensibilidad a los antimicrobianos

2111. Se llama patrón a un espécimen del que conocemos la concentración exacta del analito y se utiliza.

a. Para uno o múltiples analitos
b. Para referirse a una solución volumétrica de la sustancia en un solvente adecuado
c. Para referirse a una solución estandarizada de autoanalizadores
d. Las tres son correctas

2112. Para la determinación de leucocitos en heces usaremos la tinción de:

a. Wright
b. Sudán III
c. Verde malaquita
d. Naranja de acridina

2113. La prueba de la bilis esculina se utiliza para diferenciar:

a. Neisseriagonorrhoeae de Neisseriameningitidis
b. Streptococcuspyogenes de Enterococos
c. Salmonella de Shigella
d. Las tres son correctas

2114. Indicación más importante, a tener en cuenta, para la extracción de hemocultivos:

a. Endocarditis
b. Fiebre alta
c. Estado de Shock
d. Las tres son correctas

2115. Ante un cuadro de anemia con un resultado disminuido de vitamina B12 y de acido fólico, se sospechará:

a. Anemia megaloblástica
b. Anemia ferropénica
c. Anemia hemolítica autoinmune
d. Estomatocitosis hereditaria

2116. Técnica de saneamiento que tiene por objeto interrumpir la cadena epidemiológica de un microorganismo:

a. Antisepsia
b. Esterilización
c. Descontaminación
d. Desinfección

2117. Para el recuento de reticulocitos, se debe teñir la muestra con:

a. Sudán II
b. Azul cresil brillante
c. Gota gruesa
d. Verde jano

2118. La afinidad de la Hb (Hemoglobina)por el oxígeno disminuye:

a. al disminuir el pH
b. al disminuir la temperatura
c. con el descenso del CO2 (dióxido de carbono)
d. con el descenso de 2,3 DFG (2,3 difosfoglicerato)

2119. Aplicando las reglas internacionales de redondeo en las centésimas del número 45,325 el número redondeado será:

a. 45,32
b. 45,33
c. Dependerá de si la cifra de las décimas es par o impar

2120. En un dispositivo de extracción en fase sólida, es FALSO:

a. El adsorbente está confinado entre dos fritas
b. La jeringa es de vidrio o plástico
c. Las partículas de adsorbente siempre tienen un diámetro inferior a 1 µm

2121. Marcador tumoral más utilizado para el diagnóstico de cáncer prostático:

a. TPA
b. AFP
c. PSA
d. CA 15-3

2122. Sobre Legionella spp:

a. Es el agente más frecuente de neumonía típica
b. Se pueden diagnosticar mediante la detección de su antígeno en orina
c. Crecen fácilmente en agar sangre
d. Son bacterias anaerobias estrictas

2123. Para qué sirven los marcadores tumorales:

a. Para diagnosticar lo más temprano posible, a un paciente con cáncer
b. Para hacer un seguimiento a pacientes con cáncer, para saber si el tratamiento es eficaz
c. Como screening en personas de alto riesgo de padecer un determinado tipo de cáncer
d. Todas las anteriores son correctas

2124. En cuál de las siguientes patologías nos podremos encontrar con una albúmina disminuida:

a. Enfermedad hepática
b. Enfermedad inflamatoria
c. En un síndrome nefrótico
d. En todas las anteriores

2125. Ordene las fases de la tinción de Ziehl-Neelsen:

a. Fucsina-tinción de fondo azul de metileno-decolorar con ácido-alcohol
b. Coloración fucsina-decolorar con ácido-alcohol-tinción de fondo con azul de metileno
c. Tinción de fondo con azul de metileno-decolorar con ácido-alcohol-coloración con fucsina
d. Tinción de fondo con azul de metileno-coloración fucsina-decolorar con ácido-alcohol

2126. Niño de 4 años que tiene un recuento de leucocitos de 10.000/mm3 y cuya fórmula leucocitaria es: neutrófilos 30%, linfocitos 60%, monocitos 7%, eosinófilos 2% y basófilos 1%:

a. Existe leucocitosis
b. Existe linfopenia
c. Es normal
d. Existe neutropenia

2127. En el test de Williams Pollak las cabezas de los espermatozoides se colorean:

a. La de los vivos, de rojo
b. La de los muertos permanece incoloras
c. La de los muertos, en rosa
d. La de los vivos, de azul

2128. En la obtención y conservación del LCR, es FALSO:

a. El volumen del LCR es crítico para la detección de determinados microorganismos
b. Nunca debe refrigerarse cuando es destinado para cultivo bacteriológico
c. Para el cultivo bacteriológico, si no se procesa en el momento, deberá incubarse o dejarse a temperatura ambiente
d. Para estudios virales, si no se procesa en el momento, deberá dejarse incubando a 37°C

2129. Qué tipo de hipersensibilidad puede darse en las reacciones transfusionales:

a. Anafilaxia
b. Citotóxica
c. Mediada por inmunocomplejos
d. Celular o retardada

2130. Es un marcador sérico de obstrucción hepática:

a. GOT
b. LDH
c. Fosfatasa alcalina
d. Ceruloplasmina

2131. Si la hemoglobina va cargada de monóxido de carbono (CO):

a. Desoxihemoglobina
b. Carboxihemoglobina
c. Metahemoglobina
d. Carbaminohemoglobina

2132. En biología molecular, los cebadores:

a. Son oligonucleótidos que hibridan con el ADN desnaturalizado
b. Son necesarios 2 por PCR, cada uno complementario a una cadena
c. Siempre se encuentran en exceso de concentración para favorecer el proceso
d. Las tres son correctas

2133. Puede haber aparición de neutropenia en:

a. Anemia aplásica
b. Anemia megaloblástica
c. Hepatitis vírica
d. Las tres son correctas

2134. Proteína cuya función principal es la de transportar el hierro en el plasma:

a. Ferritina
b. Apoferritina
c. Transferrina
d. Hemosiderina

2135. La osmolalidad plasmática está disminuida en:

a. La diabetes insípida por déficit de ADH
b. La deshidratación por diarrea
c. El coma hiperosmolar de la diabetes mellitus
d. La insuficiencia cardiaca congestiva

2136. Las centrífugas están constituidas por los siguientes elementos:

a. Rotor o Cabezal
b. Eje de centrifuga
c. Motor
d. Todos son correctos

2137. Cuál de estas bacterias es gram positiva:

a. Escherichia
b. Proteus
c. Pseudomonas
d. Staphylococus

2138. Se conoce con el nombre de transaminasa a la enzima:

a. AST
b. GGT
c. ALP
d. LDH

2139. La escarlatina la produce:

a. Staphilococcus pyogenes
b. Streptococcus pyogenes
c. Staphilococcus aureus
d. Streptococcus aureus

2140. Qué son los Interferones:

a. Son un grupo de proteínas importantes en la infección bacteriana, aumentando la expresión de moléculas HLA I y II
b. Son una clase de leucocitos que pueden reconocer los cambios de la superficie que se producen en algunas células infectadas por virus
c. Son un grupo de proteínas importantes en la infección vírica, activando células con capacidad para destruir las células diana infectadas
d. Son un grupo de veinte proteínas séricas que controlan la inflamación

2141. En un sistema de gestión de la calidad, el documento que especifica la política de calidad, los objetivos, la organización, la gestión de equipamiento, fungibles, política medio ambiental, etc., que debe de hacerse en el laboratorio, se conoce como:

a. Plan de la calidad
b. Manual de la calidad
c. Guía de la calidad
d. Procedimientos de la calidad

2142. Cuál de estos cationes es fundamental en el proceso de coagulación:

a. Litio
b. Potasio
c. Plomo
d. Calcio

2143. La presencia de células de Redd Sternberg:

a. Permite el diagnóstico de la enfermedad de hodgkin
b. Se encuentran en las leucemias mieloides agudas
c. Se encuentran en la anemia sideroblástica
d. Se encuentran en las leucemias mieloides crónicas

2144. Para la limpieza de las superficies de trabajo NO debe emplearse:

a. Detergente amónico
b. Amoniaco
c. Lejía diluida al 1:20
d. Lejía diluida al 1:10

2145. Qué determinación es vitamina K-dependiente:

a. Fosfatasa alcalina
b. Tiempo de protrombina
c. Albúmina
d. GOT

2146. Es un producto del metabolismo del hematíe:

a. Glucosa
b. Potasio
c. Fosfatos
d. 2,3 difosfoglicerato

2147. Tras la decoloración, los gérmenes gram negativos quedan de color:

a. Violeta
b. Rojo
c. Azul
d. Sin color

2148. Un E-test se usa para:

a. Realizar un antibiograma
b. Identificación de enterobacterias
c. Determinar la CMI de un antibiótico frente a un microorganismo
d. Son correctas A y C

2149. Ante la posibilidad de realizar una transfusión a un paciente se solicitan pruebas cruzadas. El resultado del estudio inmuno-hematológico ha sido: grupo hemático: Anti- A negativo, Anti-B positivo, Anti-AB positivo; grupo sérico: con hematíes A positivo, con hematíes B negativo. Qué grupo ABO tiene el paciente:

a. A
b. B
c. 0
d. AB

2150. La fructosa se utiliza como parámetro para el estudio de:

a. La función prostática
b. La composición del espermatozoide
c. El epidídimo
d. Vesículas seminales

2151. El plasma fresco congelado:

a. Debe conservarse a 4°C
b. Se puede transfundir inmediatamente tras sacarlo del congelador
c. Cuando se almacena a temperaturas inferiores a -65°C puede conservarse hasta 7 años
d. Se puede descongelar en un microondas en caso de extrema urgencia

2152. Un citómetro de flujo está compuesto por:

a. Sistema de pipeteo, un microscopio y un ordenador
b. Sistema con distintos filtros de solución fisiológica
c. Sistema de fluidos o de pipeteo, sistema óptico y sistema eléctrico
d. Sistema de láminas empapadas en un tampón

2153. Las Micobacterias NO presentan una de estas características:

a. Bacilos ácido alcohol resistentes
b. No esporulados e inmóviles
c. Anaerobios
d. Con tinción Gram no se tiñen o lo hacen de forma escasa

2154. Para valorar la agregación plaquetaria se puede utilizar:

a. Calcio
b. Protrombina
c. ADP
d. ATP

2155. Uno de estos virus es RNA:

a. Virus de la Hepatitis C
b. Virus de la Hepatitis B
c. Citomegalovirus
d. Virus Herpes simple

2156. Sobre los métodos de evaluación de la calidad:

a. La Certificación es un reconocimiento administrativo obligatorio
b. La Acreditación es un reconocimiento de implantación de un sistema de calidad estable
c. La Acreditación es un reconocimiento formal de la aptitud de un laboratorio para realizar un conjunto de ensayos determinados. La realizan auditores técnicos y de gestión
d. La Certificación la realiza un auditor técnico mediante el proceso de auditoría interna

2157. Como medida de la eficacia de una columna cromatográfica se usa:

a. Factor de retención entre la fase móvil y la estacionaria
b. Número de platos teóricos
c. Resolución
d. Cociente entre tiempos de retención

2158. A la cromatografía de exclusión por tamaños, también se la conoce como:

a. Cromatografía de afinidad
b. Cromatografía de permeación
c. Cromatografía de adsorción
d. Cromatografía de absorción

2159. Error que se debe a causas accidentales difíciles de determinar y que puede influir en cualquier resultado:

a. Error aleatorio
b. Error sistemático
c. Error casual
d. Error total

2160. Con respecto al hierro unido a porfirina:

a. Supone el 30-35% del total del hierro orgánico
b. Forma parte de la ferritina y de la hemosiderina
c. Forma parte de diversas cromoproteínas de gran importancia biológica
d. Está formado por el hierro de depósito y el de transporte

2161. Si se reduce la capacidad de los pulmones de eliminar CO2, se producirá:

a. Acidosis respiratoria
b. Alcalosis respiratoria
c. Acidosis metabólica
d. Alcalosis metabólica

2162. Cuál de estos colorantes se utiliza preferentemente en el recuento diferencial de leucocitos en LCR:

a. Tinción de Prince
b. Violeta de genciana
c. Violeta cristal
d. Azul de metileno

2163. Cuál de estos es un metabolito de las catecolaminas:

a. Ácido vanilmandélico (VMA)
b. Metanefrinas
c. Normetanefrinas
d. Las tres

2164. Cuál de estos antibióticos NO es inhibidor de betalactamasas:

a. Metronidazol
b. Ácido clavulánico
c. Sulbactam
d. Tazobactam

2165. Cómo evitan los parásitos helmintos la respuesta inmunitaria del organismo anfitrión:

a. Convirtiéndose en una forma quística de menor actividad metabólica
b. Modificando las propiedades antigénicas de sus superficies externas
c. Secretando enzimas que destruyen las células del organismo anfitrión y neutralizan los mecanismos de defensa inmunológica
d. Son correctas B y C

2166. La muestra que tiene mayor rendimiento para detectar virus respiratorios es el:

a. Exudado faríngeo
b. Aspirado nasofaríngeo
c. Lavado bronquial
d. Lavado nasal

2167. Indique la FALSA. La pared de las bacterias es:

a. Elemento constante de todas las bacterias incluso los mycoplasmas
b. Estructura fuerte y rígida
c. Compuesto fundamentalmente por peptidoglicano
d. Las gram + poseen mayor proporción de peptidoglicano

2168. En la técnica FPIA (inmunoanálisis de polarización fluorescente):

a. El desvío de la orientación del plano de polarización fluorescente es directamente proporcional al nivel del fármaco que se analiza
b. La p-galactosidasa se usa habitualmente como marcador
c. No es necesaria la separación entre el antígeno libre y el ligado
d. Los ensayos son de tipo sandwich con doble anticuerpo

2169. De los siguientes elementos cuál es anormal en un sedimento de orina:

a. Glucosa
b. Cilindros hialinos
c. Células escamosas
d. Leucocitos (de 2 a 5 leucocitos/campo)

2170. Los productos desinfectantes NO se emplean:

a. Para destruir los microorganismos
b. Por su rápida acción
c. Para aumentar la flora residente
d. No deben emplearse para la eliminación de las esporas

2171. La Coxiella Burnetii es responsable de:

a. Las paperas
b. La profilaxis
c. Las llamadas infecciones por clamidia Filair
d. La fiebre Q

2172. En una gasometría un resultado de pH por encima del rango de referencia, una pCO2 por debajo del rango de referencia y un bicarbonato normal indican la existencia de:

a. Acidosis metabólica
b. Alcalosis respiratoria
c. Acidosis respiratoria
d. Alcalosis metabólica

2173. Ante la sospecha de meningitis tuberculosa, el cultivo de lcr debería realizarse en:

a. Medio de sangre suplementado
b. Medio de auramina-rodamina
c. Medio de Ziehl-Neelsen
d. Medio de Löwestein-Jensen

2174. Cuál de estos apartados NO está implícito en un informe de alta de enfermería:

a. Problemas no resueltos al alta
b. Problemas que pueden aparecer posteriormente
c. Observaciones
d. Motivo de ingreso

2175. 'Concentración bactericida mínima' es:

a. La menor concentración del antimicrobiano que es capaz de inhibir el crecimiento del microorganismo tras 24-48 h
b. La menor concentración del antimicrobiano capaz de inhibir una colonia patógena tras 48 horas
c. La menor concentración del antimicrobiano capaz de destruir una colonia de 105 bacterias en un microlitro de cultivo tras 18-24 h
d. La menor concentración del antimicrobiano capaz de destruir un inóculo 105 bacterias en un mililitro de cultivo, tras 18-24 h

2176. En una alcalosis metabólica se dará:

a. pH alto y cHCO3- bajo
b. pH alto y cHCO3- alto
c. pH alto y pCO2 bajo
d. pH bajo y pCO2 alto

2177. Relación entre los resultados obtenidos y los recursos y costes empleados:

a. Equidad
b. Eficacia
c. Efectividad
d. Eficiencia

2178. Los nitritos en orina:

a. Su presencia implica hematuria
b. Se liberan en la lisis de los neutrófilos
c. Suelen estar normalmente
d. Su presencia implica bacteriuria

2179. El principal órgano excretor de fármacos y sus metabolitos es:

a. Hígado
b. Intestino
c. Vesícula biliar
d. Riñón

2180. El método de guayaco:

a. Se basa en la capacidad de la hemoglobina para actuar como peroxidasas y catalizar una reacción entre el peróxido de hidrógeno y un compuesto orgánico cromogénico
b. Detecta las hemorragias digestivas debido a la acción del grupo hemo de las hemoglobinas en contacto con las heces
c. Es un método cuantitativo para la determinación de sangre en heces
d. Son correctas A y C

2181. Cuál de estas definiciones se corresponde con el concepto 'precisión' dentro de un resultado:

a. Cercanía de una serie de mediciones alrededor del valor promedio
b. La variabilidad de una medida en torno a su valor verdadero
c. Conjunto de valores dentro de los cuales está situado el valor verdadero
d. Lo cerca que se encuentra el valor real del valor promedio

2182. Qué empresa española es la encargada de certificar que un organismo cumple con su sistema de gestión de la calidad:

a. ENAC
b. AENOR
c. CEN
d. ISO

2183. La prueba de Coombs indirecta:

a. Es el primer paso de las pruebas cruzadas
b. Se utiliza para detectar antígenos ABO
c. Si es positiva es necesario realizar una prueba de identificación de anticuerpos, para saber cual de ellos está presente
d. La prueba es positiva si no se produce aglutinación

2184. Fracción plasmática que precipita al descongelar el plasma fresco congelado:

a. Plasma sobrenadante de crioprecipitado
b. Buffy-coat
c. Plasmaféresis
d. Ninguna de las anteriores es correcta

2185. Técnica basada en la medida de dispersión de la luz:

a. Luminiscencia
b. Fotometría
c. Nefelometría
d. Potenciometría

2186. Un aumento del número de neutrófilos en cayado o en banda se conoce como:

a. desviación a la derecha
b. desviación a la izquierda
c. pseudoneutrofilia
d. neutrofilia inicial

2187. Estrategia mediante la que las bacterias escapan a la acción de los antimicrobianos:

a. Sensibilidad
b. Resistencia
c. Alteraciones
d. Bloqueo

2188. Por la mañana envían a laboratorio unas muestras de LCR y de orina para cultivo de bacterias. Dichas muestras han sido recogidas y refrigeradas durante la noche. Qué muestra rechazaríamos por no haber sido guardada adecuadamente:

a. La muestra de LCR
b. La muestra de orina
c. Rechazaríamos las dos muestras
d. No rechazaríamos ninguna de las dos muestras

2189. Sobre el método de recuento indirecto de plaquetas, es FALSO:

a. Se denomina método de Fonio
b. El número de plaquetas se relaciona con el número de hematíes
c. Se contabiliza el número de plaquetas por cada 100 hematíes contados
d. Es una forma rápida y sencilla de realizar el recuento

2190. La muestra en la que observamos una concentración de 20-250 millones esperm./ml se llama

a. Azoospermia
 b. Oligozoospermia
c. Normozoospermia
d. Polizoospermia

2191. Dentro de las pruebas de serología para el diagnóstico de la hepatitis B, cuál es el antígeno que aparece en suero en fase aguda de la enfermedad:

a. Ag HBc
b. Ag HBs
c. Ag HBd
d. Ag HBa

2192. Qué se entiende por tiempo muerto de un sistema cromatográfico:

a. El tiempo que tarda en salir un compuesto
b. El tiempo que tarda en llegar al detector una sustancia que no es retenida
c. La diferencia entre el tiempo de retención de una sustancia y el de otra que no es retenida

2193. Se produce reticulocitosis en:

a. Anemias ferropénicas
b. Aplasia medular
c. Anemias hemolíticas
d. Anemias megaloblásticas

2194. Enzima usada como marcador bioquímico de lesión miocárdica:

a. CK-BB
b. CK-MB
c. CK-MM
d. CK-BN

2195. NO es un tipo de agitador:

a. Magnético
b. De bandeja
c. Orbital
d. Los tres lo son

2196. El comportamiento profesional indicado por la ciencia y la práctica acorde con los medios disponibles..

a. Define el acto sanitario
b. Define Lex Artis
c. Constituye mala praxis
d. Constituye el acto médico

2197. El germen causal de la enfermedad por arañazo de gato es:

a. B. bacilliformis
b. B. quintana
c. B. conorii
d. B. henselae

2198. Sobre la CPK-MB en el infarto de miocardio:

a. Tiene valor predictivo negativo
b. Es la isoenzima menos cardioespecífica de la CPK total
c. Alcanza su máximo en sangre a las 30-40 horas del inicio del infarto
d. Lo más frecuente es determinarla en sangre total

2199. Lipoproteína plasmática que se encarga de transportar el colesterol endógeno y exógeno:

a. HDL
b. LDL
c. Quilomicrones
d. VLDL

2200. Los cambios que los virus producen en las células y que se detectan en los cultivos celulares se llaman:

a. Efecto citopático
b. Efecto placebo
c. Efecto Compton
d. Efecto Raman

2201 C	2226 B	2251 C	2276 B
2202 D	2227 C	2252 D	2277 B
2203 C	2228 A	2253 D	2278 B
2204 B	2229 D	2254 D	2279 C
2205 D	2230 D	2255 B	2280 A
2206 D	2231 B	2256 C	2281 C
2207 B	2232 D	2257 A	2282 B
2208 C	2233 A	2258 C	2283 D
2209 B	2234 C	2259 D	2284 C
2210 A	2235 B	2260 C	2285 C
2211 B	2236 D	2261 C	2286 C
2212 B	2237 D	2262 D	2287 A
2213 B	2238 D	2263 A	2288 C
2214 B	2239 D	2264 C	2289 C
2215 C	2240 B	2265 D	2290 B
2216 C	2241 D	2266 D	2291 C
2217 B	2242 D	2267 C	2292 C
2218 A	2243 C	2268 A	2293 B
2219 A	2244 C	2269 C	2294 B
2220 C	2245 B	2270 B	2295 B
2221 A	2246 B	2271 C	2296 B
2222 A	2247 D	2272 C	2297 D
2223 C	2248 B	2273 D	2298 A
2224 A	2249 D	2274 C	2299 C
2225 B	2250 B	2275 A	2300 C

FALLOS:

2201. El término anisocitosis nos indica presencia de:

a. hematíes pequeños
b. hematíes de forma anormal
c. hematíes de diferentes tamaños
d. hematíes esféricos

2202. La unidad internacional de actividad enzimática es la 'Cantidad de enzima que cataliza la conversión de...

a. 1 μmol de sustrato en producto por segundo
b. 1 mol de sustrato en producto por minuto
c. 1 mol de sustrato en producto por segundo
d. 1 μmol de sustrato en producto por minuto

2203. Prueba en heces de utilidad diagnóstica en la infección por Helicobacter pylori:

a. cultivo microbiológico
b. análisis de anticuerpos anti Helicobacter pylori
c. análisis de antígenos de Helicobacter pylori
d. ninguna de las anteriores

2204. El comportamiento profesional indicado por la ciencia y la práctica acorde con los medios disponibles..

a. Define el acto sanitario
b. Define Lex Artis
c. Constituye mala praxis
d. Constituye el acto médico

2205. Qué hormona NO aumenta su nivel por estrés:

a. Catecolaminas
b. Prolactina
c. Cortisol
d. Tirotropina

2206. Cuál de estos parámetros de urgencias es el más determinante para el diagnóstico de una anemia hemolítica:

a. Creatinina
b. Hierro
c. fosfatasa alcalina
d. LDH

2207. Un espectrofotómetro

a. No necesita de una fuente de energía radiante
b. Tiene un detector de longitud de onda
c. Detecta frecuencias entre 20 Hz y 20 KHz
d. Es parte de un cromatógrafo

2208. Sobre el óxido de etileno:

a. La cabina debe estar en presión positiva con respecto a las zonas de carga y descarga
b. La ventilación fuera de la cabina debe asegurar la introducción de 100 cm3 de aire limpio por hora y trabajador
c. La ventilación fuera de la cabina debe asegurar la introducción de 50 cm3 de aire limpio por hora y trabajador
d. La ventilación en el interior de la cabina debe asegurar la introducción de 50 cm3 de aire limpio por hora y trabajador

2209. La mayor parte de la Tiroxina circula en la sangre:

a. Libre
b. Unida a proteínas
c. Conjugada
d. Unida al calcio

2210. Qué marcador está relacionado principalmente con el cáncer de mama:

a. CA 15-3
b. CA 125
c. CEA
d. PSA

2211. El coeficiente fenólico dentro de los métodos de valoración de los desinfectantes, está basado en:

a. En determinar la dilución máxima de desinfectante
b. Comparar la capacidad bactericida de un desinfectante en relación con el fenol
c. Comprobar, en condiciones reales, la eficacia de un desinfectante
d. Valorar la toxicidad en varios tipos de células animales

2212. Cuál es la absorbancia de una solución con una transmitancia del 1,0%:

a. 1,0
b. 2,0
c. 99%
d. 1,5

2213. En el estudio inmunológico leucocitario, para detectar un patrón anormal de distribución de antígenos se debe utilizar:

a. Citómetro de flujo
b. Inmufluorescencia sobre portaobjeto
c. Inmunofluorescencia de células en suspensión
d. Reacción en cadena de la polimerasa (PCR)

2214. Carecen de pared celular:

a. Las micobacterias
b. Los micoplasmas
c. Las ricketsias
d. Legionella sp

2215. En gasometrías, las muestras de sangre venosa se recomiendan para

a. Conocer el estado de oxigenación del paciente
b. Evaluar la efectividad de la oxigenoterapia
c. Valorar el estado del equilibrio ácido-base
d. Medir la cooximetría

2216. En las leucemias, el criterio de clasificación FAB, se basa en:

a. el origen
b. el fenotipo
c. la morfología
d. los Ag (antígenos) de superficie

2217. El Síndrome de Turner es una anomalía numérica de los cromosomas. Su fórmula cromosómica es:

a. 47, XXY
b. 45, X
c. 47, XY, +18
d. 47, XY, +21

2218. Tempo de permanencia de las plaquetas en la sangre periférica:

a. 8-12 días
b. 20-22 días
c. 15-20 días
d. 25-30 días

2219. Para mejorar la eficacia del diagnóstico del carcinoma de ovario, se ha propuesto el algoritmo ROMA, utilizando los marcadores:

a. CA 125 y HE4
b. CA125 y NSE
c. CA 125 y ProGRP
d. CA 125 y el análisis de regresión logística

2220. Cuál de estos marcadores tumorales es una enzima:

a. Calcitonina
b. Gastrina
c. Fosfatasa ácida prostática
d. Antígeno carcinoembrionario

2221. En los programas de cribado neonatal, qué técnica permite, con la misma muestra de sangre en papel de filtro, detectar más de 25 errores congénitos:

a. Espectrometría de masas en tándem
b. Nefelometría
c. Secuenciación masiva
d. Enzimoinmunoensayo

2222. Las técnicas de aislamiento mecánicas consisten en:

a. Manipular las bacterias consiguiendo separarlas por dilución, diseminación en superficie de medios sólidos por agotamiento o por micrométodos
b. Manipular las bacterias mediante la utilización de diferentes medios de cultivo
c. Empleando las características físico-químicas para separar bacterias
d. Todas son técnicas de aislamiento mecánicas

2223. La insulina es secretada por:

a. Las células del fundus gástrico
b. Las células de la placenta
c. Las células de los islotes de Langerhans
d. El hígado

2224. En el método CMIA (inmunoanálisis por quimioluminiscencia) de doble unión:

a. El antígeno de la muestra reacciona simultáneamente con un exceso de anticuerpos unidos a la fase sólida y con anticuerpos marcados
b. Se consiguen límites de detección mucho mayores (más de veinte veces) que en los métodos inmunoradiométricos
c. El marcador de antígeno o anticuerpos es un compuesto fluorescente
d. Es un método homogéneo

2225. Uno de los siguientes reactivos NO es utilizado en la Tinción de Gram:

a. Alcohol-acetona
b. Azul de metileno
c. Lugol
d. Safranina

2226. En análisis organoléptico, la propiedad mecánica de la textura relativa al grado de deformación de un producto antes de romperse, es:

a. Dureza
b. Cohesión
c. Elasticidad

2227. Cuál de estas proteínas plasmáticas migra en el grupo gamma en las electroforesis convencionales y en ocasiones puede formar una banda de aspecto monoclonal en pacientes que presentan una intensa respuesta inflamatoria:

a. Transferrina
b. Ceruloplasmina
c. Proteina C reactiva
d. Hemopexina

2228. Para permitir el crecimiento de Haemophilus influenza el medio de cultivo debe tener como componentes:

a. Factores X y V
b. Lactosa
c. Colistina
d. Sales biliares

2229. Cuando los niveles séricos de hormona tiroidea están elevados, decimos que el paciente presenta:

a. Bocio simple
b. Hipotiroidismo
c. Eutiroidismo
d. Hipertiroidismo

2230. La hormona que estimula la corteza suprarrenal es:

a. TSH
b. PTH
c. FSH
d. ACTH

2231. La aparición de nitritos en orina indica:

a. Diabetes
b. Crecimiento bacteriano
c. Hemólisis
d. Ayuno prolongado

2232. El Mieloma Múltiple, es una proliferación de:

a. Linfocitos T
b. Mielocitos
c. Linfocitos B
d. Células plasmáticas

2233. Mutación que afecta a un solo gen:

a. Mutación génica
b. Mutación cromosómica
c. Mutación genómicas
d. Ninguna de las tres

2234. La vida media de la cocaína en sangre es de:

a. 1 día
b. 2-5 días
c. 1-2 horas
d. Una semana

2235. Una muestra con hipertrigliceridemia presentará alteraciones en la determinación de:

a. Colesterol
b. Bilirrubina
c. GPT
d. Alanina

2236. La leucemia aguda se caracteriza por:

a. Ser enfermedad clonal
b. Invasión de blastos en la M. O.
c. Cursa con anemia de grado variable
d. Las tres son correctas

2237. Es una Enfermedad Autoinmune Sistémica:

a. Enfermedad de Graves
b. Diabetes Mellitus tipo 1
c. Anemia Perniciosa
d. Síndrome Antifosfolípldo

2238. En el diagnóstico de laboratorio de una anemia sideroblástica podemos encontrar:

a. Se observan cuerpos de Pappenheimer
b. Reticulocitos aumentados
c. En medula ósea encontramos hiperplasia y aumento de siderocitos
d. Son correctas A y B

2239. Sobre las enzimas, es FALSO:

a. La aldolasa muscular está aumentada en la distrofia muscular de Duchenne
b. En clínica sólo tiene importancia el aumento de la aldolasa muscular
c. El aumento de la GGT es un indicador sensible de alcoholismo oculto
d. La CK es una hidrolasa que necesita cofactores, especialmente el Mg

2240. Cuál de estas células es más in-madura:

a. Eritroblasto ortocromático
b. Eritroblasto basófilo
c. Reticulocito
d. Eritroblasto policromatófilo

2241. Los anticoagulantes orales están indicados en:

a. Trombosis venosa profunda (TVP)
b. Tromboembolismo pulmonar (TEP)
c. Prótesis valvular mecánica
d. Todas correctas

2242. Cómo crecen las colonias de mi-coplasma en medio sólido:

a. Crecen como micro puntitos blancos
b. Son de crecimiento muy exigente, requi-riendo medios líquidos enriquecidos con alta concentración de glucosa
c. Con frecuencia se utilizaran indicadores de color que no viran al variar el Ph para la de-tección de crecimiento
d. Las colonias crecen introducidas en agar por lo que para transferirlas hay que cortar el agar a su alrededor

2243. Para valorar el TP (tiempo de protrombina) debe hacerse una curva de calibración:

a. Cada laboratorio posee su propia curva de calibración
b. Debe hacerse una curva de calibración cada vez que se calcule el TP
c. Debe hacerse una curva de calibración para cada lote de reactivos
d. Debe hacerse una curva de calibración para cada día de trabajo

2244. En un analizador hematológico que realiza el recuento diferencial leucocitario mediante la tecnología V.C.S (Volumen celular, Conductivi-dad, Dispersión (Scatter) Láser):

a. La población de basófilos se aprecia con ni-tidez en el diagrama 'Volumen vs. Disper-sión de Láser'
b. El diagrama 'Volumen vs. Conductividad' es la única opción para apreciar la separación de la población de neutrófilos
c. Los neutrófilos inmaduros presentan una imagen en el diagrama 'Volumen vs. Dis-persión de Láser' desplazada hacia arriba
d. Las muestras envejecidas no presentan di-ferencia frente a las recientes en el 'scatter-grama'

2245. Para la búsqueda de micobacte-rias, qué medio de cultivo es el ade-cuado para la realización de la prueba de la niacina:

a. Medio de Loeffler
b. Lowenstein - Jensen
c. Mac Conkey
d. Mueller - Hinton

2246. Medio de cultivo de elección para Micobacterias:

a. Agar Columbia CNA con sangre
b. Medio Lowenstein
c. Medio Sabouraud
d. Medio Thayer-Martin

2247. El empleo de agar carbón tam-ponado-extracto de levadura (BCYE) tiene interés para el aislamiento de:

a. Bordetella spp
b. Campylobacter spp
c. Salmonella spp
d. Legionella spp

2248. El Síndrome de Cushing está asociado a la hormona:

a. Tirotropina
b. Corticotropina
c. Somatotropina
d. FSH

2249. El sistema Bactec radiométrico para micobacterias utiliza como medio de cultivo:

a. Fletcher
b. Radian
c. Elinhauser
d. 7H12 Middlebrook

2250. En el microscopio de fluorescen-cia:

a. se ilumina con luz visible y se observa la fluorescencia a una longitud de onda mayor
b. se ilumina con luz UV (ultravioleta) y se ob-serva la fluorescencia a una longitud de onda mayor
c. se ilumina con luz IR (infrarroja) y se observa la fluorescencia con una longitud de onda menor
d. se ilumina con luz fluorescente y se observa sobre fondo oscuro

2251. La muestra biológica más utili-zada en el análisis de drogas de abuso es:

a. El suero
b. El plasma
c. La orina
d. La saliva

2252. La técnica Hibridación Genómica Comparada CGH array, es similar a la CGH, pero la hibridación se realiza en una matriz inmovilizada llamados arrays. Respecto a ella, es FALSO:

a. Tiene una resolución muchísimo mayor que la de un cariotipo de alta resolución por ban-deo G
b. La mayoría de las plataformas de arrays se diseñan para detectar aneuploidías, síndro-mes de microdelección y microduplicación así como rearreglos subteloméricos desba-lanceados
c. También se le ha llamado cariotipo molecu-lar
d. Son necesarios cromosomas metafásicos para su realización

2253. Cuál es FALSA:

a. El volumen normal de líquido pleural en un adulto es de uno 10 ml
b. El volumen normal de líquido pericárdico en un adulto es de 15-50 ml
c. El volumen normal de LCR en un adulto es de 150 ml
d. El volumen normal de líquido ascítico en un adulto es de 80-100 ml

2254. Cuál de estas afirmaciones es FALSA, respecto a la hormona anti-mulleriana:

a. Representa el mejor marcador de la función ovárica
b. Es predictor de la probabilidad de embarazo
c. Se utiliza para evaluar daño ovárico tras tra-tamiento quimioterápico
d. Se encuentra disminuida en el síndrome de ovario poliquístico

2255. Sobre las instalaciones del labo-ratorio y condiciones ambientales, es FALSO:

a. Se controla el acceso a las áreas que afec-tan a la calidad de los análisis
b. Las muestras clínicas y los materiales utili-zados en los procesos analíticos se deben almacenar conjuntamente
c. Las áreas de trabajo deben estar limpias y bien mantenidas
d. La información clínica y las muestras de pa-cientes están protegidas contra el acceso no autorizado

2256. Qué anticuerpos séricos solici-taría ante una sospecha de artritis reumatoide:

a. Anticuerpos antinucleares
b. Anticuerpos anti-péptidos citrulinados
c. Factor reumatoide y Anticuerpos anti-pépti-dos citrulinados
d. Factor reumatoide sólo

2257. La Imnunofijación de proteínas es de utilidad en:

a. la identificación de proteínas especificas
b. sólo en la electroforesis de proteínas del lí-quido cefalorraquídeo
c. sólo en proteínas de bajo peso molecular
d. en todos los anteriores

2258. Una enzima de importancia clí-nica cataliza la transferencia del grupo amino de la alanina al alfa-ce-toglutarato. De qué enzima se trata:

a. Fosfatasa alcalina
b. GOT
c. GPT
d. Y-GT

2259. Qué factor NO influye en la acti-vidad enzimática:

a. Temperatura
b. pH
c. Concentración del sustrato
d. Tiempo de reacción

2260. El sistema óptico del citómetro de flujo está compuesto por:

a. Filtros
b. Señales digitales
c. Óptica de excitación y de lectura
d. Fluorocromos

2261. Procedimiento de elección de purificación para separar las proteínas en base a su polaridad:

a. Disminución de la solubilidad
b. Cromatografía de intercambio de iones
c. Cromatografía de interacción hidrófoba
d. Cromatografía de afinidad

2262. La fosfatasa alcalina está aumentada en:

a. Hipotiroidismo, sobre todo infantil
b. Enfermedad celíaca
c. Escorbuto
d. Colestasis

2263. Confirmación mediante la aportación de evidencia objetiva de que se han cumplido los requisitos especificados:

a. Verificación
b. Validación
c. Proceso
d. Plazo de respuesta

2264. Varón de 61 años. Acude con resultados de una analítica de control practicada en una revisión de empresa.

Analítica de sangre periférica: Leucocitos 58 x 10(9)/L, hematocrito 34%, plaquetas 288 x 10(9)/L.

Examen del frotis de sangre periférica; 52% neutrófilos segmentados, 14% neutrófilos no segmentados, 3% eosinófilos, 5% basófilos, 13% linfocitos, 3% monocitos, 4% metamielocitos, 3% mielocitos, 1% promielocitos y 4% blastos. 1 eritroblasto por cada 100 leucocitos.

La serie roja muestra: anisocitosis, policromasia, punteado basófilo y anillos de Cabot. Se observa desgranulación de la serie blanca y marcada dismorfia plaquetaria (plaquetas gigantes y desgranuladas).

Pruebas de coagulación normales.

Citogenética de medula ósea: 46XX, t(9;22)(q34;q11)[20]. Biología molecular:

El análisis del ARN mediante RT-PCR muestra la presencia de la isoforma b3a2 del gen BCR-ABL1.

Diagnóstico:

a. Mielofibrosis Primaria
b. Policitemia Vera
c. Leucemia Mieloide Crónica
d. Trombocitemia esencial

2265. El medio Brucella:

a. Es específico para el cultivo de Brucella melitensis
b. Se usa para siembra de anaerobios
c. Se puede usar para realizar antibiogramas de anaerobios
d. B y C son correctas

2266. No es una enzima cardiaca:

a. Troponina
b. Mioglobina
c. Aldolasa
d. PCR

2267. Factor de la coagulación común a la vía intrínseca y a la vía extrínseca:

a. Factor XI
b. Factor VIII
c. Protrombina
d. Factor III

2268. En la preparación de muestras en un laboratorio, para qué productos puede resultar necesario homegeneizarlos sometiéndolos a un proceso de liofilización:

a. Aquellos que contienen grasas o son muy heterogéneos
b. Aquellos cuyo punto de fusión es muy bajo
c. Aquellos que tienen pequeñas partículas en suspensión

2269. La xantocromía en un líquido cefalorraquídeo se observa en:

a. Líquido cefalorraquídeo total
b. Sedimento del líquido cefalorraquídeo
c. El sobrenadante del líquido cefalorraquídeo centrifugado
d. Ninguna de las tres

2270. No es un herpesvirus:

a. Virus de la Varicela - Zóster
b. Virus de la Parotiditis
c. Citomegalovirus
d. Virus de Epstein - Barr

2271. En referencia a la recogida de orina, es FALSO:

a. Generalmente se recomienda recoger la primera orina de la mañana
b. Si se demora la entrega al laboratorio tras su recogida, la muestra debe estar refrigerada
c. En la recogida de orina de 24 h. se recogerá toda la orina del primer día, desde la primera obtenida de la mañana durante las 24 h siguientes, hasta la primera del segundo día que se desechará
d. En pacientes pediátricos se deben usar bolsas colectoras con adhesivos hipoalergénicos

2272. Técnica que NO se utiliza en sistemas de POCT:

a. Cromatografía
b. Espectroscopia infrarroja
c. Inmunodifusión radial
d. Biosensores

2273. Asociaciones entre muestra biológica y parásito. Señale la FALSA:

a. Exudado vaginal-Trichomonas vaginalis
b. Orina-Schistosoma Haematobium
c. Lavado broncoalveolar-Pneumocystis carinii
d. Esputo-Enterobius vermicularis

2274. Pertenece a un microscopio óptico:

a. lámpara de tungsteno
b. tacómetro
c. tornillo macrométrico
d. fotómetro

2275. Para la obtención de suero se debe tomar la muestra de sangre con:

a. Tubo al vacío sin anticoagulante
b. Tubo al vacío con EDTA
c. Tubo al vacío con heparina

2276. Qué sustancia se determina en el seguimiento de pacientes tratados con hormona del crecimiento:

a. GH
b. IGF-I
c. Insulina
d. Ninguna

2277. Cuál de estos marcadores tumorales es una enzima glucolítica:

a. Fosfohexosa isomerasa (PHI)
b. Enolasa especifica neuronal (NSE)
c. Fosfatasa acida prostatica
d. Fosfatasa acida alcalina

2278. El microorganismo que tiene como característica ser la primera causa en el origen de la neumonía atípica bacteriana primaria es:

a. Streptococcus pneumoniae
b. Mycoplasma pneumoniae
c. Escherichia coli
d. Klabsiella pneunoniae

2279. Qué sustancia se usa como sustituto del f3p en la determinación del TTPA:

a. Lecitina
b. Caolín
c. Cefalina
d. Heparina

2280. Los siguientes valores respecto a la Toxoplasmosis: Tox-IgG: positiva, Tox-IgM: positiva y Avidez de Tox-IgG: 10%, son compatibles con:

a. Toxoplasmosis reciente
b. Toxoplasmosis pasada
c. Es un perfil inhabitual
d. Habría que descartar una posible interferencia

2281. Durante el embarazo:

a. Aumentan extraordinariamente los niveles de estrógenos y disminuye la progesterona

b. Aumenta la progesterona y disminuyen los estrógenos

c. Aumentan extraordinariamente los niveles de estrógenos y de progesterona y decaen bruscamente al final del mismo

d. Al eliminarse la placenta se secreta estriol, fundamental en la producción de leche

2282. Cuál de estos factores de la coagulación es vitamina K dependiente:

a. XII

b. Protrombina

c. XI

d. VIII

2283. Líquido pleural purulento:

a. Exudado

b. Trasudado

c. Quilotórax

d. Empiema

2284. Una mascarilla auto-filtrante tipo FFP2 tiene eficacia de filtración de:

a. 50%

b. 78%

c. 92%

d. 98%

2285. En el mecanismo de acción enzimática, energía que alcanzan los reactivos para llegar al estado de transición:

a. De transición

b. De reacción

c. De activación

d. De canalización

2286. Los virus:

a. Pueden crecer en medios de cultivo convencional en condiciones especiales de humedad

b. Crecen siempre, aunque lentamente

c. Pueden crecer en cultivos tisulares huevos embrionado o animales experimentales

d. No se pueden cultivar

2287. El virus de la Hepatitis D se asocia a:

a. virus de la hepatitis B

b. herpes genital

c. oncovirus

d. virus respiratorios

2288. La arteria donde habitualmente se suele realizar la gasometría es:

a. La femoral

b. La axila

c. La radial

d. La carótida

2289. Neoplasia donde es de utilidad la determinación del marcador tumoral Antígeno Carbohidratado (CA19.9):

a. tumor testicular

b. carcinoma de tiroides

c. adenocarcinoma de páncreas

d. tumor suprarrenal

2290. El genoma bacteriano lo componen:

a. ADN + ribosomas-

b. Genóforo + plásmidos

c. Núcleo + nucléolo

d. Cromatina + núcleo

2291. La validación técnica NO incluye:

a. La comprobación de la realización del control de calidad interno

b. Comprobar las alarmas de los equipos

c. Decidir la ampliación de pruebas, si procede

d. Aceptación de los resultados de los controles de acuerdo con las reglas establecidas

2292. Prueba de laboratorio que se utiliza como cribado para la detección precoz del cáncer de colon:

a. Alfafetoproteína (AFP)

b. Mutaciones de K-RAS

c. Sangre oculta en heces

d. Antígeno carcinoembrionario (CEA)

2293. Cuál de estas bacterias es un coco gram negativo:

a. Staphylococcus

b. Neisseria

c. Streptococcus

d. Listeria

2294. Son fármacos antineoplásicos:

a. Lidocaína

b. Metotrexato

c. Digoxina

d. Haloperidol

2295. En la electroforesis de proteínas, éstas se separan en fracciones o grupos de proteínas, en cuál de estas fracciones se encuentra la transferrina:

a. En la fracción de globulinas α1

b. En la fracción de globulinas β

c. Junto a la albúmina

d. La transferrina no presenta movilidad electroforética

2296. La transferrina en sangre se encuentra elevada principalmente en:

a. Hepatopatías

b. Anemia ferropénica

c. Neoplasias

d. Nefrosis

2297. El virus del SIDA se encuentra intracelularmente en:

a. Linfocitos T4

b. Células de glía

c. Macrófagos

d. Las tres son correctas

2298. Clostridium perfringens puede formar cinco clases de toxinas. Cuál causa la mayoría de las enfermedades en el hombre:

a. A

b. B

c. C

d. D

2299. El método para conseguir agua desionizada consiste en:

a. Calentar hasta evaporación y posteriormente condensar aumentado la presión hasta liberar los iones libres en el agua

b. Utilizar un filtro de resina con poros cargados negativamente y así atrapar los iones presentes en el agua

c. Eliminar las partículas cargadas presentes en el agua, haciéndolas pasar a través de una columna rellena de resina de intercambio iónico

d. Usar adsorbentes minerales que liberen iones y formen compuestos más grandes que posteriormente son filtrados en un equipo especializado

2300. Para determinar la densidad de la orina NO se utiliza:

a. Urinómetro

b. Refractómetro

c. Crioscopio

d. Tiras reactivas

2301 **A**	2326 **C**	2351 **A**	2376 **D**
2302 **A**	2327 **D**	2352 **B**	2377 **A**
2303 **D**	2328 **A**	2353 **D**	2378 **A**
2304 **D**	2329 **C**	2354 **C**	2379 **C**
2305 **B**	2330 **C**	2355 **B**	2380 **B**
2306 **D**	2331 **A**	2356 **C**	2381 **B**
2307 **B**	2332 **A**	2357 **A**	2382 **B**
2308 **D**	2333 **C**	2358 **B**	2383 **A**
2309 **A**	2334 **D**	2359 **A**	2384 **A**
2310 **A**	2335 **D**	2360 **D**	2385 **B**
2311 **A**	2336 **D**	2361 **C**	2386 **B**
2312 **B**	2337 **B**	2362 **B**	2387 **B**
2313 **D**	2338 **B**	2363 **C**	2388 **D**
2314 **C**	2339 **C**	2364 **D**	2389 **D**
2315 **C**	2340 **D**	2365 **D**	2390 **D**
2316 **A**	2341 **C**	2366 **C**	2391 **C**
2317 **D**	2342 **D**	2367 **D**	2392 **B**
2318 **B**	2343 **D**	2368 **C**	2393 **A**
2319 **C**	2344 **B**	2369 **A**	2394 **C**
2320 **A**	2345 **B**	2370 **C**	2395 **A**
2321 **D**	2346 **D**	2371 **C**	2396 **C**
2322 **D**	2347 **B**	2372 **C**	2397 **A**
2323 **B**	2348 **A**	2373 **B**	2398 **A**
2324 **A**	2349 **B**	2374 **C**	2399 **A**
2325 **D**	2350 **C**	2375 **D**	2400 **B**

FALLOS:

2301. La proteinuria de Bence-Jones se asocia:

a. Mieloma múltiple
b. Anemia ferropénica
c. Anemia megaloblástica
d. Microcitosis

2302. La AFP es un antígeno oncofetal que:

a. Aumenta en casos de hepatoma maligno
b. Disminuye en carcinoma medular
c. Aumenta en cáncer de próstata
d. Disminuye en el coriocarcinoma

2303. Con relación a la Cooximetría:

a. Es una técnica espectofotométrica
b. Determina la concentracción de Hb total y sus fracciones
c. La fracción de Oxihemoglobina hace referencia al porcentaje de Hb con Fe (2+) unido al oxígeno de forma reversible
d. Las tres son correctas

2304. Con respecto a Clostridium difficile señale la afirmación FALSA:

a. Es responsable de la colitis pseudomembranosa
b. Produce dos toxinas A y B, la A sobre todo relacionada con la actividad enterotóxica
c. El porcentaje de portadores en neonatos es elevado
d. Es un bacilo aerobio Gram positivo

2305. En la técnica de obtención de ADN 'Fenol/cloroformo/isoamilalcohol' los ácidos nucleicos NO se disuelven en:

a. Etanol
b. Fenol
c. Propanol
d. Benceno

2306. Al realizar la electroforesis de un suero humano las proteínas en un medio básico adquieren una carga negativa que hace que emigren hacia el ánodo. Cuál de estas proteínas tiene más carga negativa situándose más cerca del ánodo:

a. Alfa-Globulinas
b. Beta-Globulinas
c. Gamma-Globulinas
d. Albúmina

2307. En la preparación de medios de cultivo para virus, qué se añadirá antes de utilizarlo:

a. Indicadores, iones y factores de crecimiento
b. L-Glutamina, antibióticos y suero bovino fetal
c. MEM, PBS y FICOLL
d. VERO y unas gotas de MRC-5

2308. Las células epiteliales halladas en el sedimento urinario pueden ser:

a. Células epiteliales descamativas
b. Células epiteliales de transición
c. Células epiteliales redondas
d. Hay más de una respuesta correcta

2309. Qué número de espermatozoides se considera normal por eyaculado (volumen superior a 2 ml.) según el manual de la OMS-99 de análisis de semen:

a. >40 millones
b. >5 millones
c. >10 millones
d. > 400 millones

2310. Los cofactores se dividen en los siguientes grupos:

a. Iones metálicos- moléculas orgánicas
b. Iones orgánicos- moléculas metálicas
c. Iones metálicos- moléculas glucolíticas
d. Iones glucolíticos- moléculas metálicas

2311. Proceso de formación de las células sanguíneas:

a. Hematopoyesis
b. Eritropoyesis
c. Diferenciación celular
d. Proliferación celular

2312. Sobre la toma de muestras:

a. Para Micobacterias en sangre, utilizar frascos convencionales: aerobio y anaerobio
b. Las muestras gastrointestinales adecuadas para Micobacterias son: jugo gástrico, biopsia gástrica, heces
c. Las muestras de orina para anaerobios deben de ser tomadas mediante punción suprapúbica o mediante sonda
d. Las muestras adecuadas para Ureaplasma urealyticum son la vaginal y la uretral

2313. No es un antiséptico:

a. La povidona yodada
b. El alcohol
c. La clorhexidina
d. El hipoclorito sódico

2314. Para la observación de trichomonas vaginalis 'en vivo' al microscopio, se debe realizar:

a. Una tinción simple
b. Una tinción diferencial
c. Un examen en fresco
d. Una preparación seca

2315. Cuáles son las categorías de estudio de la Epidemiología Descriptiva:

a. Persona-lugar-dosis
b. Riesgo relativo-Odd ratio
c. Persona-lugar-tiempo
d. Persona-lugar-tiempo-riesgo

2316. Cuál de estos parásitos se puede encontrar en una muestra de heces:

a. Giardia lamblia
b. Trypanosoma cruzi
c. Toxoplasma gondii
d. Trichomonas vaginalis

2317. Los valores normales de hematíes, pueden variar:

a. Con la edad
b. Con el sexo
c. Con la altitud
d. Las tres son correctas

2318. En la citometría de Flujo, para cuantificar los linfocitos B totales se utiliza como marcador:

a. CD23
b. CD19
c. HLA-DR
d. CD3

2319. Cuál de estas características macroscópicas corresponde a Candida albicans:

a. Colonias lisas de color rosado y aspecto mucoso
b. Colonias mates, blancas y cremosas
c. Colonias blancas, lisas y brillantes
d. Ninguna de las anteriores

2320. Qué técnica electroforética se basa en el desplazamiento de las moléculas en un gradiente de pH:

a. Isoelectroenfoque
b. Electroforesis en geles de gradientes
c. Electroforesis capilar
d. Electroforesis en gel de poliacrilamida

2321. La hemosiderina es un compuesto presente en los tejidos, que es insoluble en agua y puede observarse si teñimos la muestra con Azul de...

a. Metileno
b. Toloudina
c. Cresil brillante
d. Prusia

2322. En relación a la determinación de la infección por VIH-2:

a. Actualmente la mayoría de los EIA pueden determinar anticuerpos frente a VIH-2
b. Los Western Blot actuales suelen llevar alguna banda con antígenos frente a VIH-2
c. No se puede determinar anticuerpos frente a VIH-2 por métodos EIA
d. Son correctas A y B

2323. Cuál de estas pruebas NO se utiliza para la identificación dé Micobacterium tuberculosis:

a. Hidrólisis del Tween 80
b. Precipitación de Lancefiefd
c. Reducción de nitratos
d. Producción de pigmentos

2324. La carga viral del VIH se realiza principalmente en:

a. plasma EDTA
b. plasma citratado
c. plasma aprotinina
d. suero

2325. En qué consiste la auditoría de un laboratorio:

a. En un método de evaluación externo e indirecto en el que se revisan los protocolos y los registros de la actividad asistencial, teniendo una visión de cómo se realizó la práctica
b. Un método de evaluación interno y directo en el que se revisan los protocolos los registros de la actividad asistencial, teniendo en cuenta como se realizó la práctica
c. En una evaluación externa que se realiza por expertos ajenos a la institución
d. Son correctas A y C

2326. Se pueden identificar, interpretar y determinar los resultados de un cultivo celular de virus en tubo de una de estas formas:

a. Por aglutinación
b. Por sedimentación
c. Por efecto citopático
d. Por efecto antibiótico

2327. En las enfermedades autoinmunes:

a. La respuesta inmune está dirigida a células del propio organismo
b. La miastenia gravis es una enfermedad autoinmune
c. Pueden ser generadas por determinados medicamentos
d. Todas correctas

2328. Según los requerimientos nutritivos de los factores V y X, podemos identificar:

a. Especies de Haemófilus
b. Especies de Neisseria
c. Especies de Salmonella
d. Especies de Escherichia

2329. Sobre el HDL:

a. Es una lipoproteína de densidad intermedia
b. Se sintetiza principalmente en el intestino
c. Transporta el colesterol excedente desde las células al hígado
d. Un aumento de su concentración plasmática va asociado al incremento de riesgo de padecer enfermedades cardiovasculares

2330. Sobre el marcador tumoral CA 15-3:

a. Es un marcador usado en el diagnóstico y seguimiento de tumores hepatobiliares
b. Es un marcador asociado a tumores de ovario
c. Es un marcador usado en el seguimiento de tumores de mama
d. Su aumento es indicativo de procesos tumorales de próstata

2331. NO es un dato de laboratorio propio de las anemias ferropénicas:

a. VCM alto
b. HCM baja
c. Hierro sérico disminuido
d. Ferritina sérica disminuida

2332. Qué tipo de marcadores ofrecen una información precisa sobre la mayor o menor agresividad de las células tumorales:

a. Marcadores diagnósticos
b. Marcadores terapéuticos
c. Marcadores de evolución
d. Marcadores genómicos

2333. La positividad de algunos de los siguientes anticuerpos por su especificidad, es de utilidad para el diagnóstico de la Artritis Reumatoide:

a. anticuerpos Anti Acido Desoxirribonucleíco (ADN)
b. anticuerpos antinucleares (ANA)
c. anticuerpos anti-péptidos cíclicos citrulinados (anti-CCP)
d. Anticuerpos antihistonas (proteínas básicas del núcleo celular)

2334. Cuál de estos microscopios tiene mayor poder de amplificación:

a. Microscopio de campo oscuro
b. Microscopio de contraste de fases
c. Microscopio de fluorescencia
d. Microscopio electrónico

2335. Si en el recuento diferencial del análisis citológico de lcr, se aprecia presencia de eosinofilos, qué patología estaría asociada:

a. Meningitis de origen tuberculosa
b. Meningitis de origen vírica
c. Meningitis de origen bacteriana
d. Meningitis de origen parasitario

2336. En la inoculación de los medios de cultivo para hacer un recuento bacteriano (señale la INCORRECTA):

a. La orina debe de ser homogenizada
b. Se pueden emplear asas de plástico
c. Se pueden emplear asas metálicas
d. Se incuban a 48°C durante 12 horas

2337. A qué grupo pertenecen los residuos sanitarios asimilables a urbanos:

a. I
b. II
c. III
d. IV

2338. Para control de la terapia con dicumarínicos (Sintrom) se emplea:

a. TT (Tiempo de Trombina)
b. TP (Tiempo de protrombina)
c. APTT (Tiempo de Tromboplastina Parcial Activada)
d. TR (Tiempo de Reptilasa)

2339. Siempre que haya una discrepancia entre el grupo hemático y el grupo sérico:

a. Es preponderante el resultado de la prueba hemática
b. Es preponderante el resultado de la prueba sérica
c. Hay que investigarla
d. No tiene interés resolver la discrepancia

2340. En el estudio del líquido sinovial señale lo cierto:

a. turbio y aspecto lechoso: se asocia artritis Gotosas
b. coloración clara y aspecto turbio: se asocia a aumento de células
c. turbio y purulento: se asocia a Artritis Sépticas Bacterianas
d. Las tres son ciertas

**2341. Las enzimas pueden estar aso-
ciadas a otras sustancias no proteicas para ejercer su actividad
llamadas cofactores, cómo se llama
la unión cuando el cofactor es un
compuesto orgánico:**

a. Grupo prostético
b. Apoenzima
c. Coenzima
d. Holoenzima

**2342. La inmunofluorescencia indi-
recta (IFI. es de utilidad en el diagnóstico de la infección por:**

a. legionella
b. herpes zoster
c. micoplasma
d. Son ciertas A y C

2343. Es causa de trombocitosis:

a. La presencia de agregados
b. La pancitopenia
c. La anemia mielotísica
d. La esplenectomía

**2344. Heces pastosas de color negro
brillante:**

a. Esteatorrea
b. Melenas
c. Amilorrea
d. Creatorrea

**2345. Cuál es la prueba recomendada
para el screening inicial de disfun-
ción tiroidea:**

a. TSH para hipotiroidismo y TSH y T4L para
hipertiroidismo
b. TSH
c. TSH para hipotiroidismo y TSH, T4L y T3L
para hipertiroidismo
d. No hay una única recomendación, depende
de la Guía de Práctica Clínica utilizada

**2346. Cuál de estos microorganismos
NO está asociado a síndrome mono-
nucleósico:**

a. Virus de Epstein-Barr
b. Herpes-Virus 6
c. Virus del dengue
d. Virus del sarampión

2347. La digoxina es:

a. inmunosupresor
b. cardiotrópico
c. anticonvulsivo
d. antibiótico

**2348. Dentro de las mutaciones cro-
mosómicas cómo se llama el aumento o disminución en el número
de cromosomas:**

a. Aneuplodía
b. Poliploidía
c. Traslocación
d. Deleción

**2349. En relación con la enfermedad
de Chagas:**

a. La serología (IgG e IgM) frente al T. cruzi es
una buena opción para diagnosticar la fase
aguda de la enfermedad de Chagas
b. Durante la fase aguda la parasitemia es alta
c. La transmisión congénita solamente puede
producirse en la fase aguda
d. Las formas amastigotas solo están presentes en la sangre en la fase crónica

**2350. Si a un individuo Rh negativo se
le transfunde Rh positivo por primera vez:**

a. Se producirá una reacción transfusional
grave, porque es incompatible, aunque no
morirá el paciente
b. No ocurrirá nada porque es compatible, lo
importante es el grupo ABO
c. El receptor se sensibilizará y formará anticuerpos frente al sistema Rh
d. El receptor se sensibilizará y formará anticuerpos frente al sistema Rh, lo que producirá una grave reacción transfusional

**2351. Cuando la velocidad de la reac-
ción enzimática NO depende de la
concentración de sustrato, se dice
que es:**

a. Una cinética de orden cero
b. Una cinética de primer orden
c. Baja la afinidad de la enzima con el sustrato
d. Lenta la velocidad de reacción

**2352. En qué consiste la secuenciación
de ADN:**

a. Obtener muchas copias de una fragmento
de ADN
b. En determinar el orden y tipo de nucleótidos
que forman el ADN
c. Unión de un fragmento a un vector de clonación
d. Separar moléculas de ADN

**2353. Sustancias de bajo peso mole-
cular que no son capaces por si mismas de inducir una respuesta
inmune, pero que cuando se unen a
moléculas de peso molecular alto
forman conjugados capaces de inducir una respuesta inmune:**

a. Portadores
b. Anticuerpos
c. Antígenos
d. Haptenos

**2354. La pipeta deberá lavarse antes
de su uso:**

a. Con agua únicamente
b. Con agua desionizada y detergente
c. Con agua y detergente
d. Con solución desinfectante

**2355. Para la diferenciación de listeria
monocytogenes y erypsipetothrix,
está indicado:**

a. Medio Klinger o KIA (Klinger Iron Agar)
b. Medio agar esculina
c. Medio de agar Hektoen
d. Medio Loeffler

**2356. Qué datos de laboratorio NO se
corresponden con la enfermedad de
Von Wiliebrand:**

a. Tiempo de sangría alargado
b. TTPA alargado
c. Contaje de plaquetas aumentado
d. Niveles bajos de FVIII-C, FVIII-Ag y FVIII-
vW

**2357. Normas generales de conducta
para la prevención de riesgos en el
laboratorio:**

a. La consulta de las etiquetas y fichas de
datos de seguridad de los productos
b. El uso de guantes evitará el lavado de
manos
c. Al finalizar el trabajo, recoger todo el material y abrir ventanas para airear la sala
d. Las gafas graduadas son suficiente protección para los ojos

**2358. La Lipoproteínlipasa o Lipasa es
una enzima fundamental en el metabolismo de los lípidos. Cuál es su
función:**

a. esterifica el colesterol libre de la dieta
b. hidroliza triglicéridos ingeridos de la dieta y
los convierte en ácidos grasos y glicerol
c. esterifica el colesterol endógeno
d. ninguna de las funciones anteriores

2359. Qué mide el tiempo de trombina:

a. La conversión de fibrinógeno en fibrina
b. La velocidad de formación de trombina
c. La velocidad de destrucción del coágulo
d. Las tres son correctas

**2360. NO es un marcador utilizado en
el diagnóstico de la Hepatitis Aguda:**

a. Anti-VHD IgM
b. Anti-VHC y ARN-VHC
c. Anti-HBc IgM y HBsAg
d. Anti-HBs

**2361. Sobre el test de coombs es
FALSO:**

a. También se llama globulina-antiglobulina
b. El suero de Cooms es una inmunoglobulina
antiglobulina IgG que aglutinara la IgG que
esté ligada
c. Es necesario un paso previo de lavado con
agua destilada para eliminar la IgG en forma
soluble
d. Las tres son correctas

**2362. No es una alteración cuantitativa
de los leucocitos:**

a. Linfopenia
b. Linfocitos con proyecciones
c. Monocitosis
d. Basofilia

2363. Una bacteria fotótrofa es aquella que:

a. Utiliza sustancias químicas como fuente de energía y CO2 como fuente de carbono
b. Utiliza sustancias químicas como fuente de energía y compuestos orgánicos como fuente de carbono
c. Utiliza la luz como fuente de energía y el CO2 y compuestos orgánicos como fuente de carbono
d. Ninguna de las tres

2364. Cuál de estas situaciones NO originará una FALSA elevación de los niveles de potasio:

a. Hemólisis de la muestra
b. Contaminación con EDTA durante la extracción
c. Retraso en la separación de la muestra de los hematíes
d. Utilización de heparina de litio como anticoagulante

2365. Los individuos del grupo O:

a. Tienen los antígenos A y B
b. Carecen de antígenos A y B
c. Presentan en el suero anti-A y anti-B
d. Son ciertas B y C

2366. Sí quisieras medir un volumen con precisión, qué recipiente o pipeta utilizarlas:

a. Matraz Erlenmeyer
b. Probeta
c. Matraz aforado o pipeta aforada
d. Pipeta graduada

2367. El Sistema Endocrino junto con el Sistema Nervioso conforman el mecanismo por el cual el organismo controla e integra la función de los distintos tejidos y órganos, sintetizando y liberando mediadores químicos denominados:

a. Lipoproteínas
b. Enzimas
c. Aminoácidos
d. Hormonas

2368. En cuál de las siguientes enfermedades no está indicada la medida de la concentración de magnesio:

a. Arritmias cardiacas y refractarios
b. Diarreas prolongadas o graves
c. Hiperpotasemia
d. Alcoholismo

2369. Hablando de medios de cultivo, cual de las siguientes características pertenecen al Agar EMB:

a. Permite la diferenciación entre bacterias fermentadoras de Lactosa y las no fermentadoras
b. Los no fermentadores de lactosa producen colonias de color negro verdoso con brillo metálico
c. Los colorantes de anilina favorecen el crecimiento de las bacterias gram negativas exigentes
d. Las tres son correctas

2370. Microorganismo del tracto genital NO considerado patógenos:

a. Neisseria Gonorrhoeae
b. Citomegalovirus
c. Lactobacilus
d. Candida SP

2371. Disponemos de la siguiente fórmula: Cromotropo 2R –> 0,6 g. Verde claro SF–> 0,3 g. Ácido fosfotúngstico–> 0,7 g. Ácido acético glacial–> 1 ml. Agua destilada–> 100 ml. Qué tinción prepararemos:

a. Tinción de Giemsa
b. Tinción con formol-éter
c. Tinción tricrómica
d. Tinción de Gram

2372. Qué es el síndrome de Bernard-Soulier:

a. Un defecto de la agregación plaquetaria
b. Un defecto de la liberación plaquetaria
c. Un defecto en la adherencia plaquetaria
d. Ninguna es cierta

2373. Con qué tipo de electrodos se mide el pH:

a. Con el electrodo Severinghaus
b. Con el electrodo de vidrio
c. Con el electrodo de Clark
d. Con el electrodo selectivo

2374. Qué medio NO utilizarías en las pruebas de IMViC:

a. Agua peptonada
b. Medio de Clarbs y Lubs
c. Caldo nitratado
d. Medio citrato

2375. Cuál de estas NO es una causa de acidosis metabólica, con anión GAP aumentado:

a. Rabdomiólisis
b. Acidosis láctica
c. Ingestión de tolueno
d. Perfusión renal reducida

2376. En la interpretación del LCR en una meningitis tuberculosa, cuál de estos parámetros NO es correcto:

a. Hematíes negativo
b. Proteínas aumentadas
c. Tinción de BAAR positiva
d. Glucosa aumentada

2377. En la separación de los fragmentos de adn…

a. Se disuelve el gel de agarosa en tampón TEB en el microondas y cuando la mezcla este transparente se añade bromuro de etidio
b. Se disuelve el gel de agarosa en tampón TEB en el microondas y cuando la mezcla este transparente se añade el ácido nucleico
c. Se disuelve el gel de agarosa en tampón TEB en el microondas y cuando la mezcla este casi liquida se añade bromuro de etidio
d. Se disuelve el gel de agarosa en tampón TEB en el microondas y cuando la mezcla este casi liquida se añade el ácido nucleico

2378. Los corpúsculos metacromáticos:

a. Son gránulos de fosfato que se pueden visualizar con tinciones como la de Neisser, Loefler o Albert
b. Se visualizan con la tinción de Wirtz o verde malaquita
c. Se visualizan con la tinción de tinta china
d. Se puede teñir con Auramina-rodamina

2379. Cuál de estos marcadores tumorales es más sugestivo de cáncer de páncreas:

a. PSA
b. CA 125
c. CA 19.9
d. CA 15.3

2380. El método más sensible y específico para el diagnóstico de Esquistosomiasis activa es:

a. Tinción de gram
b. Visualización de huevos en la orina
c. EIA
d. ELISA

2381. Ante una sospecha de sepsis en un adulto, la toma de muestra para hemocultivo se recomienda siguiendo la pauta de:

a. Un hemocultivo cada 24 horas tres días
b. Tres hemocultivos en 24 horas
c. Dos hemocultivos a la vez por la mañana
d. Dos hemocultivos, uno cada 12 horas

2382. En el principio Coulter, al atravesar una partícula en suspensión el correspondiente orificio, se produce un aumento en una de las siguientes magnitudes físicas, lo que permite el recuento celular:

a. Intensidad lumínica
b. Impedancia
c. Diferencia de potencial
d. Difracción

2383. Un trastorno del equilibrio acido-base con un aumento en la concentración de bicarbonato puede ser:

a. Alcalosis metabólica
b. Acidosis respiratoria compensada
c. Acidosis metabólica
d. Ninguna de las tres

2384. La T3 libre puede aumentar en:

a. Hipertiroidismo
b. Hipotiroidismo
c. Hipotiroidismo primario
d. Síndrome Sheehan

2385. La tinción de Wright o Wright-Giemsa es la utilizada con más frecuencia para teñir frotis de sangre periférica. Colorantes que contiene:

a. Eosina y azul de lactofenol
b. Eosina y azul de metileno
c. Safranina y azul de lactofenol
d. Safranina y azul de metileno

2386. Cuál es la célula precursora del eritroblasto policromatófilo:

a. Reticulocito
b. Eritroblasto basófilo
c. Proeritroblasto
d. Eritroblasto ortocromático

2387. Cuál es el grupo de antibióticos cuyo principal mecanismo de acción consiste en la inhibición de la formación del peptidoglucano de la pared celular:

a. Aminoglucósidos
b. Beta-lactámicos
c. Macrólidos
d. Quinolonas

2388. Agente microbiano responsable en su mayoría de las infecciones genitourinarias:

a. Estafilococo aureus
b. Aspergillus
c. Salmonella
d. Escherichia Coli

2389. Cuál de estas proteínas se eleva en los procesos inflamatorios:

a. Haptoglobina
b. Alfa 1 antitripsina
c. Proteína C reactiva
d. Todas ellas

2390. La diseminación en volumen consiste en:

a. Tomar una colonia, depositarla en un borde de la placa y sembrarla mediante estrías muy juntas
b. Diluir un volumen de la muestra en un tubo con agar fundido a 30-35 ºC y realizar pases a otros tubos
c. Con la ayuda de un microscopio se toma una sola bacteria y se siembra
d. Ninguna de las tres

2391. Lipoproteína plasmática rica en triglicéridos de origen exógeno:

a. HDL
b. LDL
c. Quilomicrones
d. VLDL

2392. Cuál de estas lipoproteínas carece de apolipoproteina B:

a. VLDL
b. HDL
c. Lp(a)
d. LDL

2393. En la fracción previa del líquido seminal, se emite secreción prostática que contiene:

a. Acido cítrico y enzimas proteolíticas, como la fosfatasa ácida
b. Acido nítrico y enzimas proteolíticas, como la fosfatasa alcalina
c. Acido cítrico y enzimas proteolíticas, como la fosfatasa alcalina
d. Acido nitroso y enzimas proteolíticas, como la fosfatasa ácida

2394. Elemento mineral más abundante del organismo:

a. Hierro
b. Magnesio
c. Calcio
d. Fósforo

2395. Para la determinación de la concentración de colesterol por métodos enzimáticos, señale cuál de las siguientes enzimas interviene:

a. Peroxidasa
b. Carboxilasa
c. Ligasa
d. Piruvato descarboxilasa

2396. Cuál de estas células inmunes NO suele circular en sangre:

a. Monocito
b. Eosinófilo
c. Macrófago
d. Neutrófilo

2397. En las infecciones crónicas se detectan inmunoglobulinas del tipo:

a. IgG
b. IgM
c. IgE
d. Las tres son correctas

2398. Con relación a los inhibidores enzimáticos señale la FALSA:

a. Habitualmente la inhibición es irreversible
b. Hay tres patrones de inhibición: Competitivo, No competitivo y Acompetitivo
c. Los inhidores no competitivos se unen a un sitio de la enzima diferente del sitio catalítico
d. Los inhibidores no competitivos reducen la capacidad de la enzima para convertir el substrato en producto

2399. El fragmento C1s actúa sobre el componente:

a. C4
b. C3
c. C5
d. C6

2400. Para el diagnóstico de la enfermedad celiaca se realiza la determinación en sangre de:

a. Gastrina
b. Antitransglutaminasa
c. Cobalofilinas
d. Albúmina

2401 **B**	2426 **A**	2451 **C**	2476 **C**
2402 **A**	2427 **C**	2452 **A**	2477 **B**
2403 **D**	2428 **D**	2453 **D**	2478 **C**
2404 **C**	2429 **A**	2454 **C**	2479 **D**
2405 **C**	2430 **C**	2455 **B**	2480 **C**
2406 **C**	2431 **B**	2456 **B**	2481 **D**
2407 **C**	2432 **C**	2457 **C**	2482 **B**
2408 **D**	2433 **A**	2458 **A**	2483 **B**
2409 **A**	2434 **D**	2459 **D**	2484 **B**
2410 **D**	2435 **A**	2460 **C**	2485 **B**
2411 **A**	2436 **A**	2461 **C**	2486 **D**
2412 **C**	2437 **C**	2462 **C**	2487 **D**
2413 **A**	2438 **B**	2463 **D**	2488 **C**
2414 **C**	2439 **D**	2464 **A**	2489 **D**
2415 **A**	2440 **C**	2465 **B**	2490 **C**
2416 **D**	2441 **A**	2466 **C**	2491 **A**
2417 **B**	2442 **D**	2467 **A**	2492 **C**
2418 **A**	2443 **C**	2468 **C**	2493 **C**
2419 **B**	2444 **C**	2469 **D**	2494 **D**
2420 **A**	2445 **B**	2470 **D**	2495 **C**
2421 **C**	2446 **A**	2471 **A**	2496 **A**
2422 **C**	2447 **B**	2472 **C**	2497 **C**
2423 **C**	2448 **C**	2473 **D**	2498 **A**
2424 **D**	2449 **D**	2474 **A**	2499 **A**
2425 **C**	2450 **D**	2475 **D**	2500 **B**

FALLOS:

2401. Cuáles son los cilindros urinarios con mayor índice de refracción:

a. Granulosos
b. Céreos
c. Hialinos
d. Hemáticos

2402. El análisis de bandas oligoclonales en líquido cefalorraquídeo se solicita ante la sospecha de:

a. Esclerosis múltiple
b. Alzheimer
c. Brucelosis
d. Epilepsia

2403. El test de coombs directo:

a. Detecta los anticuerpos ya fijados al hematíe
b. Se usa para la detección de anticuerpos incompletos
c. Se usa para el diagnóstico de la enfermedad hemolítica del recién nacido
d. Son correctas A y C

2404. Los medios de transporte de muestras para estudio de virus deben tener las siguientes características, EXCEPTO:

a. Contener un tampón para estabilizar el pH
b. Contener un antimicrobiano para inhibir el crecimiento de bacterias y hongos
c. Ser medios semisólidos
d. Contener proteínas para estabilizar los virus

2405. Indique la correcta

a. Todos los residuos sanitarios terminan en el circuito de los residuos sólidos urbanos
b. No existen residuos sanitarios que puedan ser considerados como 'sin riesgo'
c. Todos los residuos sanitarios deben ser tratados específicamente
d. Los residuos biosanitarios especiales deben ser tratados con incineración o esterilización

2406. NO suele causar discrepancia serohemática de grupo:

a. tratamiento con inmunosupresores
b. presencia de proteínas monoclonales en alta concentración
c. tratamientos con anticoagulantes
d. edad inferior a 6 meses

2407. Qué marcador NO se utiliza en el seguimiento de la infección de VIH:

a. La carga viral
b. La antigenemia p24
c. La cuantificación de títulos de anticuerpos
d. Subpoblaciones linfocitarias

2408. Sobre los mecanismos de liberación de enzimas por el hígado:

a. El patrón más común es la muerte celular
b. El acumulo de ácidos biliares en la obstrucción canalicular causa liberación de enzimas canaliculares
c. El alcohol provoca rápidamente la liberación de AST por los hepatocitos y su expresión en la superficie celular
d. Las tres son correctas

2409. Pruebas de función hepática. Cuál de estas pruebas es excretora:

a. Prueba del rosa de Bengala
b. Prueba de Hanger
c. Prueba de Kunkel
d. Prueba de la galactosa

2410. Indica la correcta:

a. la calprotectina fecal no es útil como indicador de actividad en la enfermedad intestinal inflamatoria
b. la elastasa fecal se utiliza en el diagnóstico de enfermedades pancreáticas
c. la tripsina en heces es útil para el seguimiento de la fibrosis quística del páncreas
d. B y C son ciertos

2411. La enzima Lactato-deshidrogenasa cataliza una reacción reversible involucrada en la oxidación de lactato a:

a. Piruvato
b. Ácido láctico
c. Citrato
d. Oxalacetato

2412. Para realizar una dilución 1:10 de un espécimen de suero se toma un volumen de espécimen de 0,1 ml. Qué volumen de diluyente añadiríamos (microlitros):

a. 9
b. 10
c. 900
d. 1,0

2413. Las gráficas de Levey-Jennings se utilizan para conocer:

a. La exactitud y precisión diaria de los resultados analíticos obtenidos con un mismo control
b. La exactitud semanal de los resultados analíticos obtenidos de distintos controles
c. La precisión mensual de los resultados analíticos obtenidos de distintos controles
d. La precisión diaria de los resultados analíticos realizados con un control distinto

2414. La Gluconeogénesis:

a. Es el proceso metabólico que tiene como objetivo la conversión de glucosa en glucógeno
b. Es el proceso metabólico que tiene como objetivo la escisión o rotura del glucógeno para liberar glucosa a la sangre
c. Es el proceso metabólico que tiene como objetivo la formación de Hidratos de Carbono o partir de proteínas o de lípidos
d. Es el proceso metabólico que tiene como objetivo la producción de cuerpos cetónicos a partir de glucosa

2415. Los eritrocitos derivan de la célula madre

a. Mieloide
b. BT Linfoide
c. Hematoide
d. Eritrocitoide

2416. Cuál de estos reactivos NO es utilizado en la tinción de Gram

a. Lugol
b. Safranina
c. Violeta de Genciana
d. Azul de metileno

2417. La enfermedad de lyme la producen:

a. Leptospiras
b. Borrelias
c. Treponemas saprofitos en huéspedes inmunodeprimidos
d. Legionellas

2418. Cuál de estas bases es púrica:

a. Adenina
b. Citosina
c. Timina
d. Guaramina

2419. En la enfermedad hepática está alterada la síntesis de los siguientes factores

a. II, V, VIII, XI
b. II, VII, IX, X
c. II, VII, XIII, IX
d. II, VII, X, XIII

2420. En los tumores germinales testiculares no seminomatosos, los marcadores tumorales de elección son:

a. AFP y ß-HCG
b. AFP y testosterona
c. B-HCG y testosterona
d. LDH y HCG total

2421. Cuál de estas alteraciones bioquímicas NO suele encontrarse en la cetoacidosis diabética:

a. Hipercetonemia
b. Disminución del bicarbonato plasmático
c. Disminución de los ácidos grasos libres
d. Hiperglucemia

2422. respecto a la velocidad de sedimentación globular:

a. Es un indicador altamente específico
b. En las anemias disminuye
c. En las proliferaciones de formas anómalas de glóbulos rojos disminuye
d. En la macrocitosis disminuye

2423. Indica cuál de las siguientes es una fuente de información externa:

a. Registros del hospital
b. Índices y registros diagnósticos
c. Registros de nacimientos
d. Registros de unidades de servicios

2424. En qué situación la VSG se encuentra aumentada:

a. Necrosis hepática
b. Coagulación intravascular diseminada
c. Insuficiencia cardiaca congestiva
d. Embarazo y envejecimiento

2425. La limpieza de los objetivos del microscopio óptico se recomienda hacer con:

a. Un algodón
b. La yema de un dedo empapado en alcohol
c. Pañuelo de papel humedecido con éter
d. Las tres formas son válidas

2426. En relación a la tinción de Sudán es cierto que:

a. Los glóbulos de grasa de las heces, al microscopio simple, aparecen de color rojo
b. Se emplea en el test del aliento y se puede cuantificar el CO2 espirado tras ingerir una comida prueba marcada con el colorante Sudán
c. Se emplea en el análisis de reflectancia con infrarrojos para ver la malabsorción de grasas
d. Se emplea, junto con trioleína marcada, en el test del aliento

2427. Las plaquetas en incubador y agitación continua, se puede utilizar para transfundir en:

a. 6 horas
b. 15 días
c. 6 días
d. 3 meses

2428. Antes de la centrifugación de la sangre para la obtención de suero, se debe permitir la coagulación completa para:

a. Evitar contaminación
b. Evitar formación de cristales
c. Evitar liberación de bilirrubina
d. Evitar formación de fibrina

2429. Qué son los eritroblastos:

a. Hematíes nucleados que no suelen aparecer en sangre periférica
b. Hematíes con forma de hoz
c. Hematíes con forma de pera
d. Hematíes de mayor tamaño del normal

2430. Qué tipo de anticuerpos son específicos para determinar la celiaquía:

a. Ant-DNA
b. Ant-SPM
c. Antitransglutaminasa IgA
d. Ninguno de los anteriores

2431. Para el control de los anticoagulantes orales con dicumarinicos se emplea:

a. TT (Tiempo de Trombina)
b. TP (Tiempo de Protombina)
c. APTT (Tiempo de Tromboplastina Parcial Activada)
d. TR (Tiempo de Reptilasa)

2432. Según el Decreto 104/2002 de Ordenación de la Gestión de Residuos Sanitarios, el envasado de estos residuos se recogerán:

a. Grupo I, recipiente de color verde
b. Grupo II, recipiente de color negro
c. Grupo III, en recipientes rígido o semirrígido
d. Los residuos citotóxicos en recipientes rígidos o semirrígidos de color amarillo y de un solo uso

2433. En la determinación de sangre oculta en heces, señale la INCORRECTA:

a. Las pruebas inmunoquímicas tienen numerosas interferencias
b. Las pruebas de detección de hemoglobina pueden ser químicas e inmunoquímicas
c. Las pruebas químicas suelen ser cualitativas
d. Las pruebas inmunoquímicas pueden ser cualitativas y cuantitativas

2434. Se puede aislar Campylobacter jejuni en cultivos de:

a. exudado ótico
b. exudado axilar
c. escamas de piel
d. sangre

2435. En qué casos puede producirse una disminución de la fosfatasa alcalina:

a. Enfermedad celiaca
b. Enfermedad de Paget
c. Cirrosis biliar
d. Hiperparatiroidismo primario

2436. Segunda etapa fundamental en una PCR:

a. Hibridización o anneling 45°C - 60°C
b. Desnaturalización (94°C)
c. Introducción del vector de clonación
d. Extensión (72°C)

2437. Los linfocitos T se originan en:

a. Ganglios linfáticos
b. Bazo
c. Medula ósea

2438. Qué tipo de anticoagulante llevarán las jeringas para un extracción de líquido sinovial:

a. Heparina litio
b. Heparina sódica
c. Oxaleto
d. Ninguna de las tres

2439. Los esteroides sexuales son:

a. Progestágenos
b. Estrógenos
c. Andrógenos
d. Las tres son correctas

2440. A que tipo de tejido nos referimos cuando se dice que se cultiva para el tratamiento de quemados:

a. Hueso
b. Vasos sanguíneos
c. Piel
d. Membrana amniótica

2441. Los anticuerpos del sistema Rh son:

a. Inmunes, generalmente IgG (Inmunoglobulinas G), y poco aglutinantes en medio salino
b. Naturales, generalmente IgM (Inmunoglobulinas M).y aglutinantes en medio salino
c. Irregulares, generalmente IgG y aglutinantes en medio salino
d. Irregulares, reaccionan mejor a 37 grados y pocos fijan el complemento

2442. Las isoenzimas son:

a. Enzimas iguales que catalizan distintas reacciones
b. Modificaciones postraduccionales de las enzimas
c. La misma molécula de enzima que se expresa en distintos tejidos
d. Proteínas codificadas por genes distintos pero que catalizan la misma reacción

2443. El inhibidor más importante de las reacciones de coagulación es:

a. Alfa -2-macroglobulina
b. Alfa-1-antitripsina
c. Antitrombina III
d. Las tres son correctas

2444. Qué es el anión gap:

a. Es un ácido orgánico capaz de regular el pH
b. Es un tampón que convierte bases fuertes en sales neutras y agua, manteniendo alteraciones mínimas de los niveles, actuando de igual forma con los ácidos
c. Es la cantidad que representa a la suma de los iones que no se suelen determinar por ser múltiples y encontrarse en proporciones muy bajas
d. Es la suma de todos los aniones del plasma

2445. El test de Schilling es un análisis que se utiliza para el examen de:

a. déficit de ácido fólico
b. déficit de vitamina B12
c. déficit de hierro
d. talasemia

2446. Los virus se clasifican según varios criterios, uno es su vía y mecanismo de transmisión. Cuál de estos virus NO pertenece a este grupo:

a. Virus mixtos
b. Virus arborius
c. Virus entéricos
d. Virus respiratorios

2447. Los antibióticos B- lactámicos:

a. Actúan inhibiendo la síntesis de la pared celular bacteriana fijándose a los grupos fosfatos de los fosfolípidos de la membrana
b. Actúan inhibiendo la síntesis de la pared celular bacteriana bloqueando los enlaces de las cadenas del ácido N- acetilmurámico con los péptidos. De esta manera se impide la formación de la pared bacteriana
c. Actúan inhibiendo la síntesis de la pared celular bacteriana por inhibición competitiva
d. Su acción suele ser bacteriostática

2448. Sobre la monitorización de aminoglicósidos:

a. Hay que esperar 12 horas después de la administración de estos fármacos
b. Se determinan en orina
c. Se miden concentraciones pico y valle
d. No se monitorizan frecuentemente

2449. El medio de cultivo diferencial para las infecciones de las vías urinarias es:

a. Agar chocolate
b. Agar SS
c. Medio Loeffer
d. Agar CLED

2450. La eritropoyetina se sintetiza en:

a. Hígado
b. Páncreas
c. Bazo
d. Riñón

2451. Para el estudio de la presencia de anticoagulantes circulantes, se realiza:

a. Tiempo de Caolin
b. Tiempo de veneno de Russell
c. A y B son ciertas
d. Ninguna técnica es correcta

2452. Las moléculas usadas en hibridación se marcan con isótopos radioactivos. Qué isótopo se utiliza normalmente para esta técnica:

a. Fósforo 32
b. Yodo 121
c. Uracilo 40
d. No se utilizan isótopos radiactivos en estas técnicas

2453. Para realizar la esterilización del material en un autoclave por vapor de agua, qué rango de temperaturas más idóneo utilizaríamos para conseguir una adecuada esterilización:

a. 63-90°C
b. 150-170°C
c. 101-120°C
d. 121-134°C

2454. Donabedian definió la calidad de la atención sanitaria utilizando siete características. Las que describen la mejor atención y resultados posibles en circunstancias normales son:

a. Eficiencia y Optimización
b. Aceptabilidad y Equidad
c. Efectividad y Eficacia
d. Precisión y Seguridad

2455. Sobre el Nt-ProBNP:

a. Su vida media es inferior a la del BNP
b. En Atención Primaria su determinación es muy eficaz para descartar la insuficiencia cardiaca dado su elevado valor predictivo negativo
c. Es un péptido de actividad hormonal
d. El sobrepeso influye aumentando sus concentraciones

2456. Cuál de estos Streptococcus produce infecciones en el tracto respiratorio superior:

a. Suis
b. Pyogenes
c. Agalactiae
d. Viridans

2457. El micelio es típico de:

a. Artrópodos
b. Parásitos
c. Hongos
d. Las tres son correctas

2458. La fase de la infección aguda por VIH inicia en el momento de la infección, el virus se propaga por el cuerpo de la persona infectada a través de sus fluidos corporales, en un plazo de días, el VIH infecta no sólo las células expuestas inicialmente sino también a los ganglios linfáticos. El tejido linfoide constituye uno de los principales espacios del cuerpo humano donde tiene lugar la reproducción inicial del VIH por su alto porcentaje de linfocitos T .

a. CD4   b. CD8   c. CD9   d. CD40

2459. Qué reacciones antígeno-anticuerpo se utilizan en el laboratorio:

a. Reacciones de precipitación
b. Reacciones de aglutinación
c. Reacciones de fijación del complemento
d. Todas las anteriores son correctas

2460. Medio para aislar un microorganismo de una muestra que contiene varios tipos de bacterias:

a. Deficiente en glucosa
b. Enriquecido
c. Selectivo
d. Electivo

2461. Ante la presencia en el sedimento urinario de hematíes dismórficos, se debe sospechar una hematuria de origen:

a. Vesical   b. Uretral
c. Glomerular   d. Vaginal

2462. Cuál de estos biomarcadores fue el primero en tener utilidad en el infarto de miocardio:

a. CK-MB   b. CK
c. AST   d. Troponina

2463. Estructura responsable de la movilidad bacteriana:

a. Pili
b. Sarcina
c. Cápsula
d. Flagelo

2464. La ciclosporina, es un fármaco que se utiliza en la monitorización del tratamiento de:

a. Trasplantes
b. Trastornos bipolares
c. Como broncodilatador
d. Tratamiento de crisis epilépticas

2465. Cuál de estos oxidantes es el más fuerte en medio ácido:

a. Dicromato potásico
b. Sales de cerio (IV)
c. Agua de cloro

2466. Fuente de error más habitual en las pruebas de sensibilidad por difusión (disco-placa)

a. La mala conservación de los discos
b. El tiempo de demora en colocar los discos en la placa
c. El exceso de inóculo
d. Las condiciones de incubación

2467. La determinación del hematocrito (hto) representa:

a. La proporción del volumen de una muestra de sangre que es ocupada por los eritrocitos
b. Una medida del peso promedio de la hemoglobina por eritrocito
c. La variación del tamaño de los eritrocitos en una muestra de sangre
d. Una medida de la concentración promedio de la hemoglobina en el eritrocito

2468. En el 90% de los pacientes con cirrosis biliar primaria, se hallan aumentados los anticuerpos...

a. ANA
b. SMA
c. AMA
d. ANCA

2469. En el estudio de los derrames pleurales, señale que parámetro es de utilidad clínica:

a. LDH
b. Triglicéridos
c. Amilasa
d. Las tres son ciertas

2470. Ión más abundante en el organismo:

a. Magnesio
b. Potasio
c. Clor
d. Calcio

2471. Muestra más utilizada para la detección de anticuerpos:

a. Suero
b. Plasma
c. LCR
d. Saliva

2472. Los lípidos son un conjunto de moléculas orgánicas constituidos en gran parte por:

a. nitrógeno
b. fósforo
c. carbono
d. azufre

2473. Para el estudio de la hipo o hiperfunción hormonal y la respuesta del tejido diana, pruebas:

a. De estimulación
b. De supresión
c. Ninguna es correcta
d. Ambas lo son

2474. Qué hormona estimula la síntesis de glucocorticoides:

a. ACTH
b. TSH
c. Oxitocina
d. Prolactina

2475. Qué enzima se encuentra en huesos, hígado, intestino y placenta:

a. Lactato deshidrogenasa
b. Fosfatasa ácida
c. Gamma Glutamil Transferasa
d. Fosfatasa alcalina

2476. De las siguientes fracciones de Hemoglobina medidas por Cooximetría Cuál se eleva en una intoxicación aguda por Monóxido de carbono:

a. Oxihemoglobina
b. Deoxihemoglobina
c. Carboxihemoglobina
d. Metahemoglobina

2477. El ácido clorhídrico se utiliza como conservante en una muestra de orina de 24 horas para la determinación de:

a. Porfirinas
b. Catecolaminas
c. Porfobilinógeno
d. Ácido gamma-aminolevulínico

2478. Respecto a la fluorescencia de hibridación in situ (fish), es INCORRECTO:

a. Es una técnica citogenética de marcado de cromosomas
b. Los cromosomas se hibridan con sondas
c. Detecta variaciones en el número de copias de los genes
d. Permite detectar anomalías en los cromosomas

2479. La unidad de densidad es:

a. Es la unidad de longitud dividida por la unidad de segundo
b. Es la unidad de masa dividida por la unidad de tiempo
c. Es la unidad de longitud dividida por la unidad de tiempo
d. Es la unidad de masa dividida por la unidad de volumen

2480. de qué tipo de leucemia es característico el cromosoma Filadelfia:

a. Linfática crónica
b. Aguda mielocítica
c. Mieloide crónica
d. Aguda monocítica

2481. Dentro de la documentación clínica que habitualmente maneja el técnico de laboratorio, podemos destacar:

a. Informe de anestesia
b. Hojas de calibraciones de equipos analíticos
c. Protocolos de técnicas analíticas
d. Volante de petición

2482. Qué elementos NO son propios del sistema retículo endotelial:

a. Macrófagos
b. Megacariocitos
c. Fibras de reticulina
d. Células reticulares

2483. Qué profilaxis se utiliza esencialmente en las infecciones nosocomiales:

a. Quimioprofilaxis
b. Profilaxis de exposición
c. Profilaxis de disposición
d. Seroprofilaxis

2484. Los métodos serológicos para la detección de virus se basan en:

a. Detectar el genoma viral mediante sondas genéticas marcadas
b. Detectar la presencia de anticuerpos específicos en el suero del paciente
c. Utilización de colorantes como la hematoxilina para detección de cuerpos de inclusión
d. Inoculación de la muestra en cultivos celulares

2485. Los residuos sanitarios de tipo D, entre otros, son:

a. residuos de sangre y hemoderivados en forma líquida
b. apósitos utilizados
c. envoltorios de plástico
d. agujas y material cortante

2486. Sobre la bilirrubina:

a. su aumento fisiológico en sangre normalmente desaparece al mes de vida
b. en sueros hemolizados se obtienen valores inferiores a los reales
c. su medida en orina (tira reactiva-reactivo diazóico) es un método poco específico
d. la bilirrubina directa se puede medir en orina

2487. En la tinción de Ziehl-Neelsen, la composición de solución decolorante es:

a. Alcohol-acetona
b. Acetona-clorhídrico
c. Alcohol-sulfhídrico
d. Alcohol-clorhídrico

2488. NO es un procedimiento de eliminación de los residuos químicos:

a. Vertido
b. Incineración
c. Destrucción
d. Recuperación

2489. Dentro del Grupo IV de residuos sanitarios están los de tipo:

a. Químico
b. Citotóxico
c. Ninguno de los dos
d. Ambos

2490. Qué inmunoglobulinas participan en las reacciones alérgicas:

a. Ig A
b. Ig D
c. Ig E
d. Ig M

2491. Para el crecimiento e incluso el aislamiento primario de todo tipo de gérmenes, utilizaremos:

a. Medio base
b. Medio de transporte
c. Medio selectivo
d. Medio diferencial

2492. Cuál de estas pruebas NO pertenece al examen microscópico del líquido seminal:

a. Recuento b. Movilidad
c. Filancia d. Vitalidad

2493. Cuál de estos parásitos NO es un protozoo:

a. Trichomonas vaginalis
b. Giordio lamblia
c. oxiuros
d. toxoplasma gondii

2494. Para garantizar que todo el material reúne las condiciones idóneas de esterilización se realizan controles de:

a. Control físico
b. Control químico
c. Control bacteriológico
d. Las tres son correctas

2495. Cuál es la isoenzima de la CPK (Creatinquinasa) más específica para conocer el daño cerebral:

a. CK-MM
b. CK-MB
c. CK-BB
d. CK-SS

2496. Entre las enfermedades hereditarias incluidas en el screening neonatal en la prueba talón, se incluye:

a. Fibrosis Quística
b. Síndrome de X Frágil
c. Trombofilia Hereditaria
d. Hemocromatosis

2497. Sobre el método de Northen:

a. Permite detectar proteínas
b. Se utiliza para caracterizar la organización del DNA
c. Se utiliza para detectar moléculas de RNA mensajero y su tamaño
d. No existe el método de Northen

2498. Indique la correcta:

a. El virus de la hepatitis A es un virus ARN y pertenece a la familia de los picornavirus
b. El virus de la hepatitis B es un virus ARN y pertenece a la familia de los hepadnavirus
c. El virus de la hepatitis C es un virus ADN y pertenece a la familia de los flaviviridae
d. Son correctas A y C

2499. Dónde está la glándula hipófisis:

a. En la silla turca
b. En la parte media del tiroides
c. En los senos nasales
d. En el lóbulo frontal

2500. El método de Van Kamer determina:

a. Lípidos fecales totales
b. Cuantificación de grasas totales
c. Malabsorción de grasas
d. Titulación de ácidos grasos

2501 D	2526 C	2551 B	2576 C
2502 D	2527 C	2552 D	2577 C
2503 B	2528 A	2553 B	2578 B
2504 C	2529 C	2554 C	2579 D
2505 C	2530 C	2555 C	2580 D
2506 C	2531 B	2556 C	2581 B
2507 D	2532 D	2557 A	2582 D
2508 A	2533 B	2558 D	2583 C
2509 B	2534 D	2559 C	2584 D
2510 C	2535 D	2560 C	2585 C
2511 B	2536 D	2561 C	2586 D
2512 D	2537 B	2562 D	2587 D
2513 B	2538 D	2563 D	2588 B
2514 D	2539 A	2564 C	2589 C
2515 D	2540 D	2565 C	2590 D
2516 C	2541 A	2566 B	2591 C
2517 B	2542 B	2567 C	2592 B
2518 A	2543 D	2568 A	2593 D
2519 D	2544 D	2569 C	2594 D
2520 A	2545 C	2570 C	2595 C
2521 C	2546 A	2571 A	2596 C
2522 A	2547 C	2572 A	2597 A
2523 A	2548 B	2573 C	2598 A
2524 D	2549 B	2574 B	2599 D
2525 A	2550 C	2575 B	2600 B

FALLOS:

2501. En la medida de los triglicéridos por métodos químicos:

a. los triglicéridos se extraen con solventes orgánicos
b. la ruptura de triglicéridos origina ácidos grasos y glicerol
c. se cuantifican los triglicéridos por el glicerol generado
d. Las tres son ciertas

2502. En el sedimento de una orina con los siguientes valores en sus parámetros bioquímicos: pH = 5.5, Hematíes 300 µl, leucocitos 200 µl, se observan unos cristales incoloros en forma de tapas de ataúd. Composición más probable:

a. Fosfato Triple
b. Oxalato cálcico
c. Cistina
d. Ninguno de ellos

2503. La tinción de Calcoflúor es muy utilizada en:

a. Tinción para micobacterias
b. Tinciones para hongos
c. Tiñe selectivamente las endosporas
d. Permite observar los flagelos

2504. El marcador CA 125 se utiliza para el seguimiento de tumores de:

a. Tiroides
b. Testículo
c. Ovario
d. Mama

2505. En qué momento del desarrollo de los eritrocitos comienza la producción de hemoglobina:

a. Eritroblasto policromátofilo
b. Reticulocitos
c. Eritroblasto basófilo
d. Eritrocitos

2506. Si un laboratorio clínico desea acreditar su calidad y competencia, deberá cumplir los requisitos de la norma:

a. UNE-EN ISO 9001:2008
b. UNE-EN ISO 9001:2009
c. UNE-EN ISO 15189
d. Cualquiera de ellas

2507. La molécula de hemoglobina:

a. Se encuentra junto a la mioglobina en el músculo
b. Presenta 4 grupo hemo con un átomo de Fe en cada molécula
c. Está formada por 4 cadenas polipeptídicas iguales
d. En su molécula presenta 4 grupos hemo con un átomo de Fe cada uno

2508. Causa más frecuente de neutrofilia:

a. Infecciones
b. Tumores
c. Hemorragias
d. Alergias

2509. Cuántos aumentos obtendremos con un microscopio óptico con el objetivo de inmersión de 100, si el ocular tiene 15:

a. 15.000 aumentos
b. 1.500 aumentos
c. 150 aumentos
d. 15 aumentos

2510. Los medios hidratados y esterilizados tienen un tiempo limitado de conservación. En general, si no se indica lo contrario, pueden conservarse:

a. 24 meses
b. 24 semanas
c. 4-6 semanas
d. 4-6 meses

2511. Definición de CMI:

a. Concentración máxima en la que el antimicrobiano ejerce su acción
b. Concentración mínima en la que el antimicrobiano inhibe el crecimiento bacteriano
c. Concentración mínima en la que el antimicrobiano es capaz de destruir 105 bacterias/ml
d. Concentración mínima en la que el antimicrobiano inhibe la formación proteica por parte de las bacterias

2512. Para realizar un examen microscópico de grasa en heces es necesario añadir a la preparación:

a. Lugol
b. Bencidina
c. Alcohol etílico
d. Sudan

2513. Para qué sirve el test de Van de Kamer:

a. Medir nivel de glucosa
b. Cuantificar la grasa fecal
c. Detecta la anemia ferropénica
d. Detecta déficits vitamínicos

2514. Qué marcadores tumorales se solicitan principalmente para el seguimiento de cáncer de estómago:

a. SCC, AFP
b. CA 15.3, PSA
c. CA125, SCC
d. CA19.9, CA72.4, CEA

2515. Cuáles de las siguientes micobacterias pertenecen al grupo Mycobacterium tuberculosis complex o MTB:

a. M. bovis
b. M. tuberculosis
c. M. africanum
d. Las tres son correctas

2516. Secuencias de nucleótidos que codifican para proteínas:

a. Codones
b. Intrones
c. Exones
d. Anticodones

2517. La vida media de una plaqueta en circulación está entre:

a. 1 y 2 días
b. 8 y 13 días
c. 15 y 18 días
d. 27 y 30 días

2518. Necesitamos realizar una prueba de cribado (screening) para determinar anticuerpos contra VIH. Qué utilizaremos:

a. una técnica con una sensibilidad del 98% y 80% especificidad
b. una técnica con una especificidad del 100% y 75% sensibilidad
c. una técnica de alta resolución
d. una técnica de aglutinación en gel

2519. Tipo de microscopio indicado para ver elementos biológicos transparentes y sin pigmentar:

a. Microscopio de contraste de fase
b. Microscopio de campo luminoso
c. Microscopio de luz ultravioleta
d. Microscopio de campo oscuro

2520. Método utilizado para la tinción de esporas:

a. Wirtz
b. Loffler
c. Albert
d. Jafe

2521. Tenemos 3 tubos rotulados del 1 al 3 de LCR. Cómo procedemos para su análisis:

a. Primero pruebas microbiológicas, Segundo: recuento celular y diferencial, finalmente: pruebas bioquímicas e inmunológicas
b. Primero recuento celular y diferencial, Segundo:pruebas bioquímicas e inmunológicas finalmente: pruebas microbiológicas
c. Primero pruebas bioquímicas e inmunológicas, Segundo:pruebas microbiológicas, finalmente: recuento celular y diferencial
d. No importa el orden, el LCR se obtiene en tres tubos estériles

2522. En un Banco de sangre, el crioprecipitado se obtiene:

a. el plasma fresco congelado, se descongela, se centrifuga y se recoge
b. el plasma rico en plaquetas congelado, se descongela, se centrifuga y se recoge
c. el plasma fresco se centrifuga, se congela y descongela repetidas veces, se centrifuga y se recoge
d. el plasma que resta del concentrado de hematíes, se congela, se centrifuga y se recoge

2523. El líquido cefaloraquídeo (LCR) se encuentra entre:

a. Aracnoides y piamadre
b. Duramadre y piamadre
c. Duramadre y aracnoides
d. Ninguna de las tres

2524. En un paciente con historia de hemorragias, que tiene los tiempos de protrombina, tromboplastina parcial activada, trombina y reptilasa normales, se recomienda estudiar:

a. El factor XIII
b. La función plaquetaria
c. El factor Von Willebrand
d. Todos ellos

2525. Qué cepas de C. botulinum producen el botulismo en humanos:

a. A, B, E y F
b. A, C, E y F
c. A, B, E y G
d. A, G, E y F

2526. Indique la correcta:

a. La enfermedad celiaca tiene una prevalencia del 5% en la población general
b. Los anticuerpos más específicos de la enfermedad celiaca son los anticuerpos antigliadina
c. Los anticuerpos anti-transglutaminasa tisular se emplean en el cribado de la enfermedad celiaca por su elevada especificidad
d. Los anticuerpos anti-endomisio no tienen ninguna utilidad clínica en el estudio de la enfermedad celiaca

2527. El Cryptococo es un tipo de hongo que presenta el micelio septado y produce basidioesporas. A qué grupo pertenece:

a. Zygomycota
b. Ascomycota
c. Basidiomycota
d. Deuteromycota u hongos imperfectos

2528. En una orina alcalina pueden observarse cristales de:

a. Fosfato triple
b. Uratos amorfos
c. Acido úrico
d. Ninguno de los tres

2529. Con respecto a la técnica de PCR en tiempo real:

a. La detección y amplificación de la diana se producen simultáneamente
b. Utiliza colorantes fluorescentes que se unen preferentemente al ADN de doble hebra
c. El producto específico amplificado tiene un pico de separación característico en su temperatura de separación prevista
d. Las tres son correctas

2530. Qué proteína utilizaremos como indicador de una reacción inflamatoria sistémica inducida por bacterias:

a. PCR
b. PRO - BNP
c. Procalcitonina
d. Albúmina

2531. Qué anticuerpos desarrolla la madre en la anemia hemolítica del recién nacido o eritroblastosis fetal:

a. IgM
b. IgG
c. IgE
d. IgA

2532. Una de las siguientes NO es una tinción diferencial:

a. Tinción AAR (Ácido Alcohol Resistente)
b. Tinción de esporas
c. Tinción de Gram
d. Tinción con Fuchsina

2533. Parte de las plaquetas encargada de la adhesión:

a. Membrana celular
b. Glucocáliz
c. Hialoplasma
d. Ninguna de las anteriores

2534. La asistencia especializada puede prestarse en:

a. Forma de régimen ambulatorio
b. Régimen de asistencia domiciliaria
c. Hospital de día
d. Las tres son correctas

2535. Se recomienda la monitorización de un fármaco cuando:

a. La ventana terapéutica es amplia
b. No presenta toxicidad
c. Se observa la respuesta terapéutica esperada
d. Se observa gran variabilidad individual en la farmacocinética

2536. Caracteres físicos de la muestra que se estudian, en un análisis rutinario de semen:

a. Aspecto, volumen y pH
b. Aspecto, pH y licuefacción
c. Aspecto, pH y viscosidad
d. Aspecto, pH, licuefacción, viscosidad y volumen

2537. Cuál de estos índices estadísticos representa una medida de dispersión:

a. Media aritmética
b. Desviación típica
c. Moda
d. Mediana

2538. Qué función tiene el tratamiento antirretroviral:

a. Retrasa la progresión de la enfermedad
b. Prolonga la esperanza de vida y mejora la calidad de vida
c. Disminuye el riesgo de transmisión viral
d. A y B son ciertas

2539. Qué tipo de luz se utiliza en la fotometría de absorción:

a. monocromática
b. policromática
c. led
d. incandescente

**2540. La medición de la B2 microglo-
bulina en sangre es de utilidad en
qué tumores:**

a. tumores de mama
b. leucemias
c. mieloma multiple
d. Son correctas B y C

**2541. Sobre el estudio microbiológico
del líquido cefalorraquídeo (LCR):**

a. Las técnicas de PCR (Reacción en Cadena
de la Polimerasa) tienen mayor sensibilidad
que el cultivo convencional y apenas se ven
afectadas por el tratamiento previo con antimicrobianos
b. Una vez obtenida la muestra, es necesario
transportarla al laboratorio en el menor
tiempo. Si esto no es posible, debe mantenerse refrigerada hasta su envío
c. En las meningitis víricas el aspecto del LCR
suele ser opalino o turbio, por la presencia
se leucocitos
d. Para la obtención de la muestra, la punción
lumbar se debe realizar siempre en el espacio intervertebral L1-L2

2542. Sobre la bilirrubina, es FALSO:

a. Es el metabolito más importante del grupo
HEMO
b. La forma conjugada es insoluble en agua
c. Una vez que alcanza el intestino es meta-
bolizada por las bacterias
d. Puede elevarse en las anemias hemolíticas

**2543. En la determinación del grupo
sanguíneo se manifiesta la presencia de:**

a. Antígenos en la superficie del hematíe
b. Antígenos en el suero
c. Anticuerpos en el suero
d. Son correctas A y C

**2544. Prueba analítica que mejor dife-
rencia una anemia ferropénica de
una anemia por enfermedad crónica:**

a. Sideremia
b. Saturación de la transferrina
c. Capacidad total del transporte del hierro
d. Ferritina sérica

**2545. El efecto anticoagulante de la
heparina se ejerce a través de:**

a. La inhibición de los factores sensibles a la
trombina
b. La Antiplasmina
c. La Antitrombina III
d. La Alfa2-macroglobulina

2546. Sistema ABO:

a. Grupo A, presenta Ag. A
b. Grupo B, presenta Ac. B
c. Grupo AB, presenta Ac. A y B
d. Grupo O, presenta Ag A y B

**2547. Diferencia fundamental entre ne-
felometría y turbidimetría:**

a. la fuente de radiación luminosa
b. el detector de radiaciones
c. la situación del detector respecto al rayo incidente
d. el tamaño de las cubetas de reacción

**2548. NO se utiliza como método de
estudio de los virus:**

a. Crecimiento en cultivos celulares
b. Microscopía óptica
c. Detección de antígeno mediante IFD (Inmunofluorescencia Directa)
d. Detección del genoma vírico

**2549. El cuerpos de los cestodos se
encuentra dividido en segmentos
llamados:**

a. Escólex
b. Proglótides
c. Estróbilos
d. Cercarías

**2550. En relación con la definición de
antiséptico:**

a. Agente que mata únicamente loa microorganismos
b. Agente que mata los microorganismos y las
esporas
c. Agente que inhibe el crecimiento y el desarrollo de los microorganismos pero no necesariamente los mata
d. Agente que mata únicamente las esporas

**2551. Cuál de estas medidas dismi-
nuye el riesgo de contaminación en
los laboratorios:**

a. Uso de cortinas y persianas
b. Uniones cóncavas entresuelo, paredes y
techo
c. Existencia de multitud de mobiliario propio
del laboratorio
d. Paredes y techos rugosos

**2552. Cuál de estas técnicas de mar-
caje de un antígeno o un anticuerpo
permite su localización o detecta su
presencia en cantidades mínimas:**

a. Compuesto fluorescente o inmunofluorescencia
b. Isótopo radioactivo o RIA
c. Enzima o ELISA
d. Todas las respuestas son verdaderas

**2553. El concepto de concentración
mínima inhibitoria (CMI) se refiere a:**

a. La concentración máxima del antimicrobiano
necesaria para eliminar el microorganismo
b. La menor concentración del antimicrobiano
que inhibe completamente el crecimiento
bacteriano
c. La concentración del antimicrobiano necesaria para eliminar el microorganismo
d. La concentración mínima del antimicrobiano
necesaria para eliminar el microorganismo

2554. Se define el PH como:

a. La concentración molar de hidrogeniones
b. El logaritmo de la concentración de Iones hidrógeno
c. El logaritmo negativo de la concentración de
hidrogeniones
d. La concentración normal de iones hidrógeno

2555. Los hongos son organismos:

a. Eucariotas unicelulares sin pared
b. Eucariotas pluricelulares sin pared
c. Eucariotas unicelulares o pluricelulares con
pared

**2556. La Hemofilia B está causada por
déficit del factor...**

a. VII
b. VIII
c. IX
d. X

**2557. Sólidos en suspensión en agua
de laboratorio y que se depositan en
forma de capas sobre la superficie
de los recipientes que los contienen:**

a. Incrustación
b. Sustrato
c. Ninguna de las tres

**2558. Las anemias hemolíticas pueden
ser:**

a. Extravasculares
b. Corpusculares
c. Diseminadas
d. Son correctas A y B

**2559. Un método homogéneo para la
cuantificación sérica de HDL-colesterol consiste en una:**

a. Ultracentrifugación en gradiente de densidad
b. Precipitación magnética con sulfato de dextrano
c. Inmunoinhibición de lipoproteínas portadoras de apo B
d. Precipitación selectiva de lipoproteínas no
HDL con polianiones

**2560. Cuál sería la secuencia correcta
del ciclo de ampliación de una PCR:**

a. Hibridación, desnaturalización y extensión
b. Extensión, hibridación y desnaturalización
c. Desnaturalización, hibridación y extensión
d. Extensión, desnaturalización e hibridación

**2561. Sobre los virus productores de
hepatitis:**

a. VHA es un virus RNA y VHB y VHC son DNA
b. VHA, VHB y VHC son RNA virus
c. VHA y VHC son RNA virus y el VHB es un
DNA virus
d. Los tres virus son DNA

2562. Los siguientes son protozoos, EXCEPTO:

a. Entamoeba histolytlca
b. Trichomonas vaginalis
c. Giardla lamblia
d. Enterobius vermicularis

2563. Cuál de estos antígenos sanguíneos es receptor del plasmodium vivax:

a. Lewis
b. Kidd
c. Kell
d. Duffy

2564. La reproducción asexuada de hongos se produce por:

a. La fusión de dos núcleos haploides sexualmente diferentes
b. La fusión de dos núcleos diploides diferentes
c. Fragmentación
d. No existe reproducción sexual en hongos

2565. Cuáles son las principales etapas en los análisis por Espectroscopía de Absorción Atómica con Horno de Grafito:

a. Secado, atomización y limpieza
b. Secado, calcinación y atomización
c. Secado, calcinación, atomización y limpieza

2566. La incapacidad para digerir la gelatina indica una deficiencia en la producción de:

a. Lisina
b. Tripsina
c. Quimiolisina
d. Arginina

2567. El ejercicio aumenta en los niveles de las siguientes enzimas, EXCEPTO:

a. Creatina kinasa
b. Lactato deshidrogenasa
c. Piruvato kinasa
d. Aldolasa

2568. Las características en la identificación de los estreptococos son:

a. Catalasa negativos, gram-positivos y esféricos
b. Catalasa negativos, gram-negativos y esféricos
c. Catalasa positivos, gram-negativos y esféricos
d. Oxidasa negativos, gram-positivos y esféricos

2569. Una de las primeras enfermedades incluida en un programa de cribado neonatal fue:

a. El hipotiroidismo congénito
b. La fibrosis quística
c. La fenilcetonuria
d. El déficit de biotinidasa

2570. Una de las características del horno incinerador de residuos sanitarios de tipo III es:

a. Tiene que estar situado dentro de la zona asistencial del centro
b. Sistema manual de entrada de residuos
c. Tiene que estar situado fuera de la zona asistencial del centro
d. La temperatura de combustión de al menos 500 grados C

2571. Para qué se utiliza el protocolo de Westgard o Multirregla de Shewhart:

a. Para valorar un proceso analítico fuera de control
b. Para realizar una intercomparativa de resultados entre dos analizadores
c. Para realizar un estudio estadístico sobre la calidad en el laboratorio
d. Para comparar la concentración exacta de un analito entre diferentes analizadores

2572. Sobre el Factor IX de la coagulación:

a. También llamado Factor de Navidad
b. Actúa en la Vía Extrínseca
c. Es un cofactor protéico
d. Todas las anteriores

2573. Cuántos milimoles hay en 4 gramos de una sustancia que tiene una masa molecular de 200 g/mol:

a. 0,02   b. 0,2   c. 20

2574. La tripsina se emplea para favorecer las reacciones de inmunoaglutinación con anticuerpos incompletos. Actúa:

a. Eliminando los residuos de ácido siálico de la membrana celular
b. Disminuyendo la fuerza iónica del medio de reacción
c. Aumentando la viscosidad del medio de reacción
d. Las tres son correctas

2575. Sobre la centrifugación de las muestras, es FALSO:

a. La centrifugación se debe realizar con los tubos tapados
b. Los tubos deben centrifugarse más de una vez para obtener suero
c. Se debe evitar el uso de frenado de la centrifugadora
d. Se debe asegurar las condiciones de centrifugación idóneas según el tipo de muestra

2576. Con respecto a las plaquetas, cuál de estas sustancias NO está contenida en los gránulos alfa:

a. Factor Van Willebrand
b. PF4
c. Calcio
d. Fibrinógeno

2577. La técnica de nefelometría se utiliza fundamentalmente para la cuantificación de:

a. Hemoglobina glicosilada
b. Catecolaminas
c. Inmunoglobulinas
d. Electrolitos

2578. Para el recuento automatizado de plaquetas cuando su número es inferior a 20 x 10 L se recomienda el empleo de:

a. dispersión lumínica
b. citometría de flujo
c. impedancia
d. dispersión lumínica con dos ángulos de lectura

2579. Sobre el equilibrio ácido-base de la gasometría en sangre:

a. Un pH superior a 7,45 indica alcalosis
b. Un pH inferior a 7,35 indica acidosis
c. Hay que tener presente que puede haber un desequilibrio ácido-base aun con un pH plasmático dentro de lo normal
d. Las tres son correctas

2580. Para hemograma el anticoagulante de elección es:

a. la heparina
b. el citrato sódico
c. ácido etilendiaminotetracético sal sódica
d. ácido etilendiaminotetracético sal potásica

2581. Marcador tumoral de elección en los carcinomas ováricos:

a. AFP
b. CA 125
c. B-HCG
d. CEA

2582. El almacenamiento del concentrado de hematíes debe realizarse teniendo en cuenta las condiciones de temperatura y el tiempo de caducidad:

a. De -2 a 6 grados, 20 días
b. De 0 a 10 grados, 30 días
c. De 20 a 24 grados, 5 días
d. De 2 a 6 grados, 42 días

2583. Un antibiótico es:

a. Sustancia capaz de activar un cultivo bacteriano
b. Compuesto químico sintetizado en laboratorios destinado a la reducción de la flora bacteriana
c. Sustancia natural o sintética con capacidad de inhibir o eliminar la proliferación de bacterias y hongos
d. Sustancia producida por hongos capaces de dañar a otros microorganismos

2584. Es reacción inmediata inmune de una reacción transfusional:

a. La sobrecarga circulatoria
b. Reacciones hipotensivas
c. Púrpura post-transfusional
d. Ninguna de las tres

2585. En farmacocinética 'Concentración Mínima Eficaz (CME)' es:

a. Aquella concentración a partir de la que se inicia el efecto tóxico
b. Máximo nivel de concentración plasmática del fármaco que representa el momento en el que los procesos de absorción y eliminación se igualan
c. Aquella concentración por encima de la cual suele observarse el efecto terapéutico
d. Espacio de tiempo entre el momento de la administración y el comienzo del efecto terapéutico

2586. Se recomienda la monitorización de un fármaco cuando:

a. Su ventana terapéutica es reducida y bien definida
b. Se sospecha incumplimiento del tratamiento
c. Existen otras patologías que pueden modificar la respuesta
d. Las tres son correctas

2587. Para la toma y transporte de muestras para el estudio de virus:

a. La sangre total no se debe congelar
b. La muestra debe mantenerse refrigerada desde el momento de su obtención
c. La temperatura influye en la viabilidad de los virus durante el transporte
d. Las tres son correctas

2588. La menopausia se asocia con una elevación continua de:

a. Testosterona sérica
b. LH y FSH séricas
c. Estradiol sérico
d. Prolactina sérica

2589. La finalidad de la monitorización de fármacos en terapéutica o control del tratamiento farmacológico es:

a. Obtener información sobre las acciones de los fármacos en el ser humano mediante la investigación clínica
b. Desarrollo de programas de farmacovigilancia
c. Individualizar el tratamiento farmacológico, adaptándolo a las necesidades de cada paciente
d. Sistematizar la investigación clínica

2590. Hongos que forman parte del grupo de dermatofitos:

a. Aspergillus spp
b. Epldermophyton spp
c. Microsporum spp
d. Son ciertas B y C

2591. Marcador tumoral más útil para el seguimiento del cáncer prostético:

a. TPA
b. AFP
c. PSA
d. CEA 15.3

2592. La cefotaxima NO es efectiva contra la encefalitis vírica porque:

a. no llega al LCR
b. no es efectivo contra virus
c. la dosis efectiva es hepatotóxica
d. la dosis efectiva es nefrotóxica

2593. Cuál de estos factores NO influye en la actividad enzimática:

a. Temperatura
b. Concentración de sustrato
c. pH
d. Concentración de conjugado

2594. El grupo sanguíneo de cada individuo viene determinado por sus antígenos:

a. HLA
b. Eritrocitarios
c. Leucocitarios
d. Las tres son correctas

2595. En cuál de estos patógenos humanos NO solemos recurrir a técnicas de amplificación de ácidos nucléicos (ARN y ADN) para su diagnóstico:

a. VIH, VHC
b. Citomegalovirus
c. Treponema Pallidum
d. Mycobacterium Tuberculosis

2596. La capacidad de separación de dos picos en un proceso cromatográfico en columna se mide por:

a. El tiempo de retención
b. Los platos teóricos
c. La resolución
d. Ninguna de las tres

2597. En la prueba cruzada o prueba de compatibilidad:

a. Los hematíes del donante se mezclan con el suero del paciente
b. Los hematíes del donante se mezclan con los hematíes del paciente
c. El suero del donante se mezcla con el suero del paciente
d. El suero del donante se mezcla con los hematíes del paciente

2598. Etapas de la velocidad de sedimentación globular (VSG):

a. Agregación de los hematíes, sedimentación rápida y concentración
b. Sedimentación rápida, concentración y agregación
c. Sensibilización de los hematíes, agregación y concentración
d. Agregación de los hematíes, concentración y sedimentación

2599. Qué actividad enzimática determinaría para el estudio de una obstrucción de la vía biliar:

a. Lactato deshidrogenasa
b. Aspartato aminotransferasa
c. Amilasa
d. Gamma-glutamiltransferasa

2600. Una analítica de sangre periférica de un paciente de 65 años que presenta 100.000 leucocitos por mm3, con predominio de linfocitos (más del 90%), presencia en frotis de linfocitos maduros e imágenes de células rotas (sombras de Gumprecht) es compatible con Leucemia...

a. mieloide crónica
b. linfoide crónica
c. mieloide aguda
d. linfoide aguda

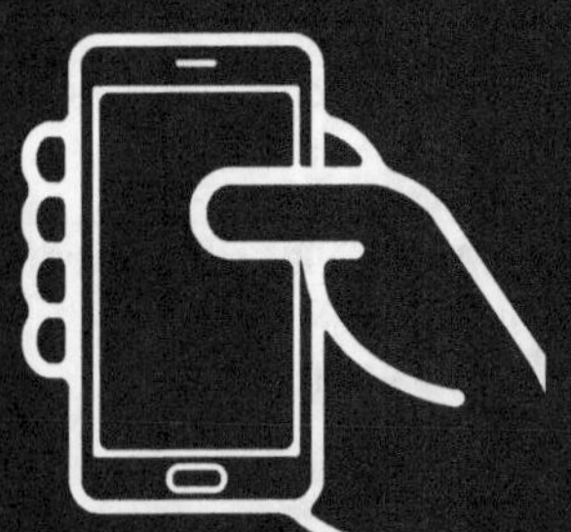